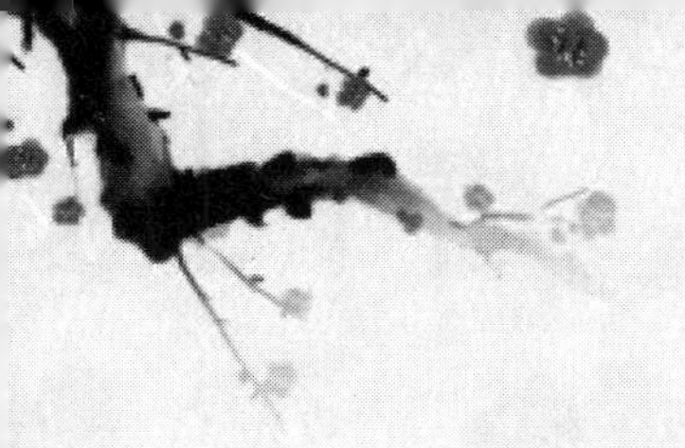
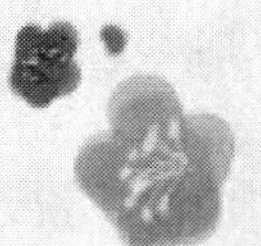

神农本草经药物解读

——从形味性效到临床（2）

顾　问　孙光荣

主　编　祝之友

副主编　张德鸿　祝庆明

编　者　李　杨　郑　倩　李领娥
杨建宇　赵玉珍

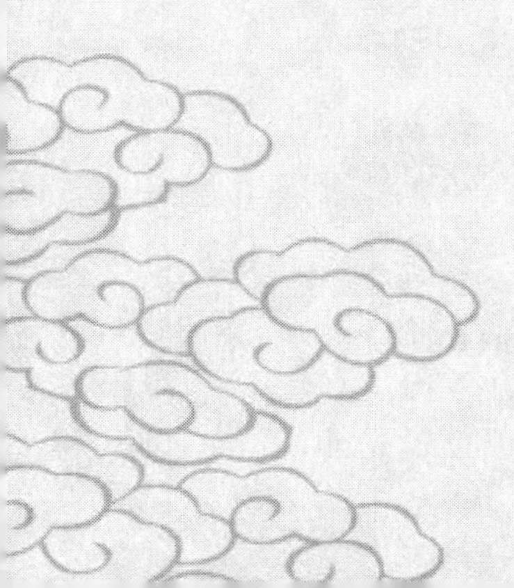
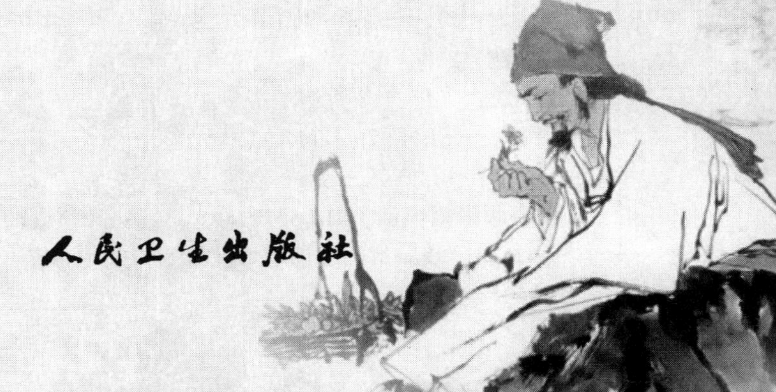

人民卫生出版社

图书在版编目(CIP)数据

神农本草经药物解读:从形味性效到临床.2/祝之友主编.
—北京:人民卫生出版社,2017
ISBN 978-7-117-24043-7

Ⅰ.①神… Ⅱ.①祝… Ⅲ.①《神农本草经》-研究
Ⅳ.①R281.2

中国版本图书馆CIP数据核字(2017)第012213号

神农本草经药物解读——从形味性效到临床(2)

主　　编: 祝之友
出版发行: 人民卫生出版社(中继线 010-59780011)
地　　址: 北京市朝阳区潘家园南里19号
邮　　编: 100021
E - mail: pmph @ pmph.com
购书热线: 010-59787592　010-59787584　010-65264830
印　　刷: 三河市尚艺印装有限公司
经　　销: 新华书店
开　　本: 710×1000　1/16　**印张:** 14
字　　数: 215千字
版　　次: 2017年2月第1版　2024年10月第1版第7次印刷
标准书号: ISBN 978-7-117-24043-7/R·24044
定　　价: 38.00元

前　言

《神农本草经》(简称《本经》)是我国亦是世界上最古老的药物学典籍之一,是中医药四大经典著作(《黄帝内经》《神农本草经》《难经》《伤寒杂病论》)之一。所载药物之功效与主治是其主要内容,另有药物正名、性味、主治、异名、产地、采收季节,以及用法、用量、剂型、七情畏恶、所附方剂、服用方法等。中医药界对其研究者甚多。

自宋代始,有多种版本的《神农本草经》辑复本面世,如清・孙星衍等《神农本草经》,清・黄奭《神农本草经》,清・陈念祖(陈修园)《神农本草经读》,清・叶桂(叶天士)《本草经解》等。近半个世纪以来,对《神农本草经》的研究成果颇丰,如尚志钧校点《神农本草经》,曹元宇辑校《本草经》,张树生等主编的《神农本草经贯通》,叶显纯等所著《神农本草经临证发微》,张登本的《全注全译神农本草经》,最近才出版的宋永刚《神农本草经讲读》等。但这些版本都有一个共同的致命弱点——不注重中药品种理论的研究,有的甚至与《神农本草经》的本义相差甚远。

随着对《伤寒杂病论》的研究深入和"读经典"的提倡,中医药界已经开始重视对《神农本草经》的研读,为还原《伤寒杂病论》和《神农本草经》中药物的本来面貌,已经取得很多突破性进展。中医界已开始注重中药品种理论的研究,《神农本草经》的价值已逐渐显现。不断积累的临床经验使《神农本草经》的很多记载得到证实,如半夏"主咽喉肿痛",厚朴"主气血痹",桔梗"主胸胁痛如刀刺",甘草"主金疮肿",麻黄"破癥坚积聚",芍药"主利小便",苦参"主溺有余沥"而逐水,桂枝(肉桂)"主上气咳逆,结气喉痹",白芷"主女人漏下赤白,血闭阴肿",柴胡"推陈致新",天花粉"续绝伤",玄参"治女子产乳余疾,补肾气",大黄"调中化食,安和五脏",独活"主金疮、奔豚、女子疝瘕",乌头治"咳逆上气",茯苓治疗"寒热烦满咳逆",天麻"补益身体"等。

值得一提的是,《神农本草经·序录》是较为全面、系统、纲领性的临床中药学综合性经典论著,全文共755字,它奠定了中医药临床药学的理论基础和内容框架。历代中药本草文献对该序录全文均有转载、注释和研究,如《新修本草》《证类本草》《本草纲目》等,对《神农本草经》的注释亦有很多版本,如清·张璐《本经逢原》,清·张志聪(张隐庵)《本草崇原》,仅名称和个别文字、标点符号略有差异。历代本草文献认为《神农本草经》:"凡药,上者养命,中药养性,下药养病。"

要学习好中医中药,必须要读经典。要读《黄帝内经》、读《伤寒杂病论》、读《神农本草经》,不仅要读,更要精读。《伤寒杂病论》方证源于神农时代,《神农本草经》标志了经方的起源。

《神农本草经》的主要内容就是讲中药的功效与应用,内容丰富。但由于其文辞古奥,很难读懂全文,特别是现代相当一部分年轻中医的药工作者,即使读完《神农本草经》,也不一定能理解透彻,有的望文生义或望名生义,更不要说融会贯通,学以致用,这就造成了很多学习中医中药的人员不理解《神农本草经》,而只是使用一些后世医药学家的相关本草书籍和现代中药教科书。据调查,有相当一部分中医中药人员没有读过《神农本草经》,正如清代名医张志聪在其《本草崇原》自序中所言《本经》"词古义深,难于窥测,后人纂集药性,不明《本经》,但言某药治某病,某病须某药,不探其原,只言其治,是药用也,非药性也。知其性而用之,则用之有本,神变无方;袭其用而用之,则用之无本,窒碍难通。"

《神农本草经》序录,反复强调辨证用药原则,可见《神农本草经》是一部着眼于临床实践,教导人用药治病的医药图书,不是某些人误解的单纯讲中药的药书。相反,现代很多与中药相关的教科书背离了《神农本草经》的原意。《神农本草经》序录强调辨证用药原则,经文则主要讲单味药之功效。其核心是讲解每一味药物的形、色、气、味,并对"大病"(常见病)辨证分型,对症用药。根据病位不同,药物的气、味不同,所用药物就有所不同。这表现在365种药物的论述之中。

《神农本草经》应用每一单味药或单方治病,均是从我们祖先的养身保健、防病治病的经验总结而来,而张机(张仲景)所著《伤寒杂病论》复方证中各药物的解读均源于《神农本草经》的单方药疗理论。现在的教科书对经方的解读,并没有用《神农本草经》的药理去解读,也就是说,我们现代医药人并没有首先继承《伤寒杂病论》和《神农本草经》的根本，有的甚至完全曲解了经方理意。如桂枝汤、金匮肾气丸等方所用的桂枝，不是用肉桂本意去解读，而是用清代才在临床上投入使用的桂枝枝条入药去解读。如果用《伤寒杂病论》和《神农本草经》互解，必定给现代教科书（如《方剂学》）带来一个翻天覆地的改变。

正如著名中医学家孙启明教授所说："千百年来，《伤寒论》注家几百家，他们研究《伤寒论》时，只抓住'方和证'的研究，而忽略了'方和药'的研究，尤其是方和药物品种的研究，这是中医传统研究课题中的一大疏漏。"孙老先生又说："从来的中医名家，大多数人只知道疏方而识药物。伤寒注家们从来也没有注解《伤寒论》大、小柴胡汤中的柴胡是什么品种。"这种"方未变而药多变"的特殊发展，造成了古方、经方与用药之间的脱节，造成了医方与用药的矛盾。如《伤寒论》中众多经典名方至今未变，但其临床用药却被"偷换"了药物概念。

《神农本草经》及以后的《本草经集注》《新修本草》《证类本草》《本草纲目》等，多为综合性本草，讲中药的名称（包括别称）、植物形态、产地、生境、加工（修治）炮制、性味、功用、主治病证、附方等。但是距离现代越近的本草文献，其叠加（滚雪球）式发展就越重。同时，背离《神农本草经》之根本就越远。而现代人讨论临床用药时的引经据典，又往往追溯至某篇文献，虽然某药出自《神农本草经》，但并没有道出《神农本草经》之核心意义。

相比其他类型的本草文献，如各种《伤寒论》注解本，《神农本草经》的注解本，如《本草衍义》《本草原始》《本经疏证》等，属于应用类型的本草文献，均是录用《神农本草经》所载药物之名或有关文字而阐发个人的临床用药心得或相互评论，还是未能追根溯源，阐明《神农本草经》的根本含义。对于《神农本草经》所强调的五气五味、用药法度之核心，并没有做到真正的解读。

《神农本草经》所载药物，根据其序录的内容玄机：依据药物形，推断药物作用；依据药物的味则可辨药物的作用部位；依据药物的色可辨明药物的作用趋向（药物的归经）；依据药物的气（药气），就可知道药物的阴阳属性等。笔者认为，《神农本草经》的精髓是讲中药的形、色、气（药气）、味，现代中医药人对此往往容易忽视，而用现代《中药学》教材去解析《神农本草经》，显然有失偏颇。

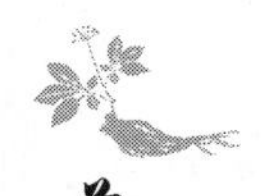

笔者认为，要读经典，就要还原《伤寒杂病论》和《神农本草经》的本来面貌，就要注意以下两个要点：一，要以经方来解读《神农本草经》之功效主治；二，要用《神农本草经》之意来推衍经方之用与配伍。唯有如此，方能继承和正确解读经典之奥秘，阐明中医用药之准绳。

笔者参阅清·孙星衍、孙冯翼辑《神农本草经》（人民卫生出版社，1963）；清·黄奭辑《神农本草经》（中医古籍出版社影印，1982）；曹元宇辑校《本草经》（上海科学技术出版社，1987）；尚志钧等整理《神农本草经》（尚志钧，翟双庆，等整理．中医八大经典全注：华夏出版社，1994）；梁·陶弘景《本草经集注》（尚志钧，尚元胜，辑校：人民卫生出版社，1994）等文献，对《神农本草经》序录和其所收载常用中药的品种及临床性能、功效进行学习和研究，可供中药临床药学人员学习参考。

我们预计将《神农本草经》所载药物全部解读，分集出版。

本书若有错误和观点偏颇之处，敬请读者斧正，深表感谢。

全国名老中医药专家传承工作室　祝之友

乙未年初冬于洪雅县中医医院

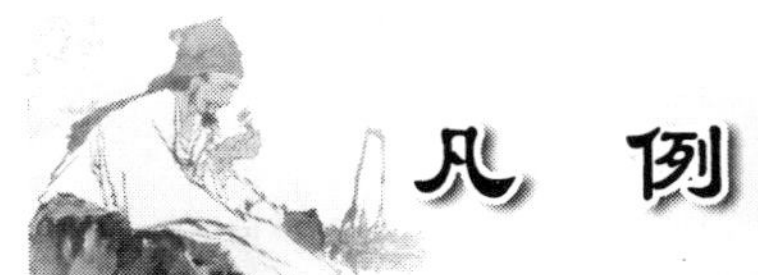

凡 例

古人云："读仲圣书而不先辨本草，犹航断港绝潢而望至于海也。夫辨本草者，医学之始基。"（清·周岩《本草思辨录》自序）又云："人知辨证之难，甚于辨药；孰知方之不效，由于不识证者半，由于不识药者亦半。证识矣而药不当，非特不效，抑且贻害。"

中医学的两大重要支柱：医和药。医则其道，药则其术。医之本在《黄帝内经》，药之本在《神农本草经》。

清代名医邹澍在其《本经疏证》序例中云："医道之见于载籍者，《灵枢》《素问》《难经》而上，《神农本草经》为最古，诸经所论在审病，《本经》所论者在主治，道实相为表里。"

值得引人深思的问题是，《神农本草经》对药物的认识与当今药物作用的联系很容易被人们忽略，即便有时产生一些联系，也往往只是只言片语的引用而已。现代人只注重当代，忽略与药物发展的历史联系，这种认识是肤浅的、不全面的，它会直接影响对某些药物功能的全面和正确理解。现今，要注重对《神农本草经》的重新认识和解读。如《神农本草经》所载半夏"主咽喉肿痛"，厚朴"主气血痹"，桔梗"主胸胁痛如刀刺"，甘草"主金疮肿"，当归"主咳逆上气"，麻黄"破癥坚积聚"，芍药"主利小便"，苦参主治"妊娠小便难，饮食如故""逐水""主溺有余沥"等，都能在经方如半夏厚朴汤、桔梗汤、真武汤、当归贝母苦参丸等中得到验证。

为了促进临床中药学人才基础知识的学习和基本技能的提高，增加对《神农本草经》药物的全面了解，笔者将多年教学讲稿和学习心得整理成册，供同道学习参考，亦可供临床医师参考。

药物名称：以《神农本草经》（以下称《本经》）所载名称为准。

本经要义：以《本经》（孙本）原文为准，参考其他版本解读。

因目前临床中药从业人员中医临床知识欠缺，为帮助临床药学人员掌握更多的中医临床知识，在解读经文时尽量做到详解本意，并尽量标明出处及原文，以利于后学者参阅，发挥引路作用。为了便于加深对经典的学习，有些字、词做必要的解读。

处方用名：以《中华人民共和国药典》2015年版收载名称为准。

性味归经、功能主治：以《中华人民共和国药典》2015年版为准，作为对《本经》的对照学习。

鉴别要点：主要考虑到临床中药从业人员接触的多为中药饮片，很少接触原生药材，故学习和掌握中药材鉴别要点，有利于更进一步准确地鉴别中药饮片质量。

中药饮片鉴别是医院临床中药从业人员的重点学习内容，只有保证了中药饮片质量，才能确保中医临床疗效，有利于中医中药的发展。

拓展阅读：中医药文化的精髓，要好好学习和掌握，尽管科技发展到今天，有先进的仪器设备，但仍无法代替传统的经验鉴别方法，传统经验鉴别是基层临床中药师最实用、最简捷的鉴别方法，应努力学习和掌握。

注意事项：是临床中药从业人员尤其是临床中药师必须要掌握的内容，亦是中医中药的核心要点，对提高中医临床疗效非常重要。

医籍选论：主要选读清代名家张志聪、叶桂、陈念祖（陈修园）、黄玉璐（黄元御）、徐大椿（徐灵胎）等对《本经》的解读，相互参阅，以加深对经文的理解，亦即对中医中药有真正意义的中药药理学的学习和解读。

需要说明的是，本书所引用文献，因在全书多次出现，又广为人知，故不在页脚逐条列出，而以书名（如《素问》《医学衷中参西录》等）或作者名（如张锡纯、陶弘景等）代替。

黄帝内经素问（影印本）[M]. 北京：人民卫生出版社，1963.

隋·巢元方. 诸病源候论（影印本）[M]. 北京：人民卫生出版社，1955.

张锡纯. 医学衷中参西录[M]. 2版. 石家庄：河北人民出版社，1974.

梁·陶弘景. 本草经集注（辑校本）[M]. 尚志钧，尚元盛，辑校. 北京：人民卫生出版社，1994.

周仲瑛. 中医内科学[M]. 北京：人民卫生出版社，1988.

战国·秦越人. 难经[M]. 北京：人民卫生出版社，2004.

金匮要略方论[M]. 北京：人民卫生出版社，1963.

唐·孙思邈. 备急千金要方（影印本）[M]. 北京：人民卫生出版社，1982.

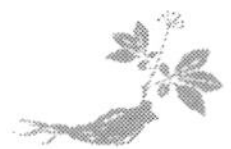

明・张介宾.景岳全书[M].上海:上海科学技术出版社,1995.

梁・陶弘景.名医别录[M].北京:人民卫生出版社,1986.

宋・寇宗奭.本草衍义[M].北京:商务印书馆,1957.

五代吴越.日华子本草[M].合肥:安徽科学技术出版社,2005.

明・李时珍.本草纲目(影印本)[M].北京:人民卫生出版社,1957.

清・徐大椿.徐大椿医书全集[M].北京:人民卫生出版社,1988.

明・卢之颐.冷方南,王齐南,校点.本草乘雅半偈(校点本)[M].北京:人民卫生出版社,1986.

中华人民共和国卫生部药政管理局,中国药品生物制品检定所.中药材手册[S].北京:人民卫生出版社,1990.

王洪图.难经白话解[M].北京:人民卫生出版社,2004.

王洪图.黄帝内经灵枢白话解[M].北京:人民卫生出版社,2004.

李培生.伤寒论讲义[M].上海:上海科学技术出版社,1985.

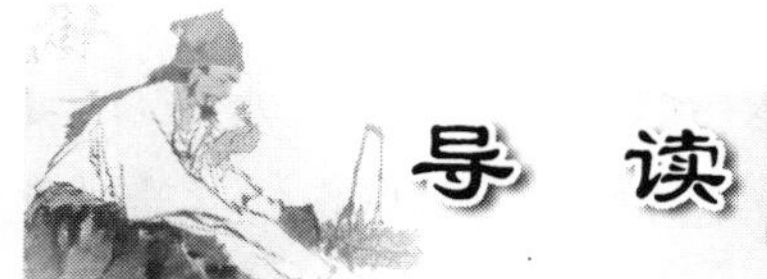

导 读

《神农本草经》(以下简称《本经》)建立了中药药性理论体系,建立了中药从产地、采收到加工炮制的临床用药原则,且确保用药安全、有效。《本经》以《黄帝内经》为理论指导,治病求本,明白告诫中医药人:药物的有效性和安全性是核心问题。《序录》全文755字,共12条经文,内容丰富,独创了中药三品分类法,尤其是对中药五气、五味的建立和阐述。

★《神农本草经》三品分类法

《本经》三品分类法,是将药物分为上、中、下三类,并明确指出:上药一百二十种为君,主养命以应天;中药一百二十种为臣,主养性以应人;下药一百二十五种为佐使,主治病以应地。

君臣佐使本指国家官系等级层次,只有各个层次发挥各自作用,才能构成完整的有机国家社会,如同《素问·灵兰秘典论》篇中,十二脏腑之功能、地位及相互关联,不单是一个生理学、生命学和生物学问题,它涵盖了很重要的社会问题,透过生理现象映射出一定的社会问题,而通过社会现象的研究反过来促进生理问题的认识,向我们展示了社会医学模式。

《素问·宝命全形论》篇云:"天覆地载,万物悉备,莫贵于人,人以天地之气生,四时之法成……人生于地,悬命于天,天地合气,命之曰人。人能应四时者,天地为之父母(天地就是养育人类的父母)……"天、地、人三者和谐相处,演化出自然界和人类社会。《神农本草经·序录》将中药三品匹配成君、臣、佐使的不同地位,与天地人相应进行不同的联系,是用中国古代哲学类比思想和整体观进行推论,《神农本草经》药物的分类方法与国家官系匹配,自然是上品药为君,中品药为臣,下品药为佐使。三品药与天地人相应的根本原因,实际上遵从了陶弘景在《本草经集注》所解释:上品药养命,而天道仁育,故云应天;中品药养性,而人怀性情,故云应人;下品药主治病,而地体收杀,故云应地。现代中医临床药学认为,君药的作用是针

对病因的主证，又称之为主药；臣药的作用是辅助君药针对病因和主证，又称之为辅药；佐药是治疗兼证，抑制主辅药不良反应，协助主辅药发挥治疗作用；使药可引经、调和、矫味、发挥次要作用。诸药合用，共达安全、有效的最佳结果。

值得注意的是，今天看来，君臣佐使药不是一成不变的，在某种情况下可互为转换，所以古之中药上、中、下三品，不是上、中、下三等。古之先辈早有告诫：药无贵贱，能愈疾者皆为良药也。

★《神农本草经》临床药学八原则

1. 阴干暴干，采治时月，土地所出，真伪新陈，并各有法度的采收加工原则。

2. 有毒宜制的炮制原则。

3. 治热以寒药、治寒以热药的原则。

4. 药物的七情合和，当用相须、相使者良，勿用相恶、相反的配伍原则。

5. 君、臣、佐、使的组方原则。

6. 药有宜丸者、宜散者、宜水煮者、宜酒渍者、宜膏煎者等，并随药性，不得违越的剂型选择原则。

7. 用药剂量，先起用量如高粱子，从小剂量开始，逐渐增加剂量的毒性药物之用量原则。

8. 根据病情确定服药时间（时间药疗学）原则。

★《神农本草经》首次列出中医疾病谱

序录中列出了约40种主要疾病，反映了东汉时期中医临床医学水平，且准确总结出各种病症，并给予针对性的治疗方案。

★ 总结出了中药临床药学的基本内容体系

中药药性理论 药物性味、有毒无毒、功能主治、加工炮制、制剂等。

中药生产知识 产地（道地药材）、采收、加工、炮制、制剂等。

临床用药原则 治则、配伍、组方、剂型选择等，以及毒性药物的用量和使用原则、服药时间（时辰药理学）。

中药临床药学的核心问题 确保用药安全有效。

学习《神农本草经》注意三种情况

第一，《本经》部分药物名称、品种和入药部位已发生了历史变迁，如桂枝、枳实、威灵仙、人参等。

第二，《本经》部分药物名称、品种和入药部位、临床性效未发生任何变迁，一直沿用至今，如当归、黄芪、柴胡等。但有些药物的特殊临床作用被当前中医药人所遗忘，如当归、玄参、地黄、柴胡等。

第三，《本经》部分药物的名称未发生变化，一直沿用至今，但其品种、入药部位、临床性效已发生变异，如续断、芍药、阿胶、陈皮、黄芪、黄精、玉竹等。

对上述三种情况，我们的临床医生，特别是高年资临床医生要重视，要精读《本经》，因为《本经》标志了经方的起源，《伤寒杂病论》方证源于《本经》。

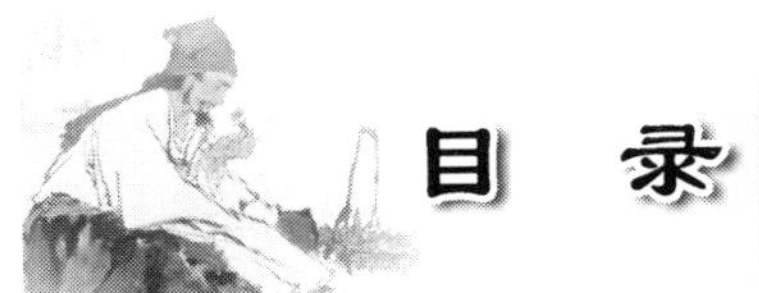

目 录

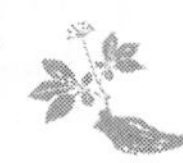

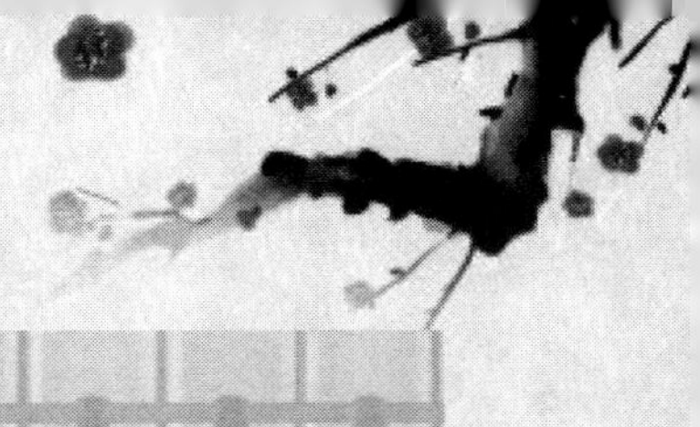

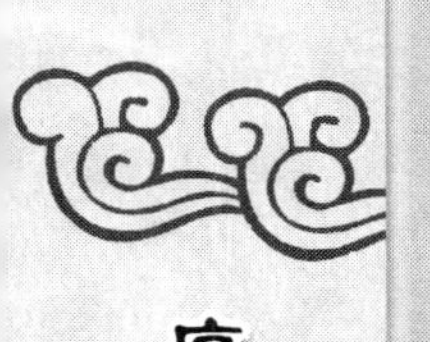

※【经文】

上藥一百二十種，爲君，主養命以應天，無毒。多服，久服不傷人。欲輕身益氣，不老延年者，本上經。

中藥一百二十種，爲臣。主養性以應人，無毒、有毒。斟酌其宜。欲遏病補羸者，本中經。

下藥一百二十五種，爲佐使。主治病以應地。多毒，不可久服。欲除寒熱邪氣，破積聚，愈疾者，本下經。

藥有君臣佐使，以相宣攝合和。宜用一君、二臣、三佐、五使，又可一君、三臣、九佐使也。

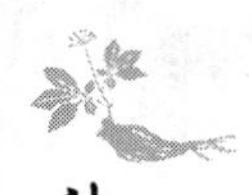

【经文】

上药一百二十种，为君，主养命以应天，无毒。多服，久服不伤人。欲轻身益气，不老延年者，本上经。

中药一百二十种，为臣。主养性以应人，无毒、有毒。斟酌其宜。欲遏病补羸者，本中经。

下药一百二十五种，为佐使。主治病以应地。多毒，不可久服。欲除寒热邪气，破积聚，愈疾者，本下经。

药有君臣佐使，以相宣摄合和。宜用一君、二臣、三佐、五使，又可一君、三臣、九佐使也。

本经要义

上品药共120种，为君药。用于保养生命以与天相应。这类药没有毒性，多服、久服都不会伤害身体。如果想要身体健康、强健有力、长生不老、延年益寿，就选用《本经》上品药物。

中品药共120种，为臣药。用于保养情志以与人相应。这类药物有的无毒，有的有毒，临床中应仔细斟酌选用。如果想遏制疾病的发展，补虚扶弱，就选用《本经》中品药物。

下品药共125种，为佐使药。用于治疗疾病以与地相应。这类药多具有毒性，不可多服、久服。如果想祛除寒热病邪，消除癥瘕积聚，治愈疾病，就要选用《本经》下品药物。

中药治病，有君、臣、佐、使的组方原则，汤方中药物之间相互补充制约，以降低不良反应，增加疗效。组方配伍时，宜用一味君药、二味臣药、三味佐药、五味使药，又可以用一味君药、三味臣药、九味佐使药等配合使用。

【按】

1. 陶弘景云："下品药性，专主攻击，毒烈之气，倾损中和，不可常服，疾愈即止。"

2.《难经》："痛有定位为积，无定位为聚。"《金匮要略》有"五脏风寒积聚病篇"。

3.《素问·至真要大论》篇："主病之谓君，佐君之谓臣，应臣之谓使，非上中下三品之谓也。"

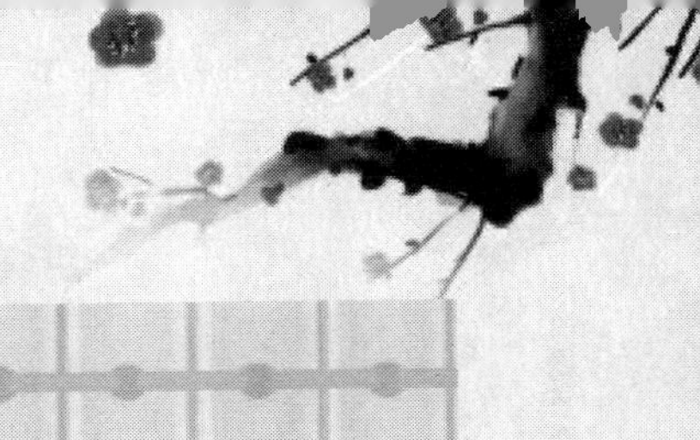

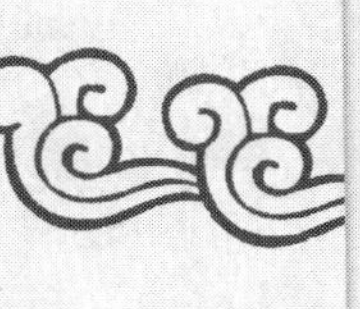

※【经文】

藥有陰陽配合，子母兄弟，根莖華實，草石骨肉。有單行者，有相須者，有相使者，有相畏者，有相惡者，有相反者，有相殺者。凡此七情，合和時之當用。相須相使者良。勿用相反者，若有毒宜制，可用相畏相殺者。不爾，勿合用也。

藥有酸、咸、甘、苦、辛五味，又有寒、熱、溫、涼四氣，及有毒、無毒，陰乾暴乾，采造時月，生熟土地，所出真僞陳新，並各有法。

藥性有宜丸者，宜散者，宜水煎者，宜酒漬者，宜膏煎者。亦有一物兼宜者，亦有不可入湯酒者，並隨藥性，不得違越。

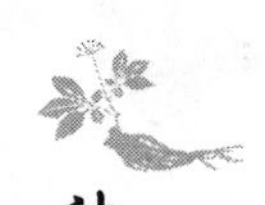

【经文】

药有阴阳配合，子母兄弟，根茎华实，草石骨肉。有单行者，有相须者，有相使者，有相畏者，有相恶者，有相反者，有相杀者。凡此七情，合和时之当用。相须相使者良。勿用相反者，若有毒宜制，可用相畏相杀者。不尔，勿合用也。

药有酸、咸、甘、苦、辛五味，又有寒、热、温、凉四气，及有毒、无毒，阴干暴干，采造时月，生熟土地，所出真伪陈新，并各有法。

药性有宜丸者，宜散者，宜水煎者，宜酒渍者，宜膏煎者。亦有一物兼宜者，亦有不可入汤酒者，并随药性，不得违越。

本经要义

药物有阴阳属性的不同特性（药物之升散为阳，涌泄为阴；辛甘热者为阳，苦酸咸者为阴；味厚者为阳，味薄者为阴；行气分者为阳，行血分者为阴……），有同基原不同入药部位，如同母子骨肉关系；有相近基原不同品种的药物，如同兄弟、同胞兄弟；有根、茎、叶、花、果实、全草、矿石、动物骨骼、动物全体等不同来源和入药部位。用这些药物治病，有用单味药，也有用两味合用的相须、相使、相畏、相恶、相反、相杀的不同配伍方法。这七种配伍方法，称之为中药七情，临床配伍应用时要正确选择。相须、相使配伍方法最好，不要选用相恶、相反的配伍方法。如果使用的药物有毒，要进行加工炮制，还可用相畏、相杀的配伍方法来消除或降低其毒性。不然，就不要配合使用，防止出差错事故。

中药有酸、咸、甘、苦、辛五味，又有寒、热、温、凉四性，以及有毒、无毒；有阴干、晒干之分，采集加工有不同季节和时间。有不同的产地，还有真伪鉴别，新采收的和陈旧药的不同，生品和炮制品的不同。全部药物有各自的本来属性和采集加工炮制方法与质量要求。

药物的使用有多种剂型。有的适宜制成丸剂，有的适宜制成散剂，有的适宜制成水煎汤剂，有的适宜用酒渍制成酒剂，有的适宜煎煮浓缩制成滋膏剂。也有一种药物根据临床需要可制成多种剂型。有的药物不适宜制成汤剂或酒剂。要根据药物的各自性质特点来选择剂型，不得违背这一用药原则。

【按】

1. 中药七情，只是在《本经》序言中所言，在正文中未提及。

2. 读《本经》所述药物为寒、热、温、凉、平五性，寒、热、温、凉四气为《本经》时代，后人所加。

3. 陶弘景在其《本草经集注》中云："病有宜服丸者，宜服散者，宜服汤者，宜服酒者，宜服膏煎者，亦兼参用，察病之源，以为其制耳。"中药汤剂效速，散剂、丸剂效缓，故张仲景《伤寒论》同一处方，按病情和药性，作汤剂或作丸剂，理法严整。正是"察病之源，以为其制耳。"

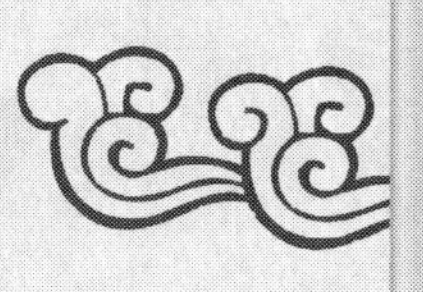

※【经文】

欲療病先察其原，先候病機，五臟未虛，六腑未竭，血脈未亂，精神未散，服藥必活。若病已成，可得半愈。病勢已過，命將難全。

若用毒藥療病，先去如黍粟，病去即止。不去，倍之；不去，十之；取去爲度。

療寒以熱藥，療熱以寒藥。飲食不消以吐下藥，鬼注（疰）蠱毒，以毒藥；癰腫創瘤，以創藥。風濕，以風濕藥，各隨其所宜。

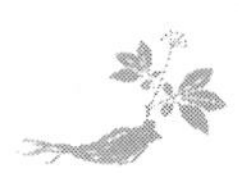

【经文】

欲疗病先察其原，先候病机，五脏未虚，六腑未竭，血脉未乱，精神未散，服药必活。若病已成，可得半愈。病势已过，命将难全。

若用毒药疗病，先去如黍粟，病去即止。不去，倍之；不去，十之；取去为度。

疗寒以热药，疗热以寒药。饮食不消以吐下药，鬼注（疰）蛊毒，以毒药；痈肿创瘤，以创药。风湿，以风湿药，各随其所宜。

本经要义

要想治病，应先查清疾病的原因，把握疾病的发病机制和变化规律。只要五脏功能未虚，六腑功能未衰竭，血脉流通正常，没有出现紊乱，精气神正常，均未受影响，服用适宜的药物必然就有效。如果疾病已经形成，服用适宜的药物，疾病也可好一半。如果疾病已很严重了，治疗起来就很困难，生命就难以挽救。

如果用有毒药治病，最初剂量宜小，如粃米大小剂量，病情好了，就要即时停药，不必尽剂。若病没有好转，可增加一倍剂量；若病还不见好转，可再增大剂量，直到病愈为止。

治疗寒证病变使用温热性质的药物；治疗热性病变选用寒凉性质的药物。治疗痰饮食积的疾病选用涌吐或泻下的药物；治疗肺痨和寄生虫病变就选用具有一定毒性的《本经》下药；治疗痈肿疮毒、肿块方面的疾病就选用治疗痈肿疮毒药物；治疗风寒湿痹疾病，就选用祛风除湿药。根据各种疾病不同的病因和临床症状选择有针对性的药物和治疗方法。

【按】

1.《素问·脉要精微论》篇："夫脉者，血之府也，长则气治，短则气病，数则烦心，大则病进，上盛则气高，下盛则气胀，代则气衰，细则气少，涩则心痛，浑浑革至如涌泉，病进而色弊，绵绵其去如弦绝，死。"曹元宇："五脏藏精气，六腑受水谷，精气未虚，水谷未竭，尚有可为，既虚而竭，则无能为力矣。"

2. 第二段经文言药物剂量关系，恐过剂伤人，即非毒药，亦应该病却即止，不必尽剂。仲景汤方用，每每如此。

3. 黍粟，并非黍和粟，乃粃米，即高粱子。《博物志》云："孝元景宁元

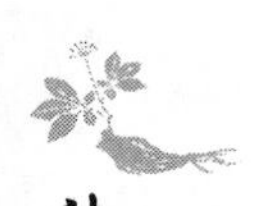

年，南阳郡内雨谷，小者如黍粟而青黑。”

4. 关于药物用量之大小。陶弘景在《本草经集注》中云：一物一毒，服一丸如细麻（胡麻）；二物一毒，服二丸如大麻；三物一毒，服三丸如小豆；四物一毒，服四丸如大豆；五物一毒，服五丸如兔矢；六物一毒，服六丸如梧子。从此至十，皆如梧子，以数为丸。

5.《素问》云：“治寒以热，治热以寒”“其高者因而越之”（吐法），“其下者引而竭之”（攻下法）。

6. “创”为“疮”之古字。古称疮者，为痈肿、疱、瘤等多种疾病。

7. 风与湿，俱为六淫所致。《素问》云：“风者百病之长。”风与湿，常成痹症。

※【经文】

病在胸膈以上者，先食後服藥；病在心腹以下者，先服藥而後食；病在四肢血脈者，宜空腹而在旦；病在骨髓者，宜飽滿而在夜。

夫大病之主，有中風傷寒，寒熱溫瘧，中惡霍亂，大腹水腫，腸澼下利，大小便不通，賁肫，上氣，咳逆，嘔吐，黃疸，消渴，留飲，癖食，堅積，癥瘕，驚邪，癲病，鬼注，喉痹，齒痛，耳聾，目盲，金創，踒折，癰腫，惡創，痔瘺，癭瘤。男子五勞七傷，虛乏羸瘦，女子帶下崩中，血閉陰蝕，蟲蛇蠱毒所傷。此大略宗兆。其間變動枝葉，各宜依端緒以取之。

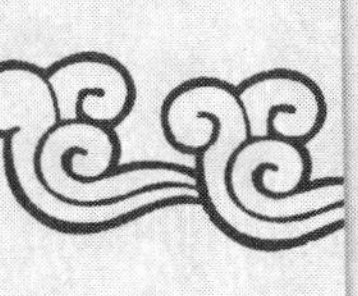

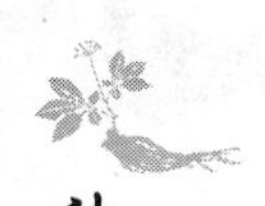

【经文】

病在胸膈以上者，先食后服药；病在心腹以下者，先服药而后食；病在四肢血脉者，宜空腹而在旦；病在骨髓者，宜饱满而在夜。

夫大病之主，有中风伤寒，寒热温疟，中恶霍乱，大腹水肿，肠澼下利，大小便不通，贲肫，上气，咳逆，呕吐，黄疸，消渴，留饮，癖食，坚积，癥瘕，惊邪，瘨病，鬼注，喉痹，齿痛，耳聋，目盲，金创，踒折，痈肿，恶创，痔瘘，瘿瘤。男子五劳七伤，虚乏羸瘦，女子带下崩中，血闭阴蚀，虫蛇蛊毒所伤。此大略宗兆。其间变动枝叶，各宜依端绪以取之。

本经要义

病位在胸膈以上者，宜饭后服药，病位在心腹以下的，宜饭前服药；病位在四肢血脉，宜早晨空腹时服药；病位在体内深达骨髓时，宜晚上加食后服药。

《本经》所言服药方法，后世已有改变。现代服药方法更为科学："食前服"，在食前先服药；"食后服"，食后再服药；"以食物压下"，即服药后，即进食；"食远服"，两餐之间，即空腹时服药。另外还有，多次分服、频服、含化服等。

常见的主要疾病有伤风、伤寒、寒热、疟疾（温疟）、中恶、霍乱、大腹臌胀、腹泻、痢疾、便秘、尿闭、奔豚、咳嗽、气喘、呕吐、黄疸、消渴、悬饮、食积、厌食、气滞、气郁、惊风、癫痫、肺痨、喉痹、牙痛、耳聋、视物昏花、青盲、外伤、骨折、跌打损伤、痈肿疮毒、痔瘘、瘿瘤；男子五劳七伤、虚弱消瘦：女子带下、崩漏、经闭、阴蚀阴痒、虫蛇咬伤、虫积臌胀等。主要疾病大概就是这些。总之疾病的变化和一些次要病症，都要根据病因，采用针对性的不同方法和药物治疗。

【按】

1. "大病之主"，作"主要之病"解。

2. "中风"作"伤风"解，不作"脑卒中"（脑出血）解。

3. 中恶。古病名，其主要证候：卒然发病，寒热，心腹痛，全身痛，吐血下血，气息不通，大小便闭，角弓反张等。

4. 霍乱为暴吐暴利之病。古代所谓：清气与浊气相干，乱于肠胃，则为霍乱；或云：阳气欲升，阴气欲降，阴阳乖隔变为吐利。即现代之因肠胃炎

等病又吐又泻，亦为霍乱。

5. 肠澼，即肠道或内痔出血由肛门而泻下；下利，有水谷痢、血痢、赤痢、白痢、休息痢、噤口痢等。

6. 贲肫，即奔豚病。

7. 上气，“为邪搏于气，气壅不得宣发，是为有余，故咳嗽而上气”。

8. 癖食，留饮癖食，食物不消，积于肠胃之病。留饮，为痰饮之积聚；癖食，即食物不化。

9. 癥瘕与积聚同义。癥者真也，相当于积；瘕者假也，相当于聚。

10. 五劳（痨），五脏之劳：即心劳、肺劳、脾劳、肾劳、肝劳。《素问》宣明五气篇：“久视伤血（心），久卧伤气（肺），久坐伤肉（脾），久力伤骨（肾），久行伤筋（肝），是谓五劳所伤。”

11. 七伤：为肝伤、心伤、脾伤、肺伤、肾伤、骨伤、脉伤，表里受病。《外台秘要》：“七伤之病为阴汗、阴衰、精清、精少、阴下湿痒、小便数少、阴痿。”

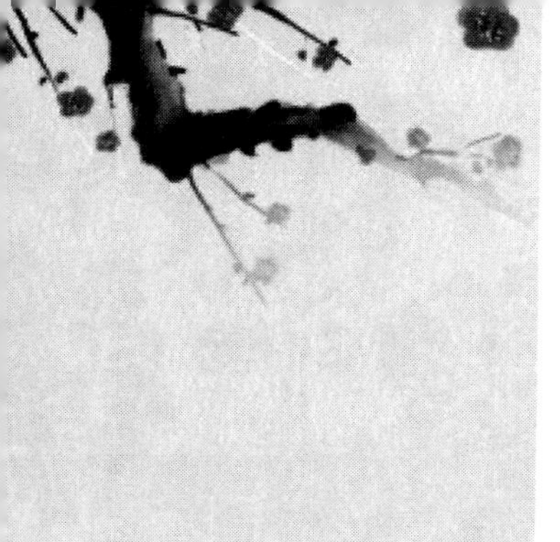

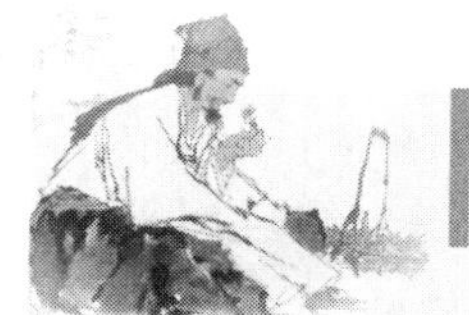

白及 Baiji

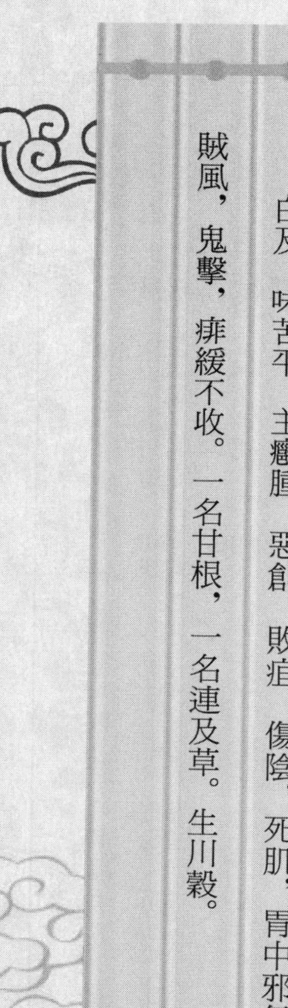

【处方用名】白及——兰科 Orchidaceae.

【经文】白及，味苦平。主痈肿，恶创，败疽，伤阴，死肌，胃中邪气，贼风，鬼击，痱缓不收。一名甘根，一名连及草。生川谷。

本经要义

痈肿：即痈。《说文解字》："痈，肿也。"《素问》卷二十·五常政大论篇第七十："其动疡涌分溃痈肿……"王冰注云："疡，疮也。涌，呕吐也。分，裂也。溃，烂也。痈肿，脓疮也。""痈"，凡肿疡表现为红肿高起，焮热疼痛，周围界限清楚，在未成脓之前无疮头而易消散，已成脓易溃破，溃后脓液稠黏，疮口易敛的，都称之为"痈"。痈即气血受毒邪所困而壅塞不通之意，属阳证，初起常伴有突热证候，如身热、口渴、便秘、尿赤、舌红苔黄、脉洪数有力等。"痈"分为"外痈"（如颈痈、背痈、乳痈等）、"内痈"（如肠痈、肺痈、肝痈等）两大类。

恶创：即恶疮，包括疖、疡、痈、疽、癣、疥、癞等多种皮肤疾病。"疮"，病名，出自《素问》卷二十二·至真要大论篇："阳明司天，燥淫所胜……疡疮痤痈。"《诸病源候论》卷三十五·疮病诸候·诸恶疮候："诸疮生身体，皆是体虚受风热，风热与血气相搏，故发疮。若风热挟湿毒之气者，则疮痒痛焮肿，而疮多汁，身体壮热，谓之恶疮也。"久恶疮候："体虚

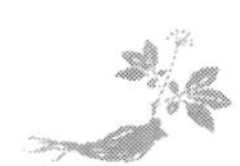

受风热湿毒之气，则生疮，痒痛焮肿多汁，壮热，谓之恶疮。而湿毒气盛，体外虚内热，其疮渐增，经久不瘥，为久恶疮。”

败疽：指深部脓疡溃烂，甚者伤筋烂骨。“败”，《说文解字》曰：“败，毁也。”引申为溃烂。“疽”，中医病名，疮面深而恶者为疽，是气血为毒邪所阻滞，发于肌内筋骨间的疮肿，即深部脓痈。出自《灵枢》卷十二・痈疽：“黄帝曰：何为疽？岐伯曰：热气淳盛，下陷肌肤，筋髓枯，内连五脏，血气竭，当其痈下，筋骨良肉皆无余，故命曰疽，疽者，上之皮夭以坚，上如牛领之皮。痈者，其皮上薄以泽，此其候也。”

伤阴：①伤及阴血，使阴血津液流失。②“阴”，指生殖器，该经文指外阴部位皮肤所伤。

死肌：疮疡日久，肌肤所伤，日久不愈，使其麻木不仁。

胃中邪气：胃溃疡、胃出血等是胃腑常见病。白及具有良好的收敛、止血、生肌之功，故治“胃中邪气”。

贼风：指六淫外邪不知不觉侵（偷）袭人体，具有不确定性、突发性等特点，故称“贼风”。《诸病源候论》卷一・风病诸候上・贼风候：“贼风者，谓冬至之日，有疾风从南方来，名曰虚风。此风至能伤害于人，故言贼风也。其伤人也，但痛不可得按抑，不可得转动，痛处体卒无热。伤风冷则骨解深痛，按之乃应骨痛也，但觉身内索索冷欲得热物熨痛处，即小宽，时有汗久不去。重遇冷气相搏，乃结成瘰疬及偏枯。遇风热气相搏，乃变附骨疽也。”

鬼击：侵袭人之邪气变化莫测，如鬼击人。猛烈、突然，来不及躲避。与“贼风”同义。

痱：中医病名。①痱子，又名“痱疮”“汗痱”等。一种夏季由于暑湿蕴蒸，出汗不畅所致之皮肤病。多见于炎热夏季，以小儿和肥胖人易患。②同“废”，是一种中风后遗症。《金匮要略》谓之“中风痱”。一般叫“风痱”。《灵枢》卷五・热病：“痱之为病也，身无痛者，四肢不收，智乱不甚，其言微知，可治。”《诸病源候论》卷一・风病诸候上・风痱候：“风痱之状，身体无痛，四肢不收，神智不乱，一臂不随者，风痱也。时能言者可治，不能言者不可治。”

痱缓不收：即肢体痿废不用。风痱病所致肢体瘫痪，四肢不收，相当于现今“痿证”，或中风后遗症。

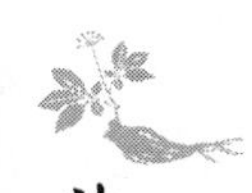

药物解读

《中华人民共和国药典》2015年版一部收载：白及，系兰科植物白及 *Bletilla striata*（Thunb.）Reichb. f. 的干燥块茎。

【性味归经】 性微寒，味苦、甘、涩。归肺、肝、胃经。

【功能主治】 收敛止血，消肿生肌。用于咯血吐血，外伤出血，疮疡肿毒，皮肤皲裂等。

【禁忌】 不宜与川乌、草乌、制川乌、制草乌、附子同用。

【鉴别要点】

药材鉴别　本品呈不规则扁圆形，多有2～3个爪状分枝，长1.5～5cm，厚0.5～1.5cm。表面灰白色或黄白色，有数圈同心环节和棕色点状须根痕，上面有凸起的茎痕，下面有连接另一块茎的痕迹。质坚硬，不易折断，断面类白色，角质样。气微，味苦、涩，嚼之有黏性。

饮片鉴别　饮片呈不规则的薄片或不规则块片状，外表皮灰白色至黄棕色，饮片切面类白色，角质样，可见点状或短线状维管束凸起，偶见表面有残存的短须根痕，较正品白及干枯而粗糙，无厚润感。气微，味苦，涩。嚼之有黏性。

【拓展阅读——中药材经验鉴别专用术语】

环纹：特指白及药材表面之圆形同心环节，又称“同心环纹”。

【临床药师、临床医师注意事项】

★ 目前市面上所用白及，绝大多数为该品种或该品种之加工饮片。黄花白及较白及明显瘦小而干枯，表面多纵皱，无厚润感，可资鉴别。黄花白及与白及同等入药，功效相同。（《四川省中药材标准》2015年版第583页收载：黄花白及，系兰科白及属植物黄花白及 *Bletilla ochracea* Schltr. 的干燥根茎。）

★ 白及，为中医常用中药，白及属植物，全世界有6种，我国产4种，除《中华人民共和国药典》收载的白及 *Bletilla striata*（Thunb.）Reichb. f.，《四川省中药材标准》2015年版收载的黄花白及 *Bletilla ochracea* Schltr.，其他两种小白及 *Bletilla formosana*（Hayata）Schltr. 和中华白及 *Bletilla sinensis*（Rolfe.）Schltr. 在各省区亦作白及使用。

医籍选论

白及根，气味苦平，无毒。主治痈肿，恶疮败疽，伤阴死肌，胃中邪气，

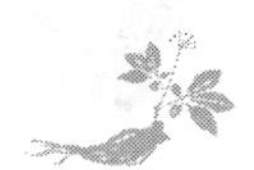

贼风鬼击，痱缓不收。

——清·张志聪《本草崇原》

白及，味苦。功专收敛，肿毒疮疡，外科极善。

——明·龚廷贤《药性歌括四百味》

白及，解毒生肌，胃中邪气，养胃驱邪。贼风鬼击，痱缓不收。和筋逐风。此以质为治，白及气味冲淡和平，而体质滑润又极黏腻。入于筋骨之中，能和柔滋养，与正气相调，则微自退也。

——清·徐大椿《神农本草经百种录》

白及专入肺，味苦而辛，性涩而收，微寒无毒。方书既载功能入肺止血，又载能治跌扑折骨，汤火灼伤，恶疮痈肿，败疽死肌，得非似收不收，似涩不涩，似止不止乎。不知书言功能止血者，是因性涩之谓也。血出于鼻是由清道而至，血出于口是由浊道而来，呕血出于肝，吐血出于胃，痰带血出于脾，咯血出于心，唾血出于肾。《摘玄》云：试血法，吐水内浮者肺血也，沉者肝血也，半沉半浮者心血也。服白及须随所见，以羊肺肝心同服者佳。书言能治痈肿损伤者，是因味辛能散之谓也。

此药涩中有散，补中有破，故书又载去腐逐瘀生新。至云重囚肺有白及一事，因剖而见，色犹不变。虽云肺叶损坏可以复生，然终涉于荒唐，未可尽信。

手足皴裂，面上黑疱，即面疮。并跌打损伤，酒调服。烫火灼伤，油调敷。用治亦效。

——清·黄宫绣《本草求真》

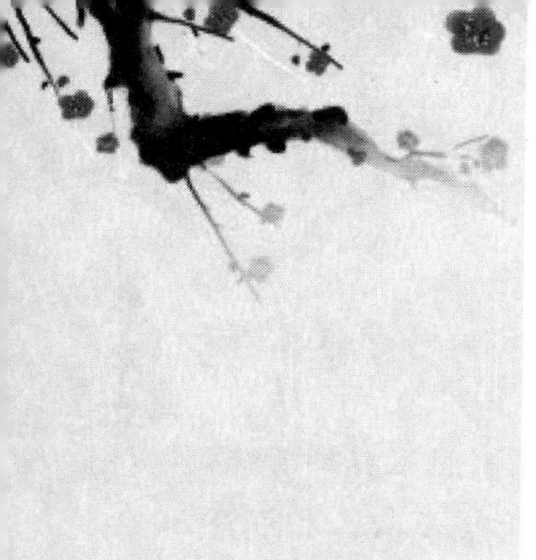

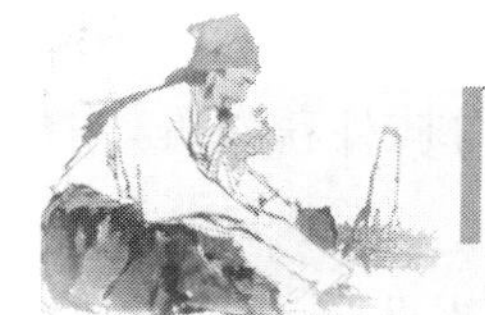

白芍 Baishao

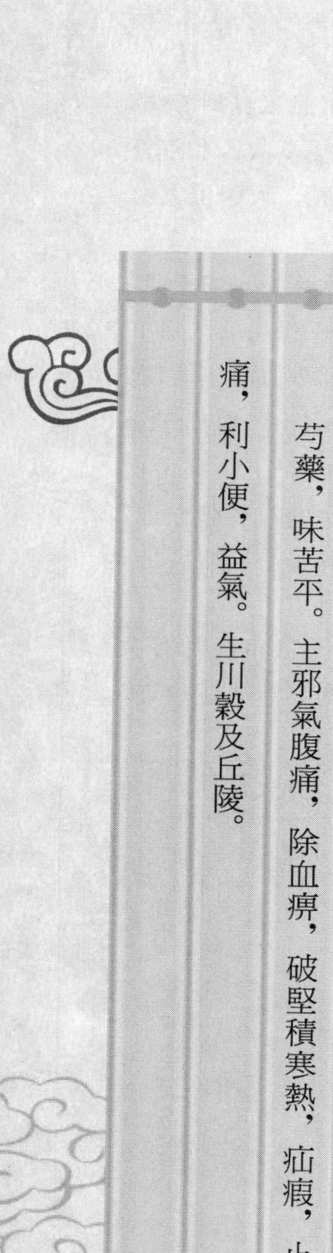

【处方用名】 白芍——毛茛科 Ranunculaceae.

【经文】 芍药，味苦平。主邪气腹痛，除血痹，破坚积寒热，疝瘕，止痛，利小便，益气。生川谷及丘陵。

本经要义

邪气： 指风、寒、暑、湿、燥、火六淫和疫疠之气，从外侵入人体的致病因素，又称外邪；另指与人体正气相对而言，泛指多种致病因素及病理的损害。

邪气腹痛： 外邪造成体内瘀阻所致，如瘀血所致腹痛等。

血痹： 语出《金匮要略》血痹虚劳病脉证并治："血痹……夫尊荣人骨弱肌肤盛，重因疲劳汗出，卧不时动摇，加被微风遂得之。……血痹，阴阳俱微，寸口关上微，尺中小紧，外证身体不仁，如风痹状。"系指身体局部麻痹、疼痛的一类内伤痛证，主要症状为身体麻木，游走性的痹痛。病由气血内虚，劳倦汗出，或当风睡卧，邪气乘虚侵入，使气血闭阻不通所致。治宜补气温经，和荣通痹。如《金匮要略》卷上方"黄芪桂枝五物汤"，黄芪三两，赤芍三两，桂枝（肉桂）三两，生姜六两，大枣十二枚。用以治疗血痹，肤风麻木，脉微涩小紧等。

坚积： 指腹腔内有形之结块，与瘀血有关。

疝瘕： 古病名。《素问》玉机真脏论篇："是故风

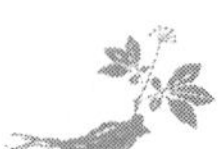

者百病之长也……发瘅，腹中热。烦心出黄，当此之时，可按可药可火。弗治，脾传之肾，病名曰疝瘕，少腹冤热。”

治疝瘕方如《金匮要略》卷下方“桂枝茯苓丸”：桂枝（肉桂）去皮、茯苓、牡丹皮、桃仁、赤芍各等分，共为末，炼蜜为丸。功能活血化瘀、缓消癥块。治疗瘀阻胞宫证。

《妇人良方》引用本方，更名为“夺命丹”。本方为缓消癥块的常用方剂，临床上使用以少腹有癥块，腹痛拒按，下血色紫黑晦暗，舌质紫暗或有瘀斑点，脉沉涩等症状为指征。现今使用本方常用于治疗子宫肌瘤、子宫内膜异位症、卵巢囊肿、附件炎、慢性盆腔炎等属瘀血留滞者。

利小便：白芍养阴，临床上用于阴虚证。张锡纯认为白芍：“阴虚有热小便不利者之要药。”他还指出：“然必以炙甘草补之，其功效乃益显。”

芍药利小便之古今验案

案1　一童子年十五六岁，于季春得温病，经医调治，八九日间大热已退，而心犹发热，怔忡莫支，小便不利，大便滑泻，脉象虚数，仍似外邪未净，为疏方，用生杭白芍二两，炙甘草一两半，煎汤一大碗徐徐温饮下，尽剂而愈。

案2　一妇人三十许，因阴虚小便不利，积成水肿甚剧，大便亦旬日不通。一老医投以八正散不效，友人高某为出方，用生白芍六两，煎汤两大碗，再用生阿胶二两融化其中，俾病人尽量饮之，老医甚为骇疑，高某力主服之，尽剂而二便皆通，肿亦顿消。后老医与愚睹面为述其事，且问此等药何以能治等病？答曰：此必阴虚不能化阳，以致二便闭塞，白芍善利小便，阿胶能滑大便，二药并用又大能滋补真阴，使阴分充足以化其下焦偏盛之阳，则二便自能利也。

（张锡纯．医学衷中参西录．石家庄：河北人民出版社，1974：330-332）

药物解读

《中华人民共和国药典》2015年版一部收载：白芍，为毛茛科植物芍药 *Paeonia lactiflora* Pall. 的干燥根。

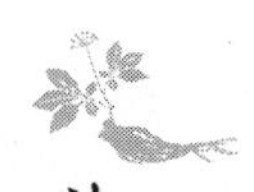

【性味归经】性微寒，味苦、酸。归肝、脾经。

【功能主治】养血调经，敛阴止汗，柔肝止痛，平抑肝阳。用于血虚萎黄，月经不调，自汗，盗汗，胁痛，腹痛，四肢挛痛，头痛眩晕等。

【注意】不宜与藜芦同用。

【鉴别要点】

药材鉴别　白芍药材呈圆柱形，平直或稍有弯曲，长5～20cm，直径1～2.5cm，两端平截。表面类白色或淡红棕色，光洁或有纵皱纹及细根痕，偶有残存的棕褐色外皮。质重，坚实，不易折断，断面较平坦，"挂手"，粉性足，类白色或微带棕红色，形成层环明显，射线放射状。气微，味微苦，涩。

饮片鉴别　饮片呈类圆形薄片。表面淡棕红色至类白色，平滑。饮片切面类白色或微带棕红色，略呈角质样。形成层环明显，木部可见稍隆起的筋脉纹呈反射状排列。气微，味微苦，涩。

【拓展阅读——中药饮片经验鉴别术语】

挂手　特指正品白芍粉性足，用手摸其断面有黏手的感觉。

角质样　特指正品加工之白芍质量要求，过火或不及，均不成角质样。

【拓展阅读——赤芍、白芍古今应用探究】

芍药，在古代无赤芍、白芍之分，也无家种、野生之别。苏颂在《本草图经》中云："芍药。春生红芽作丛，茎上三枝五叶，似牡丹而狭小，高一二尺，夏开花，有红、白、紫数种，子似牡丹子而小。秋时采根，根亦有赤、白二色。"说明赤芍、白芍为同一基原，在不同的地域栽种，花的颜色有所变异。古人通过芍药花的颜色不同而判定赤芍、白芍。李时珍亦沿袭了前人之说。苏颂指出："张仲景治伤寒多用芍药，以其主寒热，利小便也。"很显然，《伤寒论》汤方中之芍药只能是现今赤芍无疑。自梁代《本草经集注》始，才有赤芍、白芍名称之分。自此，后世医家以白芍主补，赤芍主泻；白芍主收，而赤芍主散。但其品种和炮制品仍是混乱为用。

赤芍、白芍基原相同，一般白芍取之栽培品种，赤芍来自野生品种；另外，因加工方法不同分为赤芍、白芍。芍药根去皮，沸水煮后晒干者为白芍，芍药根及根茎直接晒干生用为赤芍。现代药理学研究认为，赤芍、白芍含有相同的化学成分，而赤芍的有效成分含量比白芍为高，功能近似，而治疗心血管疾病，赤芍优于白芍。

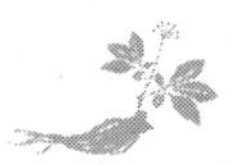

医籍选论

芍药气平，是夏花而秉燥金之气也；味苦，是得少阴君火之味，气平下降，味苦下泄而走血，为攻下之品，非补养之物也。邪气腹痛，小便不利及一切诸痛，皆气滞之病，其主之以苦平，而泄其气也。血痹者，血闭而不行，甚则寒热不调；坚积者，积久而坚实，甚则为疝瘕满痛，皆血滞之病，其主之者，以苦平而行其血也。

又云：益气者，谓邪得攻而净，则元气自然受益，非谓芍药能补气也。今人妄改圣经，以“酸寒”二字易“苦平”，误认为敛阴之品，杀人无算，取芍药而嚼之，酸味何在乎？

——清·陈修园《神农本草经读》

按：陈修园所述芍药者，为赤芍功效，非现今之白芍。

芍药，开赤花者，为赤芍。开白花者，为白芍。

风木之邪，伤其中土，致脾络不能从经脉而外行，则腹痛。芍药疏通经脉，则邪气在腹而痛者，可治也。心主血，肝藏血，芍药禀木气而治肝，禀火气而治心，故除血痹。除血痹，则坚积亦破矣。血痹为病，则身发寒热。坚积为病，则或疝或瘕。芍药能调血中之气，故皆治之。止痛者，止疝瘕之痛也。肝主疏泄，故利小便。益气者，益血中之气也。益气则血亦行矣。

芍药气味苦平，后人妄改圣经，而曰微酸。元明诸家相沿为酸寒收敛之品，凡里虚下利者，多用之以收敛，夫性功可以强辨，气味不可讹传，试将芍药咀嚼，酸味何在？又谓：新产妇人忌用芍药，恐酸敛耳。夫《本经》主治邪气腹痛，且除血痹寒热，破坚积疝瘕，则新产恶露未尽正宜用之。若里虚下利，反不当用也。

——清·张志聪《本草崇原》

按：张氏告诫后人，从《本经》始，芍药之功效，完全是赤芍而非白芍，批评不读《本经》之害处。古之众多医案中之芍药均针对赤芍而言。但张氏对赤芍、白芍之基原与炮制前后药性之变化并未研究细致，错误对赤芍、白芍进行区分：“又谓白芍、赤芍各为一种，白补赤泻，白收赤散，白寒赤温，白入气分，赤入血分，不知芍药花开赤白，其类总一。”李时珍曰：“根之赤白，随花之色也。”卢子由曰：“根之赤白，从花之赤白也，白根固白，而赤根亦白切片，以火酒润之，覆盖过宿，白根转白，赤根转赤矣。今药肆中一种赤芍药，不知何物草根，儿医、疡医多用之。此习焉而不察，为害殊甚。愚观天

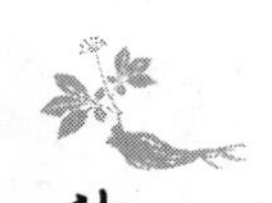

下之医，不察《本经》，不辨物性，因讹传讹，固结不解，咸为习俗所误，宁不悲哉。”

芍药之功效，应以《本经》经文为准则，临床医生要熟悉药材品种的鉴别。伪劣药品，古代有之。我们要正确解读古代名家用药经验和传统中药古今变异情况，以利于中医发展。

腹者，足太阴经行之地，邪气者，肝木之邪气，乘脾土作痛也，芍药入肺，气平伐肝，所以主之。血痹者，血涩不行而麻木也，芍药入心，苦以散结，故主之也。

坚积，坚硬之积也；疝者，小腹下痛，肝病也；瘕者，假物而成之积也；寒热疝瘕者，其原或因寒，或因热也，芍药能破之者，味苦散结，气平伐肝也。

诸痛皆属心火，味苦清心，所以止痛。膀胱津液之出，皆由肺气，苦平清肺，肺气下行，故利小便。肺主气，壮火食气，芍药气平益肺，肺清，故益气也。

赤者，入心与小肠，心主血，小肠主变化，所以行而不留，主破血也。

——清·叶天士《本草经解》

按：叶天士所言芍药之功效和临床应用，亦是赤芍之功用，非现今之白芍也。

味酸、微苦，微寒，入足厥阴肝、足少阳胆经。入肝家而清风，走胆腑而泻热。善调心中烦悸，最消腹里痛满，散胸胁之痞热，伸腿足之挛急。吐衄悉瘳，崩漏胥断，泄痢与淋带皆灵，痔漏共瘰疬并效。

——清·黄元御《长沙药解》

按：黄氏所言芍药，应就白芍而言。但所列举芍药汤方，“桂枝加芍药汤”“芍药甘草汤”“真武汤”“小柴胡加芍药汤”以及“《金匮》妇人腹痛用芍药诸方”等，方中芍药均应为“赤芍”而非“白芍”。

 赤芍 Chishao

《中华人民共和国药典》2015年版一部收载：赤芍，为毛茛科植物芍药 *Paeonia lactiflora* Pall. 或川赤芍 *Paeonia veitchii* Lynch 的干燥根。

【性味归经】性微寒，味苦。归肝经。

【功能主治】清热凉血，散瘀止痛。用于热入营血，温毒发斑，吐血，衄血，目赤肿痛，肝郁胁痛，经闭痛经，癥瘕腹痛，跌打损伤，痈肿疮疡等。

【鉴别要点】

药材鉴别　药材呈圆柱形，稍弯曲，长5～40cm，直径0.5～3cm。表面棕褐色，粗糙，有粗而深的纵沟及皱纹，并有须根痕及横长的皮孔样突起，有的外皮易脱落。质硬而脆，易折断，断面为粉白色或粉红色，可见“糟皮粉渣”。皮部窄（川芍药），木部放射状纹理明显，有的有裂隙。气微香，味微苦、涩。

饮片鉴别　饮片呈类圆形厚片，外表皮棕褐色。饮片切面类白色至粉红色，菊花纹明显，皮部窄，木部放射状纹理明显，有的饮片有裂隙。味微苦，酸涩。

【拓展阅读——中药饮片经验鉴别术语】

糟皮粉渣　特指赤芍外皮薄，疏松易剥落，剥落处断面白色泛红，呈粉性。

菊花纹　泛指根类药材横断面，饮片切面的放射状纹理，形如开放的菊花，又习称“菊花心”。

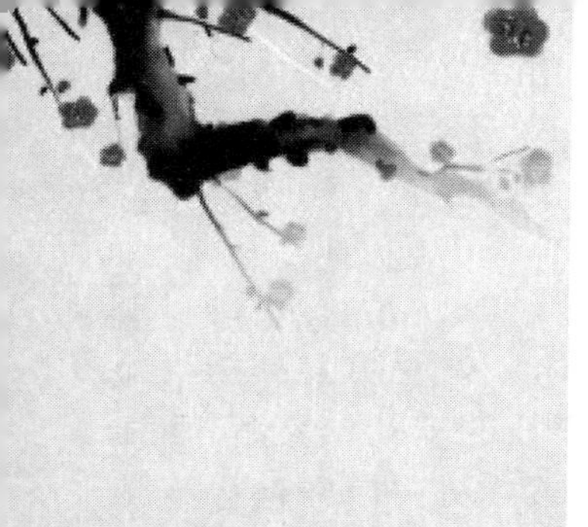

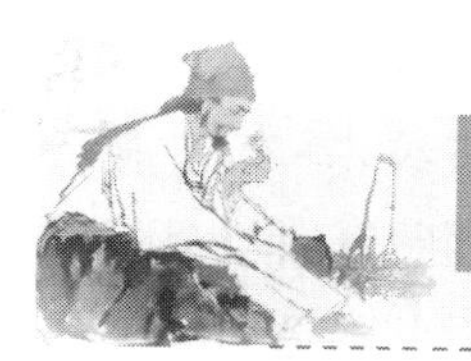

白术 Baizhu

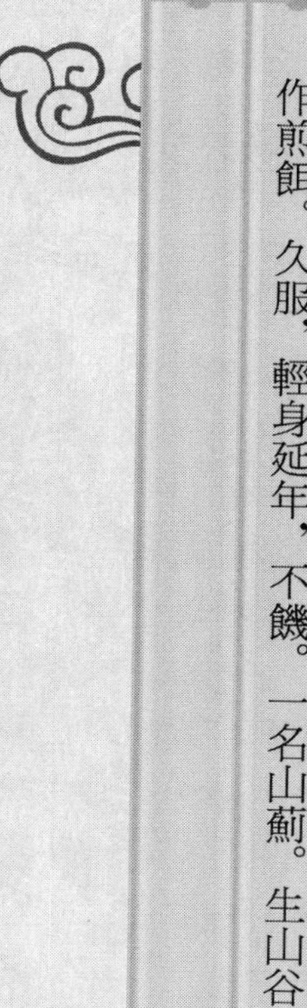

【处方用名】白术——菊科 Composita.

【经文】术，味苦温。主风寒湿痹，死肌，痉，疸，止汗，除热，消食，作煎饵。久服，轻身延年，不饥。一名山蓟。生山谷。

《本经》只言“术”，未明示白术或苍术。陶弘景云：“术乃两种：白术叶大有毛而作桠，根甜而少膏，可作丸散用；赤术叶细无桠，根小苦而多膏，可作煎用。”而在《伤寒杂病论》汤方中有赤、白术之分。说明《本经》所述之“术”应是指白术和苍术功效。

再则，在《本经》中有“山蓟”一名。“山蓟”则是苍术之别称。

清·张璐《本经逢原》载：“苍术，《本经》名山蓟。苦辛温，无毒。……《本经》治风寒湿痹、死肌痉疸等症，总取性专开腠，故能发汗而去风寒湿气，祛湿而去死肌痉疸，下气而消痰食饮癖。”可以佐证，在《神农本草经》时代就已经有白术、苍术之分了。至于苍术和白术在临床上之区别，前人已有详述。

如清·陈修园《神农本草经读》：“白术，此为脾之正药。其曰‘风寒湿痹’者，以风寒湿三气合而痹也。三气杂至，以湿气为主。死肌者，湿侵肌肉也；痉者，湿流关节也；疸者，湿郁而为热，热则发黄也；湿与热交蒸，则自汗而发热也；脾受湿则失其健运之常，斯食不能消也。白术动在除湿，所以主之。

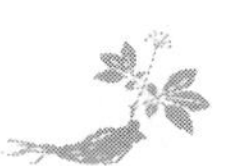

'作煎饵'三字另提，先圣大费苦心，以白术之功用燥，而所以妙处在于多脂（应指苍术之挥发油）。今人生术削去皮，急火炙令熟，则味甘温而质滋润，久服有延年不饥之效。可见今人炒燥、炒黑、土蒸、水漂等制（此处应是苍术炮制方法），大失经旨。"

清·张志聪《本草崇原》："白术气味甘温，质多脂液，乃调和脾土之药也。"主治风寒湿痹者，《素问》痹论篇云："风寒湿三气杂至，合而为痹。"白术味甘，性温，补益脾土，土气营运，则肌肉之气外通皮肤，内通经脉，故风寒湿之痹证皆可治也。夫脾主肌肉，治死肌者，助脾气也。又脾主四肢，痉者，四肢强而不和。脾主黄色，疸者，身目黄而土虚。白术补脾，则痉疸可治也。止汗者，土能胜湿也。除热者，除脾土之虚热也。消食者，助脾土之转运也。作煎饵者，言白术多脂，又治脾土之燥，作煎则味甘温而质滋润，土气和平矣。故久服则轻身延年不饥。

张志聪按："太阴主湿土而属脾，为阴中之至阴，喜燥恶湿，喜温恶寒。然土有湿气，始能灌溉四旁，如地得雨露，始能发生万物。若过于炎燥，则止而不行，为便难脾约之证。白术作煎饵，则燥而作润，温而能和，此先圣教人之苦心，学人所当体会者也。"

张志聪同时在苍术项云："苍术（附），气味苦温，无毒，主治风寒湿痹，死肌，痉疸，除热，消食，作煎饵。久服轻身延年不饥。"（实乃《本经》白术之经文。）

白术性优，苍术性劣（烈）。凡欲补脾，则用白术；凡欲运脾，则用苍术；欲补运相兼，则相兼而用。如补多运少，则白术多而苍术少；运多补少，则苍术多而白术少。品虽有二，实则一也。

《本经》未分苍白，而仲祖《伤寒》方中皆用白术，《金匮》方中又用赤术；至陶弘景《别录》则分为二。须知赤白之分，始于仲祖，非弘景始分之。（亦佐证了白术、苍术始载于《神农本草经》。）

赤术，即是苍术，其功用与白术略同，故仍以《本经》术之主治为本。但白术味甘，苍术兼苦；白术止汗，苍术发汗，故"止汗"二字，节去不录。后人谓苍术之味苦，其实苍术之味，甘而微苦。

本经要义

风寒湿痹：为风邪、寒邪、湿邪所致之痹症。《素问》痹论篇："风寒湿三

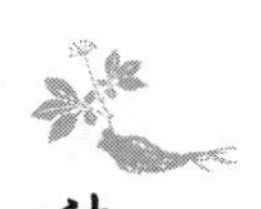

气杂至，合而为痹也。其风气胜者为行痹，寒气胜者为痛痹，湿气胜者为着痹也。”

痹，闭也，气血闭阻不通之意。“行痹”，因感受风邪而出现肢体关节酸痛，痛处游走不定（痛无定处）的弊病。“痛痹”，感受寒邪而出现的肢体关节疼痛剧烈，痛有定处，得热痛减的弊病。“着痹”，感受湿邪而出现的肢体关节沉重酸痛，或有肿痛，痛有定处，活动不便，肌肤麻木不仁的弊病。

死肌：肌肉因受寒邪、风邪、湿邪而僵硬不适。

痉：即痉挛抽搐，多为感受风邪所致，如肝风内动可见痉挛。

疸：即“黄疸”。有湿热黄疸（阳黄）、寒湿黄疸（阴黄）之分。

饵：糕饼一类。

药物解读

《中华人民共和国药典》2015年版一部收载：白术为菊科植物白术 *Atractylodes macrocephala* Koidz. 的干燥根茎。

【性味归经】性温，味苦、甘。归脾、胃经。

【功能主治】健脾益气，燥湿利水，止汗，安胎。用于脾虚食少，腹胀泄泻，痰饮眩晕，水肿，自汗，胎动不安等。

【鉴别要点】

药材鉴别　本品为不规则的肥厚团块，下部瘤状突起，形似古代“如意头”，有的白术个体似古代“如意”。长3～13cm，直径1.5～7cm。表面灰黄色或灰棕色，有瘤状突起及断续的纵皱和沟纹，并有须根痕，顶端有残留茎基和芽痕，有的茎基状如“鹤颈”。质坚硬，不易折断，断面不平坦，黄白色至淡棕色，有棕黄色的点状油室散在；烘干品断面角质样，色较深或有裂隙。气清香，味甘、微辛，嚼之略带黏性。

饮片鉴别　饮片呈不规则厚片。外表皮灰黄色至灰棕色。切面黄白色至淡棕色，散生棕黄色的点状油室，木部具放射状纹理。烘干品切片角质样，色较深，有裂隙。气清香，味甘，微辛，嚼之略带黏性。

【拓展阅读——中药经验鉴别专用术语】

“如意”和“如意头”　特指白术外观形状，全体有多个瘤状突起，根茎下部两侧膨大部分，形似古代“如意”之“如意头”，又称谓“云头”。

鹤颈　特指白术外部形状，根茎部形似仙鹤，有时还带有上部残茎，如

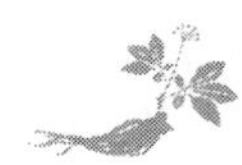

仙鹤脖颈。亦有因其木质状茎如腿形，故又称谓“白术腿”。

【拓展阅读——《伤寒论》与《金匮要略》与术有关汤方】

理中丸（《伤寒论》卷七方） 人参、炙甘草、白术、干姜各三两，共为细末。炼蜜为丸。功能温中祛寒，补益脾胃。治疗太阴病，中焦虚寒，自利不渴，寒多呕吐，腹痛，不欲饮食，以及中寒霍乱等症。方中白术健脾燥湿，散寒。

真武汤（《伤寒论》卷六方） 茯苓三两，赤芍三两，生姜三两，白术二两，附子一枚（炮）。功能温阳利水。治疗脾肾阳虚，水气内停，小便不利，四肢沉重疼痛，腹痛下利，肢体浮肿等。方中白术健脾燥湿，主脾之运化。

附子汤（《伤寒论》卷六方） 炮附子二枚，茯苓三两，人参二两，白术四两，赤芍三两。功能温经助阳，祛寒化湿。治疗少阴病，身体关节疼痛，手足寒，口中和，背恶寒等症。

附子汤，即真武汤去生姜加人参，附子、白术用量加倍，意在温补而祛寒湿，重在治阳虚，寒邪内侵所致之身体骨节疼痛；真武汤旨在温散以祛水气，治疗阳虚水气内停。方中白术均为燥湿健脾。

麻黄加术汤（《金匮要略》卷上方） 麻黄三两，桂枝（肉桂）去皮二两，甘草一两，杏仁七十个，白术四两。功能散寒除湿。治疗外感寒湿，一身烦痛。方中白术除寒湿。

【临床医师、临床药师注意事项】

★ 白术是一味独特的补气药，其固表止汗、安胎、燥湿利水等，均与其补脾气有关。

★ 白术入药，始载于《神农本草经》。而白术之名则首见于张仲景《伤寒论》，亦是历史上有文字记载以来，张仲景开始应用白术。古代本草文献中苍术、白术不分，统称“术”。又因苍术、白术来源于同科同属植物，古人在论述其功用时，两者皆可。传统中医认为其性味、功用有关：苍术性温，味辛苦。其性燥烈，为运脾要药，芳香化浊，燥湿止痛；白术性温，味辛、苦、甘。其性和缓，为补脾要药，健脾燥湿，固表止汗。在实际临床应用上，由脾虚而生湿者用白术，因湿盛而发生脾虚者则用苍术。以病证之虚实而言，虚者用白术，实者用苍术。临证处方审慎之。

★ 苍术、白术均能燥湿健脾，但白术苦而质润，补多于散，长于补脾益

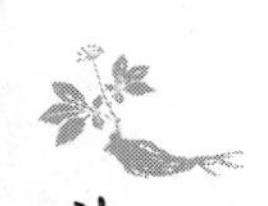

气，止汗、固表、安胎；苍术性辛烈，燥散有余，而补养之力不足，长于运脾燥湿，祛风发汗之作用强于白术。若脾虚湿固，苔腻中满，欲补运兼施者，则二者同用，称“二术”。所以，脾弱之虚证多用白术，湿盛之实证多用苍术；止汗安胎用白术，发汗散邪用苍术。故前人有白术用于“卑监之土”，苍术用于“敦阜之土”之语。（“卑监”：低洼不足，偏虚之意。“敦阜”：高出来的土堆，指土运太过，多余的，偏实的。详见《素问》五常政大论篇。）

医籍选论

白术，补脾胃之药，更无出其右者。土旺则能健运，故不能食者，食停滞者，有痞积者，皆用之也。土旺则能胜湿，故患痰饮者，肿满者，湿痹者，皆赖之也。土旺则清气善升，而精微上奉，浊气善除，而糟粕下输，故吐泻者，不可阙也。

——明·李中梓《本草通玄》

白术，乃扶植脾胃、散湿除痹、消食除痞之要药也。脾虚不健，术能补之，胃虚不纳，术能助之。是故劳力内伤，四肢困倦，饮食不纳，此中气不足之证也；痼冷虚寒，泄泻下利，滑脱不禁，此脾阳乘陷之证也；或久疟经年不愈，或久痢累月不除，此胃虚失治，脾虚下脱之证也；或痰涎呕吐，眩晕昏眩，或腹满肢肿，面色萎黄，此胃虚不运，脾虚蕴湿之证也；以上诸疾，用白术总能治之。又如血虚而漏下不止，白术可以统血而收阴；阳虚而汗液不收，白术可以回阳而敛汗。

——明·倪朱谟《本草汇言》

白术缘何专补脾气？盖以脾苦湿，急食苦以燥之，脾欲缓，急食甘以缓之；白术味苦而甘，既能燥湿实脾，复能缓脾生津。且其性最温，服则能以健食消谷，为脾脏补气第一要药也。书言无汗能发，有汗能收，通溺止泄，消痰治肿，止热化癖，安胎止呕，功效甚多，总因脾湿则汗不止，脾健则汗易发，凡水湿诸邪，靡不因其脾健而自除，吐泻及胎不安，亦靡不因其脾健而悉平矣。

——清·黄宫绣《本草求真》

白术，性温而燥，气不香窜，味苦微甘微辛，善健脾胃，消痰水，止泄泻，治脾虚作胀，脾湿作渴，脾弱四肢运动无力，甚或作疼。与凉润药同用，又善补肺；与升散药同用，又善调肝；与镇安药同用，又善养心；与滋阴药同

用，又善补肾。为其具土德之全，为后天资生之要药，故能于金、木、水、火四脏，皆能有所补益也。

——清·张锡纯《医学衷中参西录》

 苍术 Cangzhu

《中华人民共和国药典》2015年一部收载：苍术为菊科植物茅苍术 *Atractylodes lancea*（Thunb.）DC. 或北苍术 *Atractylodes chinensis*（DC.）Koidz. 的干燥根茎。

【性味归经】性温，味辛、苦。归脾、胃、肝经。

【功能主治】燥湿健脾，祛风散寒，明目。用于湿阻中焦，脘腹胀满，泄泻，水肿，脚气痿躄，风湿痹痛，风寒感冒，夜盲，眼目昏涩等。

【鉴别要点】

药材鉴别　药材呈不规则连珠状或结节状圆柱形，略弯曲，偶有分枝，长2～10cm，直径1～2.2cm。北苍术直径可达4cm。表面灰棕色，有皱纹、横曲纹及残留须根，顶端具茎痕或残留茎基。质坚实，断面黄白色或灰白色，散在有多数橙黄色或棕红色油室，暴露稍久，可析出白色细针状结晶。具特异香气，味微辛、苦。

饮片鉴别　饮片呈不规则类圆形或条形厚片。外表皮灰棕色至黄棕色，有皱纹。有时可见残留根茎。饮片切面黄白色至灰白色，散在有多数橙黄色或棕红色油室，有的可析出白色针状结晶，习称“起霜”。有特异香气。味微甘、辛、苦。

【拓展阅读——中药饮片经验鉴别术语】

朱砂点　特指根茎类药材和饮片，平整切面上可散在“色如朱砂”的麻点。主要是油室及其分泌物。

起霜　特指苍术折断面或饮片切面放置稍久后析出的白色细针状结晶，为有效成分茅术醇和β-桉油醇的混合物，又称为“白毛”。传统经验认为，生“白毛”的苍术质量最佳。

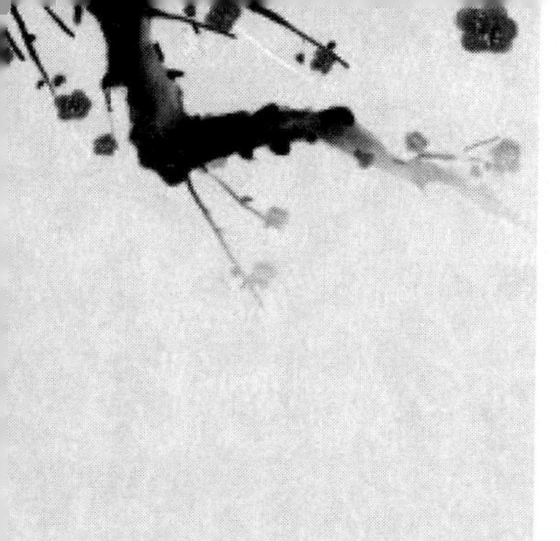

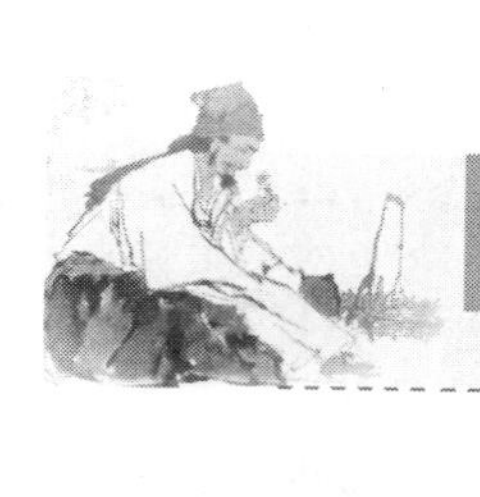

白芷 Baizhi

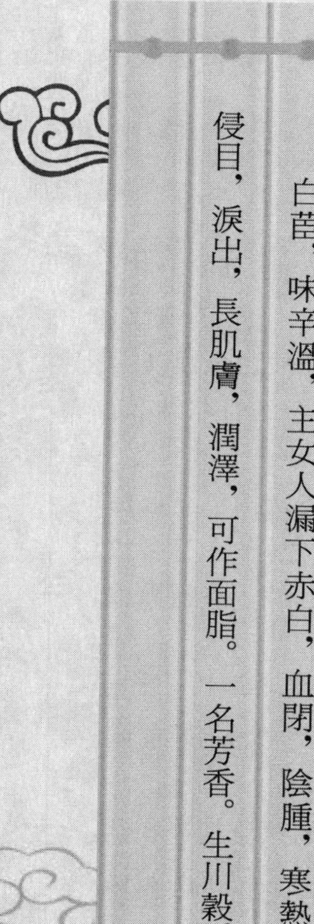

【处方用名】白芷——伞形科 Umbelliferae.

【经文】白茝，味辛温，主女人漏下赤白，血闭，阴肿，寒热，风头，侵目，泪出，长肌肤，润泽，可作面脂。一名芳香。生川谷。

本经要义

白茝：“茝”，同芷。《说文》：“茝，虈也、从草，臣声。”钮树王校录：“昌改切。葢即芷之正文，后人误为两字。”徐灏注笺：“‘改’古音读如已，昌改切，与芷同也。《玉篇·草部》：“茝，香草也。”白芷，别称“香草”“香头”等。《吴普本草》：“白芷，一名虈。”

女人漏下赤白：“漏下”，出自《诸病源候论》，指妇科疾病崩中漏下，又名“崩漏”。女人在经期，忽然阴道大量出血，或经期持续不断出血的统称。来势急，血量多者为崩；来势缓而淋漓不断者为漏。又因两者常易相互转化，崩又可致漏，漏又可转变为崩，故统称为崩漏，好发于青春期及更年期，崩漏以冲任不固为基本病理。崩漏常见有：血热崩漏、气虚崩漏、肝肾阴虚崩漏、血瘀崩漏等类型。《诸病源候论》卷三十八·妇人杂病诸候·漏下候：“漏下者，由劳伤血气冲任之脉虚损故也。冲脉、任脉为十二经脉之海，皆起于胞内。而手太阳小肠之经也，手少阴心之经也，此二经主上为乳汁，下为月水。妇人经脉调适，则月下以时。若劳伤者，以冲

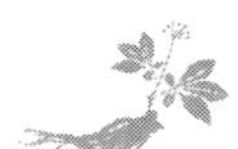

任之气，虚损不能制其经脉，故血非时而下，淋沥不断，谓之漏下也。"

赤白：指女人赤带、白带，也称谓"赤白带下"。病证名，见于《圣济总录》一百五十二卷。多因肝郁犯脾、湿热下注冲任、带脉所致。症见阴道流出赤白夹杂的黏液，连绵不绝。

带下，①广义，指一切妇科疾病、带脉环绕腰部一周，在带脉以下之部位，称谓"带下"。故古代把妇科病统称为"带下病"。②狭义：指妇女阴道流出一种黏腻物质，如带一样绵绵不断，包括妇女的多种生殖器炎症，如阴道炎、宫颈糜烂、宫颈炎、盆腔炎等。历代医家根据带下的颜色不同，分为"白带""赤带""赤白带""黄带""青带""黑带""五色带"等。

赤带，指从妇女阴道不断流出红色而黏浊似血非血的分泌物。流出的是纯赤色分泌物，中医学称之"经漏"。如果流出的赤色分泌物杂有白色者，又称之为"赤白带"。《诸病源候论》卷三十七·妇人杂病诸候·带下赤候："劳伤血气，损动冲脉任脉，冲任之脉，皆起胞内，为经脉之海。手太阳小肠之经也，手少阴心之经也，此二经主下为月水。若经脉伤损，冲任气虚，不能约制经血，则与秽液相兼而成带下，然五脏皆禀血气，其色则随脏不同。心脏之色赤，带下赤者，是心脏虚损，故带下而挟赤色。"

白带，从妇人阴道流出白色蛋清样黏液，绵绵如带者，称之"白带"。因脾虚者，白带量多，兼见神疲，面黄，肢冷，便溏等症；因肝郁者，白带时多时少，兼有精神不舒畅，头眩，胸闷乳胀等症；若因湿热下注者，带下有腥臭味，兼有阴痒，头晕倦怠等症。《诸病源候论》卷三十七·妇人杂病诸候·带下白喉："劳伤血气，损动冲脉任脉。冲任之脉，皆起于胞内，为经脉之海。手太阳小肠之经也，手少阴心之经也，此二经主下为月水。若经脉伤损，冲任气虚，不能制约经血，则血与秽液相兼而成带下。然五脏皆禀血气，其色则随脏不同。肺脏之色白，带下白者，肺脏虚损，故带下而挟白色。"

《神农本草经》言"漏下赤白"之药物尚有蘖木（黄柏）、景天、龟甲等。

血闭：指妇人"经闭""月水不通"。《诸病源候论》卷三十九·妇人杂病诸候·月水不通无子候："月水不通而无子者，由风寒邪气客于经血，夫血得温则宣流，得寒则凝结，故月水不通。冷热血结搏于脏而成病，致阴阳之气不调和，月水不通而无子也。月水久不通，非止令无子。血结聚不消，则变为血瘕；经久盘结成块，亦作血瘕，血水相并，津液壅涩，脾胃衰弱者，水

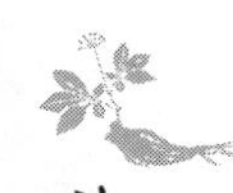

气流溢，变为水肿……”

阴肿：多指妇人下体外阴部肿痛之病症，多因阴户破损，感受毒气，或肝脾二经湿热下注所致。妇人阴户肿痛，多因郁怒伤肝，肝气犯脾，湿热下注所致，症见阴户肿胀疼痛，或小便涩滞，下腹部不舒，甚则伴有寒热等。《诸病源候论》卷四十·妇人杂病诸候·阴肿候：“阴肿者，是虚损受风邪所为，胞经虚而有风邪客之，风气乘于阴，与血气相搏，令气血否涩，腠理壅闭，不得泄越，故令阴肿也”。

寒热：一是指恶寒发热症状的简称。“恶寒”，即怕冷、畏寒之意。恶寒的症状，在外感表证或阴虚里证都可出现。外感恶寒，是因风寒在表，必兼有发热、头痛、脉浮的表证。阳虚恶寒，是内脏虚寒，阳气不足，必见身冷、脉沉等里寒证。“发热”，为临床上最常见症状之一。外感发热，多属实证，由六淫或疫疠等外邪侵入人体后，正气与之相抗而引起，分表热、里热、半表半里热。内伤发热，多属虚证，主要由脏腑阴阳失调所致，分为阳虚和阴虚两类。

二是指八纲辨证中鉴别疾病属性的两个纲领，辨别疾病的属寒、属热，对确定治疗有着重大意义，是阴阳偏盛偏衰的具体表现。“寒证”，是由寒邪所引起；“热证”，是由热邪所引起。《诸病源候论》卷十二·黄病诸候·寒热候：“夫阳虚则外寒，阴虚则内热；阳盛则外热，阴盛则内寒。阳者受气于上焦，以温皮肤分肉之间，令寒气在外，则上焦不通，不通则寒，独留于外，故寒栗也。阴虚内生热者，有所劳倦，形气衰少，谷气不盛，上焦不行，下脘不通，胃气热熏胸中，故内热也。阳盛而热者，上焦不通利，皮肤致密，腠理闭塞不通，卫气不得泄越，故外热也……”

风头：也作“头风”“首风”“头眩”。即以头面症状为主的风症。头部感受风邪之症的总称，包括头痛日久不愈，或时发时止，头皮麻木，眩晕，口眼㖞斜等多种头部症状。《诸病源候论》卷二·风病诸候·风头眩候：“风头眩者，由血气虚，风邪入脑，而引目系故也。五脏六腑之精气，皆上注于目，血气与脉并于上系，上属于脑，后出于项中，逢身之虚，则为风邪所伤，入脑则脑转而目系急，目系急故成眩也。”头面风候：“头面风者，是体虚，诸阳经脉，为风所乘也。诸阳经脉，上走于头面，运动劳役，阳气发泄，腠理开而受风，谓之首风。病状头面多汗恶风，病甚则头痛，又新沐中风，则为首风。又新沐头未干，不可以卧，使头重身热，反得风则烦闷，诊其脉，寸口阴阳表

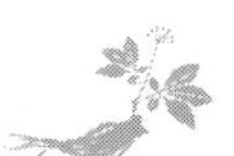

里，互相乘，如风在首，久不瘥，则风入脑，变为头眩。”白芷善入阳明经，是阳明经头痛之常用药。

侵目、泪出：即风邪侵目，使之泪出。《诸病源候论》卷二十八·目病诸候·目风泪出候：“目为肝之外候，若被风邪伤肝，肝气不足，故令目泪出。”

长肌肤：润泽，可作面脂，指白芷能多美容，并用于治疗皮肤病。白芷能润泽皮肤、美容，历代本草文献记载颇多。如《名医别录》：“可作膏药，面脂，润颜色。”《日华子本草》：“去面皯疵瘢”疵（ci），面部黑斑，痣。《广韵·支韵》：“疵，黑病。”瘢，目瑕，指面部污点。唐·柳宗元《同刘二十八院长述旧奉寄张使君》：“敢辞亲耻汗，唯恐长疵瘢。”《本草纲目》：“长肌肉，润燥颜色，可作面脂。”。

药物解读

《中华人民共和国药典》2015 年版一部收载：白芷，为伞形科植物白芷 *Angelica dahurica*（Fisch. ex Hoffm.）Benth. et Hook. f. 或杭白芷 *Angelica dahurica*（Fisch. ex Hoffm.）Benth. et Hook. f. var. formosana（Boiss.）Shan et Yuan 的干燥根。

【性味归经】性温，味辛。归胃、大肠、肺经。

【功能主治】解表散寒，祛风止痛，宣通鼻窍，燥湿止带，消肿排脓。用于感冒头痛，眉棱骨痛，鼻塞流涕，鼻鼽，鼻渊，牙痛，带下，疮疡肿毒等。

【鉴别要点】

药材鉴别　药材呈长圆锥形，长部较粗，长 10～25cm，直径 1.5～2.5cm。状如胡萝卜，表面灰棕色或黄棕色，根头部钝四棱形或近圆形，具纵皱纹、支根痕及皮孔样的横向突起，俗称“疙瘩丁”，有的排列成四纵行。顶端有凹陷的茎痕。质坚实，断面白色或灰白色，显粉性，形成层环棕色，近方形或近圆形，皮部散有多数棕色油点。质硬气芳香，味辛，微苦。

“疙瘩丁”：指白芷药材外皮的皮孔样横向突起。

饮片鉴别　饮片横切，呈类圆形厚片，外表皮灰棕色至黄棕色。切面白色或灰白色，具粉性，形成层环棕色，近方形（杭白芷），或近圆形（禹白芷），木质部约占横切面的 1/2，皮部散在多数棕色油室点。质硬气芳香，味辛，微苦。

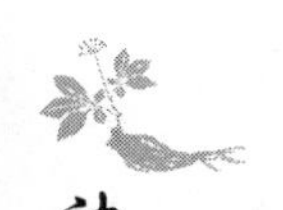

【拓展阅读——川白芷、杭白芷、祁白芷、禹白芷主要鉴别要点】

杭白芷、川白芷：类圆锥形，具明显棱脊，"疙瘩丁"多排列成四纵行，饮片形成层环近方形。

禹白芷、祁白芷：呈长圆锥形，棱脊不明显，"疙瘩丁"散在，饮片形成层环近圆形。

【拓展阅读——当归、独活、白芷临床应用意义】

当归 *Angelica sinensis*（Oliv.）Diels.、独活 *Angelica pubescens* Maxim. f. biserrata Shan et Yuan.、白芷 *Angelica dahurica*（Fisch. ex Hoffm.）Benth. et Hook. f. 均为伞形科 Umbelliferae 当归属 Angelica 植物，且均含有相同化学成分，如：月桂烯（Myrcene），α-雪松烯（α-Cedrene）；白当归素（Byakangelicin），白当归脑（Byakangelicol），佛手柑内酯（Bergaptan）；当归酸（Angelie acid）等。

也就是说，三者或多或少具有相同的临床药理作用，如止痛作用。特别是当归与白芷，在古代文献中，均用于治妇人带下病。在中药饮片鉴定方面，其皮部均有棕色油室点。

【临床药师、临床医师注意事项】

对于当归、白芷、独活在中医临床应用中，一定要认真学习《神农本草经》本经要义。

医籍选论

白芷臭香色白，气味辛温，禀阳明金土之气化。主治妇人漏下赤白，血闭阴肿者，《经》云：阳明胃脉，其气下行而主阖。白芷辛温，禀阳明燥金之气下行，则漏下赤白，血闭阴肿可治也。治寒热头风侵目泪出者，白芷芳香，气胜于味，不但禀阳明燥金之气下行，且禀阳明中土之气上达，故寒热头风侵目泪出可治也。

土主肌肉，金主皮肤，白芷得阳明金土之气，故长肌肤。面乃阳明之分部，阳气长，则其颜光，其色鲜，故润泽颜色。白芷色白，作粉如脂，故可作面脂。

——清·张志聪《本草崇原》

其主女漏下赤白者，盖肝主风，脾主温，风湿下陷，则为赤白带下，白芷入肝散风，芳香燥湿，故主之也。肝藏血，血寒则气闭，温散寒，故治血闭。

阴者，男子阴茎，女子阴户也。属厥阴，阴肿而寒热，肝经风湿也，湿胜故肿，白芷入肝，辛可散风，温可行湿，所以主之也。

肝经会督脉于巅顶，风气通肝，肝开窍于目，头风侵目泪出，肝有风而疏泄之也，其主之者，以辛温可散风也。胃主肌肤，而经行于面，辛温益胃，故主长肌肤；芳香辛温，故泽颜色；可作面脂，乃润泽颜色之余事也。

——清・叶天士《本草经解》

白芷极香，能驱风燥湿，其质又极滑润，能和利血脉而不枯耗，用之则有利无害者也。盖古人用药，既知药性之所长，又度药性之所短，而后相人之气血，病之标本，参合研求，以定取舍，故能有显效而无隐害。此学者之所当殚心也。

——清・徐大椿《神农本草经百种录》

白芷色白味辛，行手阳明庚金（手阳明庚金：即手阳明大肠经）；性温气厚，行足阳明戊土（足阳明戊土：即足阳明胃经）。芳香上达，入手太阴肺经。肺者，庚之弟，戊之子也[肺者，庚之弟，戊之子也；庚、戊分别指手阳明大肠经，足阳明胃经。按五行脏腑学说，大肠经、肺经为金（肺与大肠相表里），故称兄弟；胃为土，而土生金，故称金（肺）为土（胃）之子]。故所主之病不离三经（三经：即指手阳明大肠经，足阳明胃经，手太阴肺经）。如头目眉齿诸病，三经之风热也；如漏带痈疽诸病，三经之湿热也。风热者辛以散之，湿热者温以除之。为阳明主药，故又能治血病胎病，而排脓生肌止痛。

——明・李时珍《本草纲目》

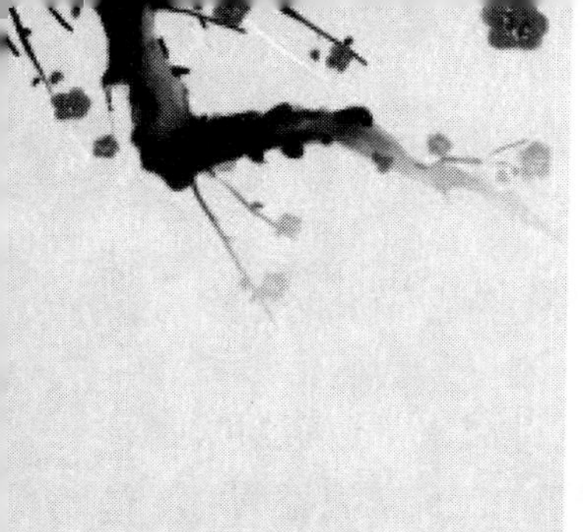

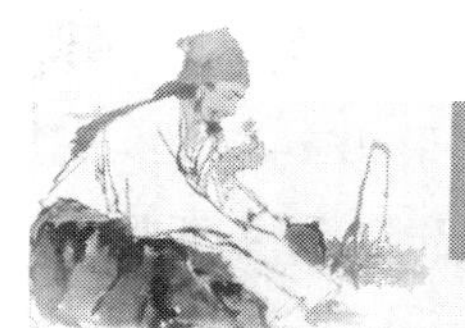

车前子 Cheqianzi

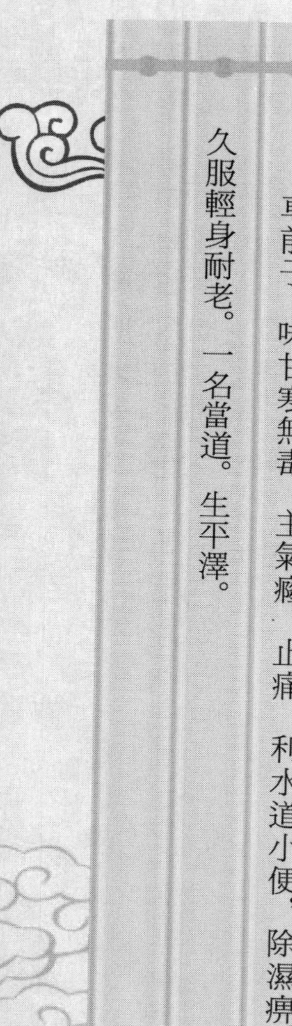

【处方用名】车前子——车前草科 Plantaginaceae.

【经文】车前子，味甘寒无毒。主气癃，止痛，利水道小便，除湿痹。久服轻身耐老。一名当道。生平泽。

本经要义

气癃：古病名。淋病之一种，又称气淋。主要症状：下腹至阴囊胀痛，小便涩滞或尿后疼痛，多为膀胱气滞所致。若久病不愈，反见少腹坠胀急痛，排尿困难，尿后余沥，则是脾肾气虚所致。

“癃”，是小便不畅，点滴而出，下腹缓缓胀痛。《诸病源候论》淋病诸候（凡八论）·气淋候：“气淋者，肾虚膀胱热，气胀所为也。膀胱与肾为表里，膀胱热，热气流入于胞，热则生实，令胞内气胀，则小腹满。肾虚不能制其小便，故成淋。其状，膀胱小便皆满，尿涩，常有余沥是也，亦曰气癃。”

止痛：止痛之功非车前子之直接作用，是通过其通淋作用体现出来的。尤以石淋所致之痛为甚。热淋、小便痛等均与淋证所致之痛有关。

利水道小便：即通利水道小便。“道”，引导、疏导。“道”通“导”。陆德明《释文》：“道，本亦作导。”王夫之通释：“道，引导之也。”（汉语大词典：84）。

湿痹：又称“着痹”。弊病类型之一。临床表现

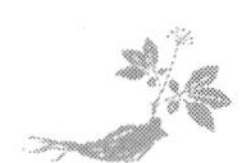

为肌肤麻木，关节重着，肿痛处固定不移。其病因风、寒、湿三邪以湿邪偏胜，湿性黏腻滞着所致。《素问》卷十二・痹论篇第四十三："风寒湿三气杂至，合而为痹也。其风气胜者为行痹，寒气胜者为痛痹，湿气胜者为着（著）痹也。"

耐老：延缓衰老。车前子善祛湿邪，湿祛则身体困重消失，故轻身耐老。

药物解读

《中华人民共和国药典》2015 年版一部收载：车前子，为车前科植物车前 *Plantago asiatica* L. 或平车前 *Plantago depressa* Willd. 的干燥成熟种子。

【性味归经】性寒，味甘。归肝、肾、肺、小肠经。

【功能主治】清热，利尿，通淋，渗湿止泻，明目，祛痰。用于水肿胀满，热淋涩痛，暑湿泄泻，目赤肿痛，痰热咳嗽。

【鉴别要点】

本品呈椭圆形、不规则长圆形（习称"凤眼车前"）或三角状长圆形，略扁，长约 2mm，宽约 1mm。表面黄棕色至黑褐色，有细皱纹，一面有灰白色凹点状种脐（习称"开眼"）。质硬。气微，味淡。

【拓展阅读——中药经验鉴别专用术语】

凤眼车前　系指大粒车前子，因其籽粒较大而呈长椭圆形，形似传说中的凤凰之眼睛而故名。又称谓"凤眼"。

开眼　指车前子一面有灰白色凹点状小圆点，为种脐，习称"开眼"。

【临床医师、临床药师注意事项】

★ 本品入煎剂应另包煎，并应打烂为佳。

医籍选论

车前好生道旁，虽牛马践踏不死，盖得土气之用，动而不静者也。气癃，膀胱之气癃闭也。气癃则痛，痛则水道不利。车前得土气之用，土气行则水道亦行，而膀胱之气不癃矣。不癃则痛止，痛止则水道之小便亦利矣。土气运行，则湿邪自散，故除湿痹。久服土气升而水气布，故轻身耐老。

——清・张志聪《本草崇原》

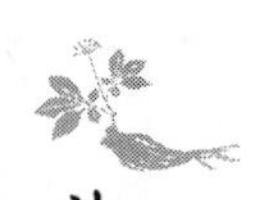

车前气寒，秉天冬寒之水气，入足太阳寒水膀胱经；味甘无毒，得地中正之土味，入足太阴湿土脾经。气降味和，阴也。膀胱者，州都之官，津液藏焉，气化能出矣，出气不化，闭塞下窍而为癃闭，其主之者，寒能化热，甘能化气也。小便者，心火之去路也，火结于膀胱，则小便痛矣，其止痛者，气寒能清火也。

饮入于胃，游溢精气，上输于脾，脾气散精，上归于肺，肺乃下输膀胱，车前味甘，甘能益脾，脾气散精，则滞气通行，故水道通，小便利矣。益脾利水，则湿下逐，故又除湿痹也。

久服轻身耐老，指有病而言也。人身有湿则身重，湿逐则身轻，逐湿健脾，脾主血，血充故耐老也。不然，滑泄之品，岂堪久服者哉。

——清·叶天士《本草经解》

车前子，味甘，寒。主气癃，止痛，利水道小便，专利下焦气分。除湿痹。湿必由膀胱出，下焦利则湿气除。久服轻身耐老。气顺湿除，则肢体康强也。凡多子之药皆属肾，故古方用入补肾药也。盖肾者，人之子宫也。车前多子，亦肾经之药。然以其质滑而气薄，不能全补，则为肾府膀胱之药。膀胱乃肾气输泄之道路也。

——清·徐大椿《神农本草经百种录》

 车前草 Cheqiancao

【处方用名】 车前草——车前草科 Plantaginaceae.

车前草与车前子为同基属，不同入药部位的两种药，在本草文献有相互混用、混载现象，车前子之名与临床应用首载于《神农本草经》，而车前草之名首见于唐·萧炳《四声本草》，自此，后世本草均有记载，并开始将车前子与车前草分别入药。

药物解读

《中华人民共和国药典》2015 年版一部收载："车前草，为车前科植物车前 *Plantago asiatica* L. 或平车前 *Plantago depressa* Willd. 的干燥全草。

【性味归经】 性寒，味甘。归肝、肾、肺、小肠经。

【功能主治】 清热，利尿，通淋，凉血，祛痰，解毒。用于热淋涩痛，水肿尿少，暑湿泄泻，痰热咳嗽，吐血衄血，痈肿疮毒。

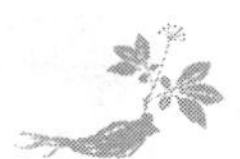

【鉴别要点】

药材鉴别　根丛生，须状。叶基生，具长柄；叶片皱缩，展平后呈卵状椭圆形或宽卵形，长 6～13cm，宽 2.5～8cm；表面灰绿色或乌绿色，具明显弧形脉 5～7 条；先端钝或短尖，基部宽楔形，全缘或有不规则波状浅齿。穗状花序数条，花茎长。蒴果盖裂，萼宿存。气微香，味微苦。

饮片鉴别　饮片呈不规则的段，根须状，或根直而长，叶片皱缩，多已破碎。表面灰绿色或乌绿色，叶脉明显。可见穗状花序，气微，味微苦。

【车前与平车前原植物（药材）鉴别要点】

车前为须根，平车前为直根。

【临床药师、临床医师注意事项】

车前草与车前子基原相同，入药部位不同，功效相似。然车前草入肝、肾、肺、小肠经。长于凉血、解毒，善于血热妄行之衄血、尿血、热痢便血及皮肤疮毒，鲜品效最佳。车前子入肝、肾、小肠经。性寒滑利，又含多量黏液质，肾虚滑精、孕妇慎用。

医籍选论

车前子，味咸，无毒。主男子伤中，女子淋沥，不欲食，养肺，强阴，益精，令人有子，明目，治赤痛。叶及根，味甘，寒。主治金疮，止血，衄鼻，瘀血，血瘕，下血，小便赤，止烦，下气，除小虫。一名芣苡，一名虾蟆衣，一名牛遗，一名胜舄。生真定丘陵阪道中，五月五日采，阴干。

——梁·陶弘景《名医别录》

车前子……其叶今医家生研水解饮之，治衄血甚善。

——宋·苏颂《本草图经》

车前子……叶主泄精病，治尿血，能补五脏，明目，利小便，通五淋。

——唐·甄权《药性论》

车前子……根叶，生捣汁饮，治一切尿血，衄血，热痢；尤逐气癃，利水。

——明·张景岳《本草正》

车前叶，甘滑，最利小水，且泄精气，非子类也，其疗衄血，下血，当是以行为止。

——清·刘若金《本草述》

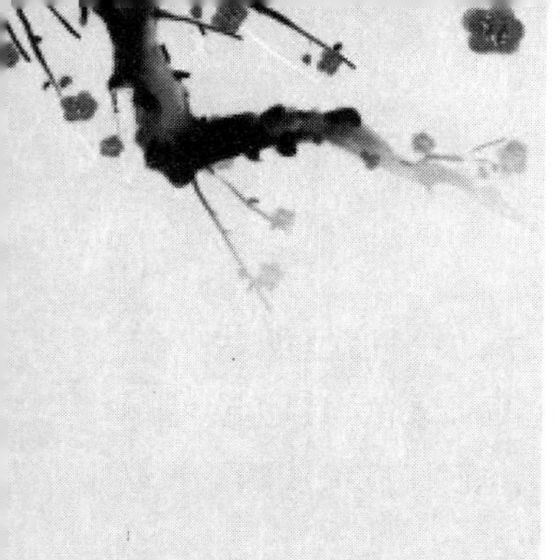

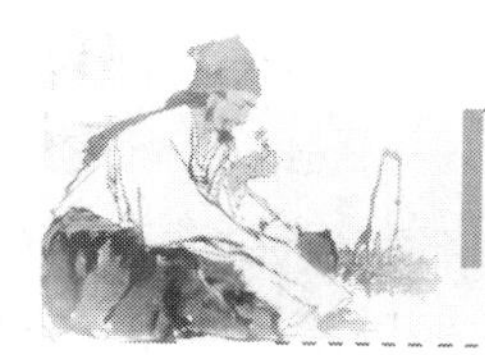

充蔚子 Chongweizi

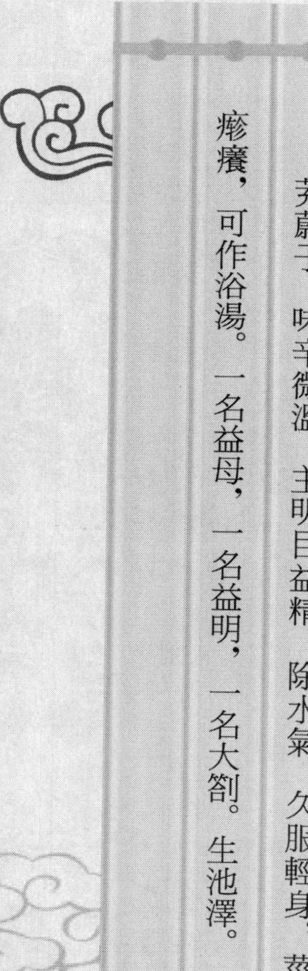

【处方用名】益母草(茺蔚子)——唇形科 Labiatae.

【经文】茺蔚子，味辛微温。主明目益精，除水气。久服轻身，茎生瘾瘮痒，可作浴汤。一名益母，一名益明，一名大札。生池泽。

本经要义

充蔚子:“充”通“茺”，故又名茺蔚子。《本经》载茺蔚子，并非专指其果实(种子)。虽没有形态描述，实指益母草带果实全草而言。古代本草文献中茺蔚子，均系指益母草全草入药，很少单独用其种子。新中国成立以后的统编教材和《中华人民共和国药典》才将果实和全草分别收载:茺蔚子和益母草。

茺蔚子历代医家应用演变

梁·《本草经集注》是最早《本经》注解本。陶弘景云:“茺蔚子，味辛、甘，微温、微寒，无毒。主明目，益精，除水气。治血逆大热，头痛，心烦。久服轻身。茎，主瘾疹痒。可作浴汤。一名益母，一名益明，一名大札，一名贞蔚。生海滨池泽。五月采。今处处有，叶如荏。方茎，子形细长，三棱。”

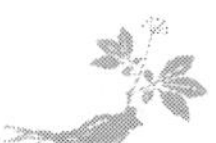

按：茺蔚子入药及其性效，是指全草入药，其茎入药作用与全草入药功效有别。五月采收，正是益母草生长茂盛时期。梁代全草习称茺蔚子。

唐·《外台秘要》卷三十六·小儿瘧痢方七首载："又疗小儿瘧痢困垂死方，益母草，右一味，煮食之，取瘥止。"

唐·《新修本草》："茺蔚子，味辛、甘，微温、微寒，无毒。主明目益精，除水气，疗血逆大热，头痛，心烦。久服轻身。茎，主瘾疹痒，可作浴汤。一名益母，一名益明，一名大札，一名贞蔚。生海滨池泽。五月采。"

按：①唐代医方所用茺蔚子为益母草全草；茎单独入药，治疗皮肤瘙痒症等。②《外台秘要》汤方所用益母草，即为当时所称之茺蔚子。

五代时期《日华子本草》载："茺蔚子，治产后血胀，苗叶同功，乃益母草籽也。节节生花，如鸡冠子，黑色，九月采"。

按：《日华子本草》明确指出："茺蔚子，乃苗叶同功。九月采收，应为全草功效，并非单独指其果实功效。"

宋·《图经本草》："茺蔚子，生海滨湖泽。今处处有之……今园圃及田野见者极多，形色皆如郭说（郭璞云：今茺蔚子，叶似荏，方茎，白华，华生节间），而苗叶上节节生花，实似鸡冠，子黑色，茎作四方棱，五月采。"又云："九月采实，医方中稀见用实者。"

按：①"叶似荏"，"荏"指白苏叶。《说文》："荏，桂荏，苏，从草，任声。"王筠句读："桂荏苏"三字当作"苏也"二字。《名医别录》陶注曰：荏状如苏，高大，白色不甚香。意思是说：益母草有两种，一种开红花，一种开白花，其叶与苏叶相似。②苏氏明确指出：医者所用茺蔚子，实乃益母草全草，罕用其籽。

明·李时珍："茺蔚，此草及子皆茺盛密蔚，故名茺蔚。其功宜于妇人及明目益精，故有益母之称……真至后即枯，故有亦夏枯之名。""益母草之根、茎、花、叶、实，并皆入药，可同用。"李时珍又云："茺蔚子味甘微辛，气温，阴中之阳。手、足厥阴经药也。白花者入气分，紫花者入血分，治妇女经脉不调，胎产一切血气诸病妙品也，而医方鲜知用。"

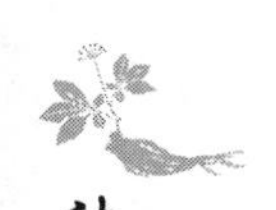

按:李时珍已明确茺蔚为全草入药。另，李时珍在茺蔚“释名”项说:“其茎方类麻，故谓之野天麻。”故益母草又有天麻草之说。

《备急千金要方》卷二十三痔漏·天麻汤中说:“其叶如麻。”“天麻草切五升，以水一斗半，煮取一斗，随寒热分洗乳以杀痒也。此草叶如麻，冬生夏著花赤如鼠尾花也。亦以洗浸淫黄烂热疮，痒疽湿阴蚀小儿头创，洗竟敷膏散。”

按:天麻草之形状描述，系唇形科益母草。

《本草求真》:“益母草，专入心包、肝。一名茺蔚。辛微苦寒。功能入肝、心包络。消水行血，去瘀生新，调经解毒，为胎前胎后要剂。是以无胎而见血淋、血闭、血崩、带下、血痛……益母子主治略同，但行中有补，非若益母草徒以消水行血为事也。小暑端午及或六月六日采取良。”

按:西汉至清代，茺蔚子即益母草，名称互为通称，全草入药。如若其籽单独入药，则与全株入药相差甚微，或相互混论之，何况古代少有用籽者。李时珍明确指出“茺蔚即益母草”。并告诫:“东垣李氏言，瞳子散大者禁用茺蔚子，为其辛温主散，能助火也……愚谓目得血而能视，茺蔚行血甚捷，瞳子散大，血不足也，故禁之，非助火也。”益母草(带子全草)有散瞳作用，故青光眼慎用。

味辛微温:《本经》言:茺蔚子，味辛微温，系指带子全草性味。现今教科书和《中华人民共和国药典》则分别收载茺蔚子(果实):性微寒，味辛、苦;益母草(全草):性微寒，味苦、辛。

明目益精:“明目”，益母草清热解毒，又入肝经。肝藏血，目得血则能视，故能明目。“益精”，“益”，补益、益满之意。“精”，泛指构成人体和维持生命活动的基本物质。《素问》卷一·金匮真言论篇第四:“夫精者，身之本也。”是由饮食水谷化生的精微，又称“水谷之精”“后天之精”。《灵枢》卷十二·大惑论第八十二:“五脏六腑之精气，皆上注于目而为之精。精之窠为眼，骨之精为瞳子，筋之精为黑眼，血之精为络，其窠气之精为白眼，肌肉之精为约束，裹撷筋骨血气之精，而与脉并为系，上属于脑，后出于项中……精散则视歧，视歧故见两物……目者，五脏六腑之精也，营卫魂魄之常见营也。”

除水气："除"，消除、去除、治疗之意。"水气"，病证名。一指水肿病。《素问》卷九·评热病论篇第三十三："诸有水气者，微肿先见于目下也。帝曰：何以言？岐伯曰：水者阴也，目下亦阴也，腹者至阴之所居，故水在腹者，心使目下肿也。"二指水饮，痰饮。《伤寒论》卷三·辨太阳病脉证并治法第六："伤寒表不解，心下有水气，干呕发热而咳，或渴……""伤寒，心下有水气，咳而微喘，发热不渴，服汤已渴者，此寒去欲解也。小青龙汤主之。"

瘾瘮痒："瘮"通"疹"。"瘾瘮"即"隐疹"。《素问》卷十八·四时刺逆从论篇第六十四："少阴有余病皮痹隐瘮……"隐瘮，又名风瘾疹、痦癗。因内蕴湿热，复感风寒，郁于皮膝而发；或由于对某些物质过敏所致。皮肤出现大小不等的风团，小如麻粒，大如豆瓣，甚则成块成片，剧痒，时隐时现。即现今皮肤病"荨麻疹"。

瘾瘮，"瘮"同"疹"。《正字通·病部》："瘮，俗疹字"。《素问》遗篇·本病论篇第七十三："少阴不退位，即温生春冬，蛰虫早至，草木发生，民病膈热咽干，血溢惊骇，小便赤涩，丹瘤瘮疮疡留毒。"荏，即白苏。李时珍引苏颂言："苏有数种，有水苏、白苏、鱼苏、山鱼苏，皆是荏类"。

祝按：痦癗：即瘾疹，指皮肤起小丘疹，瘙痒，抓伤后起痂。"痦"，音 pei，《广雅·释言》："痦，痂也。"是指疮疤，《广雅·释诂》："痦，创也。""癗"，音 lei，指皮肤起小疙瘩。《玉篇·疒部》："癗，皮起也。"清范寅《越谚》卷中："癗，皮肤起小粒。"

瘾疹临床诊治

瘾疹如疹色红赤、灼热、舌红，脉浮数者，属风热；丘疹色白，恶风，舌苔薄白，脉浮紧者，属风寒；若反复发作，经久不愈，多为气血方虚，风热者服"消风散"；风寒者服荆防败毒散；日久反复发作，气血虚者，服当归饮子加减。

消风散（《太平惠民和剂局方》卷一方）：荆芥穗、甘草、川芎、羌活、僵蚕、防风、茯苓、蝉蜕、藿香、人参各二两，姜黄、厚朴、陈皮各五钱。

荆防败毒散（《外科理例》方）：荆芥、防风、人参、羌活、独活、前胡、柴胡、桔梗、枳壳、茯苓、川芎、甘草各一钱。

当归饮子（《证治准绳疡医》卷五方）：当归、川芎、白芍、生地黄、防风、白蒺藜、荆芥各一钱半，何首乌、黄芪、甘草各一钱。

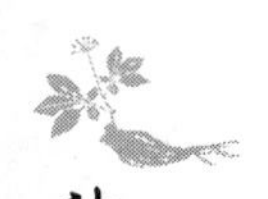

痒，亦称谓痒风。湿热蕴于肌肤，不得疏泄所致；或因血虚肝旺，以致生风化燥，肌肤失养而成。皮肤无原发损害，遍身瘙痒，夜间尤甚，常因搔抓至皮肤破损血流而见抓痕、血痂，色素沉着及革化等继发损害。即皮肤瘙痒者，初起宜清化湿热，祛风润燥。用清风散，日久者用当归饮子。

药物解读

《中华人民共和国药典》2015 年版一部收载：茺蔚子，为唇形科益母草 *Leonurus japonicus* Houtt. 的干燥成熟果实。

【性味归经】性微寒，味辛、苦。归心包、肝经。

【功能主治】活血调经，清肝明目。用于月经不调，经闭痛经，目赤翳障，头晕胀痛。

【鉴别要点】本品呈三棱形，长 2～3mm，宽约 1.5mm。表面灰棕色至灰褐色，表面有深色斑点。一端稍宽，平截状，另一端渐窄而钝尖。果皮薄，子叶类白色，富油性。气微，味苦。

益母草，为唇形科植物益母草 *Leonurus japonicus* Houtt. 的地上部分。

【性味归经】性微寒，味苦、辛。归肝、心包、膀胱经。

【功能主治】活血调经，利尿消肿，清热解毒。用于月经不调，痛经经闭，恶露不尽，水肿尿少，疮疡肿毒等。

【鉴别要点】

药材鉴别　茎呈方柱形，表面灰绿色至黄绿色；体轻，质韧，断面中部有髓。叶片灰绿色，多已皱缩，易脱落。叶相互对生，下部叶掌状 3 裂，上部叶羽状深裂，轮伞花序腋生，小花淡紫色，花萼筒状，苞片刺状，花冠唇形。气微，味微苦。

饮片鉴别　饮片呈不规则段。茎方柱形，四面凹下成纵沟状，灰绿色至黄绿色。饮片横切面中部有白色髓明显。叶片灰绿色，多皱缩，破碎。可见轮伞花序腋生，花黄棕色，花萼筒状，苞片刺状，花冠唇形，花与叶饮片均为破碎，气微，味微苦。

【临床药师、临床医师注意事项】

★ 益母草一药以茺蔚子之名首载于《神农本草经》。益母草之名首出宋·苏颂之《图经本草》。

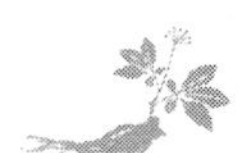

★ 益母草，原名茺蔚，又名坤草。“坤”在周易里代表阴，女性属阴，又因治疗妇人胎前产后疾病，故名坤草。

★ 女人因怀孕生子后才能成为母亲。益母草对于妇科的最佳应用应是产后疾病，故前人称其为“经产要药”，故称其为益母草。

★ 传统中医学认为，益母草力缓，临床上多用于月经不调，产后血滞，腹痛及崩漏下血之症；茺蔚子药力猛烈而偏于通经，且能治肝热目赤肿痛或目生翳膜。

★ 在古代医药文献中，茺蔚子、益母草是通用名称，亦就是说，全草与果实及少风用，所以临床医师要注意医药文献中茺蔚子、益母草的性味功效记载意义。

★ 益母草治疗肾炎水肿，特别是顽固性蛋白尿独具疗效。

医籍选论

茺蔚子，气味辛甘，微温，无毒。主明目，益精，除水气。久服轻身。茺蔚茎叶甘寒，子辛温。《本经》辛甘微温，概苗叶实而言也。茎方子黑，喜生湿地，禀水土之气化，明目益精，得水气也。除水气，土气盛也。久服则精气充尉，故轻身。

茺蔚茎叶花穗，气味甘寒，微苦辛。主治瘾疹，可作浴汤。《诗》言：‘中谷有蓷[①]，暵[②]其干矣。’益母草得水湿之精，能耐旱暵，滋养皮肤，故主治瘾疹，可作汤浴。茺蔚子明目益精而补肾，复除水气以健脾，故有茺蔚之名。益母草清热而解毒，凉血以安胎，故有益母之名。

——清·张志聪《本草崇原》

益母子，气微温，味辛甘，无毒。主明目益精，除水气，久服轻身。益母(子)气微温，禀天初春之木气，入足厥阴肝经。味辛甘无毒，得地金土之味，入手太阴肺经、足太阴脾经。气味俱升，阳也。肝为藏血之脏，脾为统血之脏。辛甘益血，目得血则能视，所以明目。脾者阴气之原也，肺者津液之原也。甘辛能润，所以益精。脾者为胃行津液者也，肺者相传之官，通调水道者也；辛甘益脾肺，则津液行而水道通，所以除水气。久服益肝脾肺，

① 蓷：音 tui，即益母草。

② 暵：音 han，烧，烘烤之意。

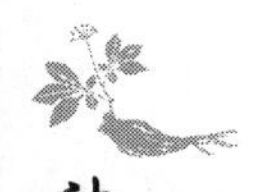

肺主周身之气，脾主周身之血，肝为生生之脏，以生气血，气血生，生长旺，自然身轻矣。茎主瘾、疹、痒，所以可浴儿也。

——清·叶天士《本草经解》

益母草子，气味辛、甘，微温，无毒。主明目益精，除水气。久服轻身延年，今人奉为女科专药，往往误事，且其独具之长反掩。

——清·陈修园《神农本草经读》

按：指混淆了茺蔚子（果实）和益母草（全草）的性味功效。

益母草，性滑而利，善调女人胎产诸证，故有益母之号，然不得以其益母之名，谓妇人所必用也。盖用其滑利之性则可，求其补益之功则未也。

——明·张景岳《本草正》

茺蔚子，上品之上，君。气微温、微寒，味辛、甘；无毒。一名益母草，又名益明，其别名更多，紫花者入药。茺蔚子有活血、行气、补阴之功，调胎产要药也。故云：益母主安胎，去死胎，行瘀血，生新血。妇人胎产所恃者，血气也。胎前无滞，产后无亏，行中可补也。《本草》止云益精明目、除水气，不及胎产，至诸注始言之，亦以活血行气补阴故耳。今时俱用茎、叶、花治胎产诸症而不及余症，未详《本经》意也。陈藏器云：捣苗绞汁服，主浮肿，下水气，兼恶肿毒。其子作煎及捣汁服，下死胎。草苗子入面药，令人光泽。又疮瘾疹痒，作浴汤。捣苗敷乳痈，恶肿痛，效。

——明·皇甫嵩《本草发明》

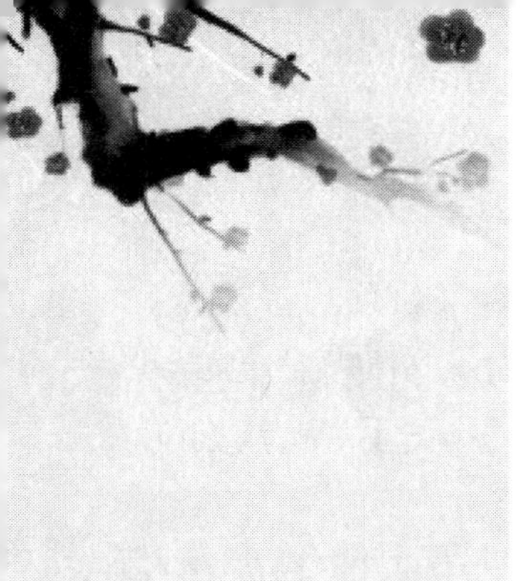

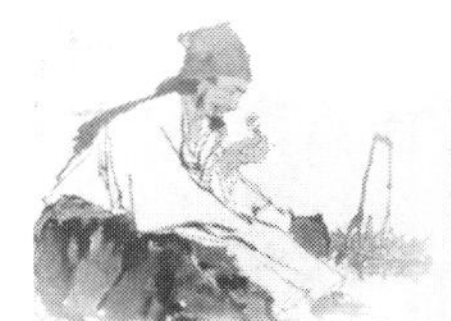

川芎 Chuanxiong

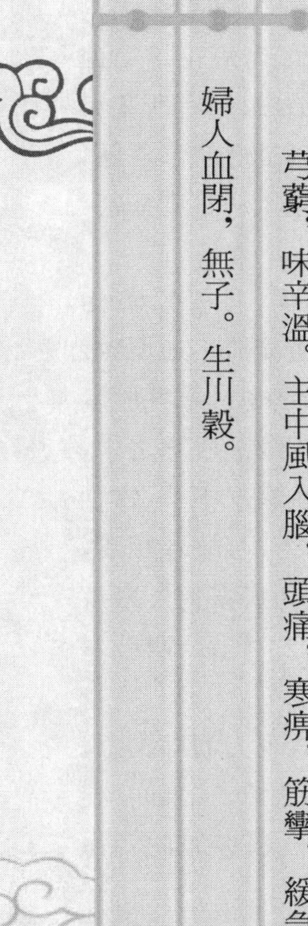

【处方用名】川芎——伞形科 Umbelliferae.

【经文】芎䓖，味辛温。主中风入脑，头痛，寒痹，筋挛，缓急，金创，妇人血闭，无子。生川谷。

芎䓖：即川芎。“芎”，《说文解字》：“营，营䓖，香草也。从草，宫声。芎，司马相如说：营或从弓。”“䓖”为“藭”的简写体。《说文解字》：“䓖，䓖也。从草，穷声。”“营”xiong，音兄，营䓖，即芎䓖。䓖，又指天空。苍䓖，天穷。浩瀚宇宙最高处为穷。引申为人体之最高处，大脑。川芎原名为芎䓖。李时珍在《本草纲目》川芎条“释名”项：“芎本作营（jian，音煎），名义未详。或云：人头芎二窿（头额天宫一样，中央隆起而四面下垂）穷高（极高，穷，极也），天之象也。川芎性上行，专治头脑诸疾，故有芎䓖之名。”

本经要义

中风：中风有二解。

一为病名，亦称卒中。指猝然昏倒，不省人事或突然口眼㖞斜，半身不遂，言语不利等病证。首见于《灵枢》卷一·邪气脏腑病形第四：“黄帝曰：五脏之中风，奈何？岐伯曰：阴阳俱感，邪乃得住。”《金匮要略》卷上·中风历节病脉证并治第五：“夫风之为病，当半身不遂，或但臂不遂者，此为痹。脉微而数，中风使然。邪在于络，肌肤不仁；邪在于

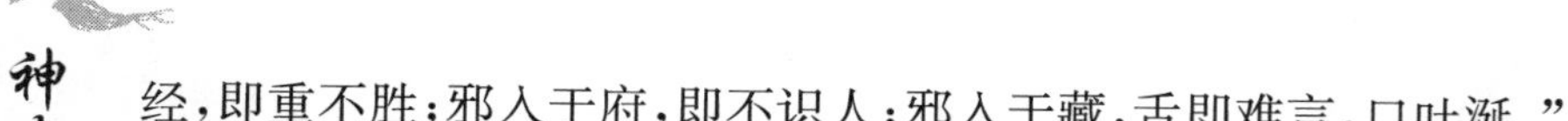

经，即重不胜；邪入于府，即不识人；邪入于藏，舌即难言，口吐涎。”

二是，指外感风邪之病症，属太阳表证的一个类型。《伤寒论》卷二·辨太阳病脉证并治法上第五：“太阳病，发热，汗出，恶风，脉缓者，名为中风。”

《本经》此经文“中风入脑”，应指前者。《本经》载之“中风”药物尚有石膏、麻黄、乌头、牡丹皮等，可相互参阅。

头痛：头痛是临床常见的一种自觉症状，可由多种疾病所引起。凡外感六淫、内伤杂病，引起以头痛为主的病证，均可称之为头痛。如果头痛剧烈，反复发作，经久不愈者称之为“头风”。《素问》卷十三·奇病论篇第四十七：“人有病头痛以数岁不已，此安得之，名为何病？岐伯曰：当有所犯大寒，内至骨髓，髓者以脑为主，脑逆故令头痛，齿亦痛，病名曰厥逆。”《素问》卷十二·风论篇第四十二：“首风之状，头面多汗恶风，当先风一日则病甚，头痛不可以出内，至其风日则病少愈。”

寒痹：为弊病之一。又称“痛痹”。临床表现为肢体酸痛，遇寒有增，疼痛剧烈，得热痛减。病因为风寒湿邪中以寒邪偏胜，使气血凝滞不通所致。《素问》卷十二·痹论篇四十三：“风寒湿三气杂至，合而为痹也。寒气胜者为痛痹。”《灵枢》·贼风第五十八：“此皆尝有所伤，于湿气藏于血脉之中，分肉之间，久留而不去；若有所堕坠，恶血在内而不去，卒然喜怒不节，饮食不适，寒温不时，腠理闭而不通；其开而遇风寒，则血气凝结，与故邪相袭，则为寒痹。”《灵枢》卷之二·寿夭刚柔第六：“营卫寒痹之为病奈何？寒痹之为病也，留而不去，时痛而皮不仁。”《证治准绳》杂病：“寒痹者，四肢挛痛，关节浮肿。”

筋挛：属“筋痹”范畴，以筋的症状为主的弊病。临床表现为筋脉拘急，关节疼痛而难以伸屈。因筋聚于关节，风寒湿邪气侵入筋所致。《素问》卷十二·痹论篇第四十三：“风寒湿三气杂至，合而为痹……以春遇此者为筋痹。”

缓急：使紧急得到松弛、舒缓而恢复正常。“缓”，緩的简体。《说文解字》：“緩，繛也。从素，爰声。缓，緩或省。”舒缓。《广韵·缓韵》：“缓，舒也。”“急”，急速，急流、急事等。《广韵》缉：“急，急疾。”《素问》卷八·通评虚实论篇第二十八：“缓则生，急则死。”王冰注：“缓，谓如纵缓。急，谓如弦张之急。非往来之缓急也。”

金创：同金疮、金疡。由金属器刃所伤，致肢体肿痛或致感染。《诸病源候论》卷三十六·金疮病诸候·金疮初伤候："被金刃所伤，其疮多有变动。若按疮边干急，肌肉不生，青黄汁出，疮边寒清，肉消臭败，前出赤血，后出黑血，如熟烂骨，及血出不止，白汁随出，如是者多凶。毒箭所伤候：被弓弩所伤，若箭镞有毒药，入人皮脉，令人短气。金疮久不瘥候：金疮有久不瘥者，脓汁不绝，肌肉不生者，其疮内有破骨断筋，伏肉腐肉，缺刃竹刺，久而不出，令疮不愈。"

血闭：即女子闭经、经闭，又谓"不月"。"经闭"即"闭经""血闭"。中医古籍文献习惯将闭经称谓"经闭"。

传统中医学认为，发育正常的女子，平均年龄十四周岁左右来月经，如果超过该年龄过久（一般是十八岁）仍无月经；或已过月经，非因妊娠、哺乳而月经中断三个月以上，同时又出现病状者称为"经闭"或"不月"。但也有些女子身体无病而月经又不按月时来潮，或月经每两个月来一次的，叫"并月"；三个月来一次的叫"居经"，又称谓"季经"；一年才来一次月经的叫"避年"；甚至有的终身不行经，或每月只有腰酸感觉而能受孕的叫"暗经"；但这种情况是极少见的，以上都不属于病态，与闭经或经闭的实质不同。闭经一般可分为血虚型和血滞型两大类型。

无子：病名，指不能生育。女子不能生育名不孕，也即无子。女子婚后，夫妻同居二年以上而未怀孕，或曾怀孕生育过，又间隔三年以上而不能再次怀孕，称之为不孕、无子。男子不育、无子，多因精少、精寒、精薄、精热、阳痿、滑精等所致。此外，女子、男子痰湿内盛、血少、心肝气郁者亦可无子。

男女不能生育，则无子，当包含现代意义上的不育症和不孕症。

药物解读

《中华人民共和国药典》2015年版一部收载：川芎，伞形科植物 *Ligusticum chuanxiong* Hort. 的干燥根茎。

【性味归经】性温，味辛。归肝、胆、心包经。

【功能主治】行气活血，祛风止痛。用于胸痹心痛，胸胁刺痛，跌仆肿痛，月经不调，经闭痛经，癥瘕腹痛，风湿痹痛，头痛等。

【鉴别要点】

药材鉴别　药材呈不规则结节状拳形团块，外形似"酥肉"状。直径

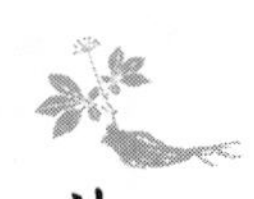

2～7cm。表面黄褐色，粗糙皱缩，有多数平行隆起的轮节，顶端有凹陷的类圆形茎痕，下侧及轮节上有多数小瘤状根痕。质坚实，不易折断，断面黄白色或灰黄色，散有黄棕色的油室，形成层呈波状环纹。气浓香，味苦、辛。稍有麻舌感，微回甜。

饮片鉴别　饮片呈不规则的纵切片块，边缘不整齐，多数为不规则类蝴蝶厚片，外表皮黄褐色，有皱缩纹，切面黄白色至灰黄色，具明显波状环纹或有隐现不规则筋脉，散在有黄棕色油点。饮片周边部黄褐色至棕褐色，粗糙不整齐，质坚实，气浓香，味苦、辛，微甜。

【拓展阅读——中药饮片经验鉴别专用术语】

蝴蝶片　特指川芎为不规则结节状拳形团块，外形似"酥肉"状，加工纵切成饮片后，由于边缘不整齐，片形似蝴蝶而故名。

【临床药师、临床医师注意事项】

★ 川芎饮片用黄酒作辅料，经黄酒炮制后，其所含生物碱之生理活性成分"波洛立林"增加，苯酚衍生物川芎内酯、川芎酚等。总生物碱，尤其是川芎嗪含量提高，能引药上行至巅顶，增强活血、行气、止痛作用。

医籍选论

芎䓖气味辛温，根叶皆香，生于西川，禀阳明秋金之气化。名芎䓖者，乾为天，为金。芎，芎窿也。䓖，穷高也，皆天之象也。

主治中风入脑头痛者，芎䓖禀金气而治风，性上行而治头脑也。寒痹筋挛缓急者，寒气凝结则痹，痹则筋挛缓急。弛纵曰缓，拘掣曰急。芎䓖辛散温行，不但上彻头脑而治风，且从内达外而散寒，故寒痹筋挛，缓急可治也。治金疮者，金疮从皮肤而伤肌肉，川芎禀阳明金气，能从肌肉而达皮肤也。治妇人血闭无子者，妇人无子，因于血闭，芎䓖禀金气而平木，肝血疏通，故有子也。

——清·张志聪《本草崇原》

川芎气温，禀天春和之木气，入足厥阴肝经；味辛无毒，得地西方之金味，入手太阴肺经。气味俱升，阳也。

风为阳邪而伤于上，风气通肝，肝经与督脉会于巅顶，所以中风，风邪入脑头痛也；其主之者，辛温能散也。寒伤血，血涩则麻木而痹，血不养筋，筋急而挛；肝藏血而主筋，川芎入肝而辛温，则血活而筋舒，痹者愈而挛者

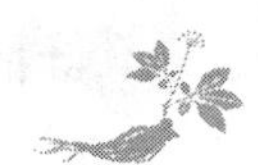

痉也。

缓急金疮，金疮失血，则筋时缓时急也；川芎味辛则润，润可治急，气温则缓，缓可治缓也。妇人禀地道而生，以血为主，血闭不通，则不生育。川芎入肝，肝乃藏血之脏，生发之经。气温血活，自然生生不已也。

——清·叶天士《本草经解》

妇人以血为主，血闭不通，则不生育，川芎辛温，通经而又能补血，所以治血闭无子也。

风为阳邪而伤于上，风气通肝，肝经与督脉会于巅顶，所以中风，风邪入脑痛也，其主之者，辛温能散也。寒伤血，血涩则麻木而痹；血不养筋，筋急而挛，肝藏血而主筋，川芎入肝而辛温，则血活而筋行，痹者愈而挛者痉也。缓急金疮者，金疮失血，则筋时缓时急也，川芎味辛则润，润可治急，气温则缓，缓可治缓也。妇人秉地道而生，以血为主，血闭不通，则不生育，川芎入肝，肝乃藏血之脏，生发之经，气温血活，自然生生不已也。

——清·陈修园《神农本草经读》

芎䓖，味辛，微温，入足厥阴肝经。行经脉之闭涩，达风木之抑郁，止痛切而断泄利，散滞气而破瘀血。

芎䓖辛烈升发，善达肝郁，行结滞而破瘀涩，止疼痛而收疏泄，肝气郁陷者宜之。其诸主治，痈疽发背、瘰疬瘿瘤、痔漏疥疖诸疮皆医，口鼻、牙齿、便溺诸血皆止。

——清·黄元御《长沙药解》

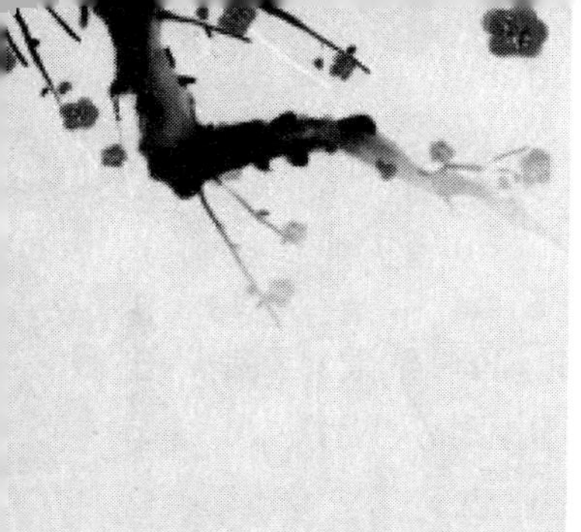

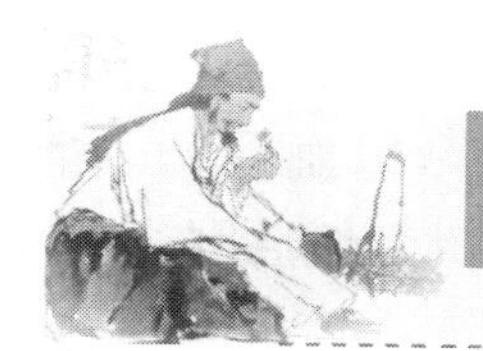

大枣 Dazao

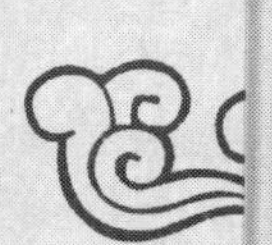

大棗，味甘平。主心腹邪氣，安神養脾助十二經。平胃氣，通九竅，補少氣，少津液，身中不足，大驚，四肢重，和百藥。久服輕身長年。葉覆麻黃，能令出汗。生平澤。

【处方用名】大枣——鼠李科 Rhamnaceae.

【经文】大枣，味甘平。主心腹邪气，安神养脾助十二经。平胃气，通九窍，补少气，少津液，身中不足，大惊，四肢重，和百药。久服轻身长年。叶覆麻黄，能令出汗。生平泽。

本经要义

心腹邪气：“心腹”，指胸腹。“心”，此经文指胸、胃。即指胸腹、胃脘腹。

“邪气”，①即“邪”，与人体正气相对而言；泛指各种致病因素及其病理损害。《素问》卷九·评热病论篇第三十三：“今邪气交争于骨肉而得汗者，是邪却而精胜也，精胜则当能食而不复热。复热者，邪气也。汗者，精气也。今汗出而辄复热者，是邪胜也。”“邪之所凑，其气必虚。”②风、寒、暑、湿、燥、火六淫和疫疠之气等致病因素，因从外侵入人体，故又称“外邪”。《素问》卷八·通评虚实论篇第二十八：“邪气盛则实，精气夺则虚。”“气”，指人或事物的某种特质或属性。《诸病源候论》卷二十四·注病诸候凡三十四论·邪注候：“注者住也，言其病连滞停住……凡云邪者，不正之气也。谓人之府藏血气为正气，其风寒暑湿，魅魃魍魉，皆谓为邪也。”

《本经》言至“心腹邪气”药物，尚有丹参等。

安神养脾：“安中”，中，指中气，即脾胃之气。

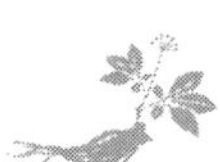

安中，就是用大枣来调补，安定脾胃之气，又谓“和胃”“调和肝胃”等。“养脾”，脾为中州之土，即补益脾土，安中与养脾为同义复用。

助十二经：即大枣能补养五脏（应为六脏：心、肝、脾、肺、肾、胰）六腑，通行十二经。“十二经”为人体手、足三阴三阳十二经脉的合称。十二条经脉是人体运行气血、精微物质的主要通道，也是经络系统的主体。《灵枢》卷六·海论第三十三：“黄帝问岐伯曰：余闻刺法于夫子，夫子之所言，不离于营卫血气。夫十二经脉者，内属于脏腑，外络于肢节，夫子乃合之于四海乎。”

平胃气：“平”，正常、平和、平衡之义。《素问》卷二十二·至真要大论篇第七十四：“帝曰：平气如何？岐伯曰：谨察阴阳所在而调之，以平为期，正者反治，反者反治。”“以平为期”，意思是以达到平和、平衡为目的。《素问》卷二十二·至真要大论篇第七十四：“气之复也，和者平之，暴者夺之。皆随胜气，安其屈状，无问其数，以平为期，此其道也。”“调其气，使其平也。”意思说，调和气血，使阴阳得到平衡。“胃气”，泛指肠胃为主的消化功能。胃气主降，在消化功能上主要和脾气相配合。《灵枢》卷八·五味第五十六：“黄帝曰：愿闻谷气有五味，其入五脏，分别奈何？伯高曰：胃者，五脏六腑之海也，水谷皆入于胃，五脏六腑皆禀气于胃。”人以胃气为本，消化功能在一定程度上代表患者的一般抗病能力，说明胃气在人体的特殊重要性，故在治病时，历代医家都很重视保护“胃气”，所谓“有胃气则生，无胃气则死”。强调对肠胃功能衰弱的患者在临证处方时要尽量避免用苦寒泻下之品，有损于胃气的药物。

通九窍：“通”，通达、贯通、通顺等之意。《说文》：“通，达也。”“九窍”，即头部七窍及前阴尿道、后阴肛门。“七窍”：指头面部七个孔窍：眼2、耳2、鼻2、口。五脏的精气通于七窍，五脏有病，可以从七窍的变化中得到一些诊断印象。《难经》第三部分藏象·第三十七难：“三十七难曰：五脏之气，于何发起，通于何许，可晓以不？然：五脏者，当上关于九窍也。故肺气通于鼻，鼻和则知香臭矣；肝气通于目，目和则知黑白矣；脾气通于口，口和则知谷味矣；心气通于舌，舌和则知五味矣；肾气通于耳，耳和则知五音矣。五脏不和，则九窍不通；六腑不知，则留结为痈。”

补少气：“补”，滋补，补充，弥补。“少气”，病证名。即气虚不足，言语无力，呼吸微弱短促。主要表现为气息低微，说话时感觉气不够用，懒言、倦怠、脉弱等，多因中气不足，肺肾两虚所致。《素问》卷六·玉机真藏论篇第十九：

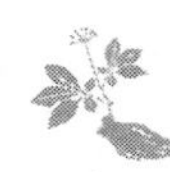

“帝曰：冬脉太过与不及，其病皆何如？岐伯曰：太过则令人解㑊[①]，脊脉痛而少气不欲言；其不及则令人心悬如病饥，䏚中清，脊中痛，少腹满，小便变。”

少津液：“少”，《说文》：“少，不多也，从小。”段玉裁注：“不多则小，故古少，小互训通用。”小，《说文》：“小，物之微也。”少，不足也。

“津”，指人身体体液的组成部分，“津”，来源于饮食，随三焦之气，出入于肌肤腠理之间，以温养肌肉，充润皮肤。津出于腠理则为汗，下达膀胱则为尿；若腠理闭，津不能出，则下降于膀胱而小便增多。反之汗多则津不化水下行，小便就会减少，由此而进行生理性的体液调节。病理上，津伤者汗尿减少，汗尿排泄过多也伤津。《灵枢》卷六・决气篇第三十：“何谓津？岐伯曰：腠理发泄，汗出溱溱[②]。”“液”，指人身体液的组成部分，从水谷化生，由三焦布散，流行于关节、脑髓、孔窍等处，以润滑关节，补益脑髓，濡润目、耳、口、鼻。《灵枢》卷六・决气篇第三十：“何谓液？岐伯曰：谷入气满，淖泽[③]注于骨，骨属屈伸，泄泽补益脑髓，皮肤润泽，是谓液。”

“津液”：①饮食精微通过胃、脾、胰、肺、三焦等脏腑的作用而化生的营养物质。在脉内为组成血液的成分，在脉外遍布于组织间隙之中。津和液通常并称，但二者在性质、分布和功用上均有不同之处。②泛指人体一切体液及其代谢产物。“少津液”，泛指人体津液不足。

身中不足：“身”，指身体，机体。“中”，指中焦脾胃。“身中不足”，泛指人体中气不足。中气，指中焦脾胃之气，中气不足即脾胃功能虚弱，因脾胃虚弱而引起功能衰退，运化失职，不能上输精气。临床表现为食欲不振，食后腹胀，面色淡白，眩晕倦怠，气虚乏力，便溏，胃脘痛而喜按，脉虚等。

大惊：“大”，指程度、规模、声势、时间等方面超过一般，或超过所比对象。《说文》：“大，天大、地大、人亦大，故大象人形。”“**惊**”：惊恐、惊动、惊骇。《说文》：“**惊**，马骇也。从马，敬声。”精神紧张，此处指小儿惊风症，妇人脏躁症。《诸病源候论》卷一・风病诸候凡二十九论・风**惊**候：“风**惊**者，由体虚，心气不足，为风邪所乘也。心藏神，而主血脉，心气不足则虚，虚则血乱，血乱则气病于血，气血相并，又被风邪所乘，故**惊**不安定，名为风**惊**。

---

① 解㑊。㑊，yi，音亦，易也，特殊，异常之意。病名，出《黄帝内经素问》卷五・平人气象论篇第十八：“尺脉缓涩，谓之解㑊”。“解”通“懈”。“解㑊”，即懈怠懒惰的意思。

② 溱溱：溱，zhen，音真，形容汗出很多的样子。

③ 淖淖：淖，nao，音闹，泥沼，引申为满溢的意思。

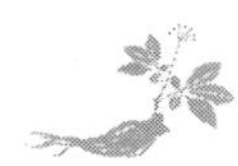

诊其脉至如数，使人暴惊。"暴惊"者即"大惊"也。"

四肢重：病证名。"四肢"，即两手两足的合称。《素问》卷二·阴阳应象大论篇第五："故清阳出上窍，浊阴出下窍，清阳发腠理，浊阴走五藏；清阳实四肢，浊阴归六腑。""四肢重"即脾胃气虚，筋骨肌肉失养，造成四肢功能失常。包括"四肢不收"和"四肢不举"等证。《难经》十六难："其病腹胀满，食不消，体重节痛，怠惰嗜卧，四肢不收。有是者，脾也，无是者，非也。"四肢不收，即指四肢软弱无力，活动不能自如的症状。《素问》卷二·阴阳别论第七："三阳三阴发病，为偏枯萎易，四肢不举。"

"结阳者，重四肢"，意思是太阳经和太阴经同时发病，常会出现半身不遂，筋肉松弛痿弱，或者四肢重。即四肢活动受限，不能抬举等。

《素问》卷八·太阴阳明论篇第二十九："帝曰：脾病而四肢不用何也？岐伯曰：四肢皆禀气于胃，而不得至经，必因于脾，乃得禀也。今脾病不能为胃行其津液，四肢不得禀水谷气，气日以衰，脉道不利，筋骨肌肉，皆无气以生，故不用焉。"该段经文意思说：脾有病会引起四肢功能失常，这是什么原因？岐伯答曰：四肢功能正常是依赖胃气的营养，但胃本身并不具备将营养输送到四肢经脉的能力，还必须通过脾的输布才能使胃气的营养物质到达四肢。现在脾有病，无法把胃中的营养物质输运出去，四肢就无法得到营养物质的补充，日渐衰弱，造成经脉不畅，使筋、骨、肌肉得不到营养供给。因此，四肢就失去了正常的活动能力，故"四肢重"。

和百药："和"，中和、调和、和解、平和之意。"百药"，系指所有临床用药。"和百药"，即和解百药毒，功似甘草解百药毒，通行全身十二经，大枣则能助十二经，大枣与甘草有相同之功用也。

久服轻身延年：道家思想，大枣为脾经要药，能使五脏调和，血气充足，身体强壮，故能轻身延年。

叶覆麻黄，能令出汗：大枣的叶子有如麻黄一样的功效，能使人出汗。

药物解读

《中华人民共和国药典》2015 年版一部收载：大枣，为鼠李科植物枣 *Ziziphus jujuba* Mill. 的干燥成熟果实。

【性味归经】 性温，味甘。归脾、胃、心经。

【功能主治】 补中益气，养血安神。用于脾虚实少，乏力便溏，妇人脏躁。

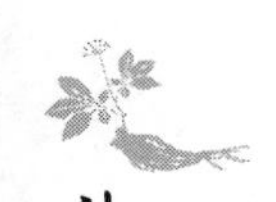

【鉴别要点】本品呈椭圆形或球形，长 2～3.5cm，直径 1.5～2.5cm。表面暗红色，略带光泽，有不规则皱纹。基部凹陷，有短果梗。外果皮薄，中果皮棕黄色或淡褐色，肉质，柔软，富糖性而油润。果核纺锤形，两端锐尖，质坚硬。气微果香，味甜。

【拓展阅读——大枣与甘草之认识异同】

《经》言："大枣，主心腹邪气，安中养脾，助十二经……轻身延年。"

《经》言："甘草，主五脏六腑寒热邪气……轻身延年。"亦是大枣与甘草均通入十二经，均能补中调和诸药。

张仲景用甘草为补气和中（重在"和"字）。大枣，为补脾益气（重在补脾），两药均能解药毒。

【拓展阅读——仲景应用大枣情况】

★ 仲景使用大枣共计 65 方

补中益气 如小柴胡汤、大柴胡汤、柴胡加芒硝汤等和解之剂；半夏泻心汤、甘草泻心汤、生姜泻心汤、旋覆代赭汤等和解中焦之剂，方中皆用大枣。薯蓣丸用大枣一百枚，亦取大黄补中益气之能。

养血安神 如《金匮要略》之甘草小麦大枣汤（又名：甘麦大枣汤）治疗妇人脏躁，喜悲伤，欲哭。

调和药性 功同甘草，"和百药"，如《十枣汤》（《伤寒论》方），葶苈大枣汤（又名：葶苈大枣泻肺汤）、皂荚丸（《金匮要略》方）等。

★ 仲景使用大枣特殊用法

张仲景用大枣与有毒药物，或药性猛烈药物，以其缓解他药毒性、烈性及不良反应。

益阴和营，仲景常用大枣与生津同用于含麻黄方剂中。

★ 仲景使用大枣用量

仲景用大枣最大剂量为 30 枚，如炙甘草汤、当归四逆汤用 25 枚，小剂量为四枚，最常用量为 12 枚，如大柴胡汤、小柴胡汤。

★ 仲景使用大枣炮制方法

仲景用大枣方均注明"擘"，使其有效成分易于煎出。

医籍选论

《素问》言枣为脾之果，脾病宜食之。谓治病和药，枣为脾经血分药也。

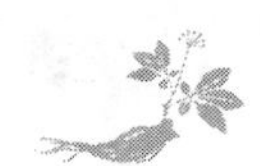

若无故频食，则生虫损齿，贻害多矣。

——明·李时珍《本草纲目》

大枣气味甘平，脾之果也。……《经》云：脾为孤脏，中央土，以灌四旁。主治心腹邪气，安中者，谓大枣安中，凡邪气上干于心，下干于腹，皆可治也。养脾气，平胃气，通九窍，助十二经者，谓大枣养脾则胃气自平，从脾胃而行于上下，则通九窍。从脾胃而行于内外，则助十二经。补少气、少津液、身中不足者，谓大枣补身中之不足，故补少气而助无形，补少津液而资有形。

大惊、四肢重、和百药者，谓大枣味甘多脂，调和百药，故大惊而心主之神气虚于内，四肢重而心主之神气虚于外，皆可治也。四肢者，两手两足，皆机关之室，神气之所畅达者也。久服则五脏调和，血气充足，故轻身延年。

——清·张志聪《本草崇原》

心腹者，太阴经行之地也，邪之所凑，其气必虚。阴阳形气不足者，宜调以甘药，大枣味甘，可以调不足，故主心腹邪气。外为阳，内为阴，阴阳和则中安；甘平益阴，所以安中。

脾者，阴气之原也，胃者，阳气之原也。甘平益阴，故养脾气。阴和则阳平，故平胃气。中气不足，则九窍不通。甘能满中，中气足，九窍通也。

十二经者，三阴三阳也。脾胃者，阴阳之原也。大枣养脾气，平胃气，则十二经无不助矣。肺主气而生津液，气平益肺，所以主少气少津液也。肺主一身之气，脾统一身之血。甘平益脾肺，身中气血和，自无不足之症矣。血气足则神安，所以定大惊。

脾主四肢，味甘益脾，脾气充，四肢自轻。甘平解毒，故和百药。肺气充，脾血足，所以轻身延年也。

——清·叶天士《本草经解》

大枣气平入肺，味甘入脾。肺主一身之气，脾主一身之血，气血调和，故有以上诸效。

——清·陈修园《神农本草经读》

大枣，味甘、微苦、微辛、微酸、微咸，气香。入足太阴脾、足阳明胃经。补太阴己土之精，化阳明戊土之气。生津润肺而除燥，养血滋阴而息风，疗脾胃衰损，调经脉虚芤。

——清·黄元御《长沙药解》

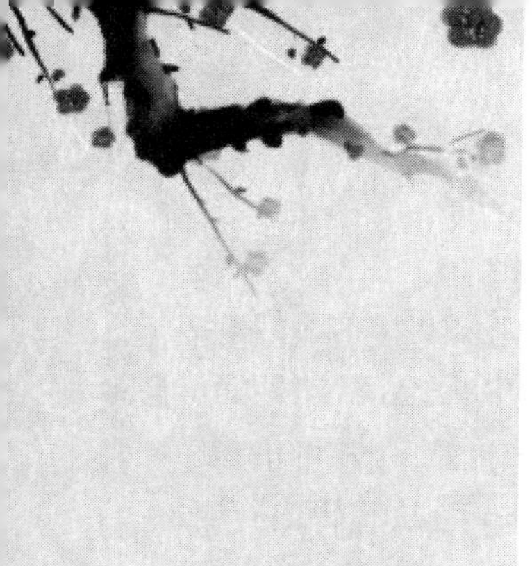

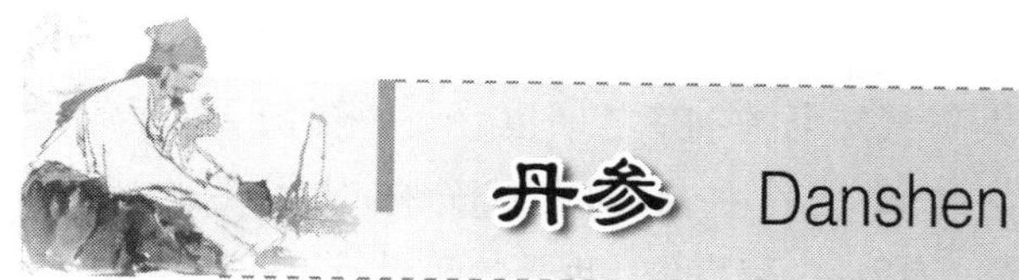

丹参 Danshen

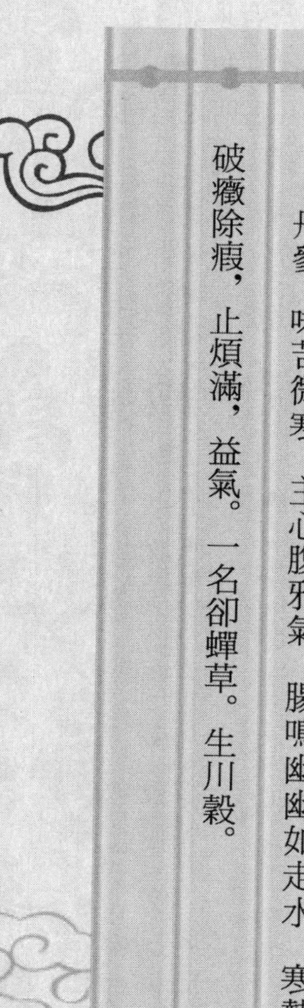

【处方用名】丹参——唇形科 Labiatae.

【经文】丹参，味苦微寒。主心腹邪气，肠鸣幽幽如走水，寒热积聚，破癥除瘕，止烦满，益气。一名却蝉草。生川谷。

本经要义

心腹：即胸腹、胃腹。元·朱震亨《丹溪心法》："心痛，即胃脘腹痛。"

邪气：泛指六淫七情等各种致病因素及其病理损害，与人体正气相对而言。《诸病源候论》卷二十四·邪注候："凡云邪者，不正之气也，谓人之腑脏血气为正气，其风寒暑湿，魅鬾魍魉，皆谓为邪也。邪注者，令人体虚弱，为邪气所伤，贯注经络，留滞腑脏，令人神志不定，或悲或恐，故谓之邪注。"

肠鸣幽幽：形容肠道蠕动发出的声音。清·张志聪《本草崇原》："腹中寒则满，肠中寒则鸣。"

幽幽，"幽"为"呦"的通假字。"呦"，叹词；"呦呦"，象声词，原意为鹿叫声。唐·甄权《药性论》丹参项云："腹痛，气作声音鸣吼。"即为肠鸣幽幽的佐证。《本经》桔梗项："腹满肠鸣幽幽。"

积聚：古病名。积病和聚病之合称。《灵枢》五变："人之善病肠中积聚者，何以候之……如此，则肠胃恶，恶则邪气留止，积聚乃伤脾胃之间，寒温不次，邪气稍至。蓄积留止，大聚乃起。"《难经》五十

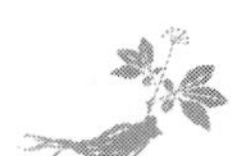

五难："病有积有聚，何以别之？然，积者，阴气也，聚者，阳气也，故阴沉而伏，阳浮而动。气之所积名曰积，气之所聚名曰聚，故积者五脏所生，聚者六腑所成也。积者阴气也，其始发有常处，其痛不离其部，上下有所终始，左右有所穷处；聚者阳气也，其始发无根本，上下无所留止，其痛无常处，谓之聚。故以是别知积聚也。"

积，古病名。积，蓄积，即血气积蓄，日积月累而成。**聚**，古病名。聚，聚集也，即气行阻滞，一时聚合而成。**积聚**，又称之为癥瘕或痞块，有气分或血分之别。聚、瘕、痞是气机阻滞，痞塞聚合而致，病在气分属阳，故称"六腑所成"。气属阳而无形，动而不局，故临床特点表现为或聚或散，时有时无，移动性大。治疗当以行气为主。积、聚、块，多因血瘀痰凝，久积而成，病在血分而属阴，故称"五脏所生"。痰血属阴而有形，积结而不散，故临床特点是病灶固定，可触摸形质。治疗当以活血化瘀，化痰软坚为主。

按：积为脏病，聚为腑病，故有五积六聚之名。

破癥除瘕："破"与"除"，动词。"癥"和"瘕"都是腹腔内积块。"癥"和"积"是有形的，而且是固定不移的，痛有定出，病在脏，属血分；"瘕"和"聚"是无形的，聚散无常，痛无定处，病在腑，属气分，"积"和"聚"，统称"积聚"，中焦病变为多。"癥"和"瘕"，统称"癥瘕"，下焦病变及妇科疾病为多，因而有不同的名称。癥瘕积聚的发生，多因情志抑郁，饮食内伤，致使肝脾受损，脏腑失和，气机阻滞，瘀血内停，日久渐积而成。而正气不足，更是本类疾病发生的主要原因。丹参可治之。

如活络效灵丹（《医学衷中参西录》卷四方）：当归五钱，丹参五钱，乳香五钱，没药五钱。治疗气血凝滞，癥瘕，心腹疼痛，腿痛臂痛，内外疮疡，一切脏腑癥瘕积聚。方中丹参活血祛瘀，散癥瘕积聚。并附案例："一人，年三十许。当脐忽结癥瘕，自下渐长而上，其初长时稍软，数日后即硬如石，旬日长至心口。向愚询方，自言凌晨感冒，得于途间，时心中有惊恐忧虑，遂觉其气结而不散。按此病因甚奇，然不外气血凝滞。为制此方，于流通气血之中，大具融化气血之力，连服十剂，全消。"

烦满：烦闷胀满。胸中热而不安叫"烦"；手足扰动不宁叫"躁"。满，充盈、通懑、烦闷、满溢等之意。

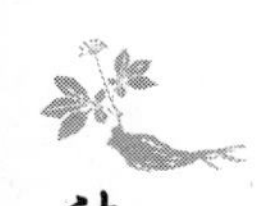

药物解读

《中华人民共和国药典》2015 年版一部收载：丹参，为唇形科植物丹参 *Salvia miltiorrhiza* Bge. 的干燥根和根茎。

【性味归经】性微寒、味苦。归心、肝经。

【功能主治】活血祛瘀，通经止痛，清心除烦，凉血消痈。用于胸痹心痛，脘腹胁痛，癥瘕积聚，热痹疼痛，心烦不眠，月经不调，痛经闭经，疮疡肿痈等。

【禁忌】不宜与藜芦同用。

【鉴别要点】

药材鉴别　丹参药材根茎粗短，顶端有时残留茎基。根数条或呈单条，长圆柱形，略弯曲，有的分枝并具须状细根，长 10～25cm，直径 0.3～1cm。表面棕红色或暗棕红色，粗糙，具纵皱纹。老根外皮疏松，多显紫棕色，常呈鳞片状剥落。质硬而脆，断面疏松，有裂隙或略平整而致密，皮部棕红色，木部灰黄色或紫褐色，导管束黄白色，呈放射状排列。气微，味微苦涩。

栽培品丹参，根较粗壮，直径可达 0.5～1.5cm。表面红棕色，具纵皱纹，外皮紧贴不易剥落。质坚实，断面较平整，少有裂隙，略呈角质样。

饮片鉴别　饮片呈类圆形或椭圆形厚片，直径 0.3～1cm。外表皮棕红色至暗棕红色，粗糙，具纵皱纹。切面有裂隙，或略平整而致密，有的呈角质样；皮部棕红色，木部灰黄色至紫褐色，有黄白色放射状纹理。气微，味微苦涩。

【拓展阅读——《金匮要略》中丹参汤方】

紫参汤　紫参半斤，甘草三两。用以治疗“下痢肺痈”。方中重用紫参，旨在清热除湿，破瘀止痛。因肺与大肠相表里，重用紫参，善除肠胃中热积，以除湿热，破瘀血，利肠道，止疼痛，即《本经》中所云：“主心腹积聚寒热邪气，通九窍。”

【临床医师、临床药师注意事项——丹参常见伪品药材】

唇形科植物甘肃丹参 *Salvia przewalskii* Maxim.　药材呈圆锥形，上粗下细，直径 1～4cm。饮片质地松脆，断面极不平坦，切面多数异型维管束呈黄色小点状，饮片直径 2cm 以上。主产于云南。

唇形科植物大丹参 *Salvia przewalskii* Maxim. var mandarinorum

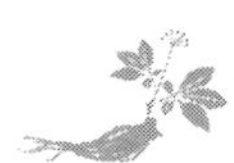

(Diels.)Stib. 的根和根茎　本品为甘肃丹参变种，特别粗壮，直径达2～6cm，分枝较多，表面粗糙，饮片直径1～5cm。横断面淡黄白色。

唇形科植物拟丹参 *Salvia sinica* Migo. 的根　本品极似正品丹参，断面（饮片）皮部与木部易分离。

★ 传统认为，丹参一味，功同四物，不可惑泥，要正确认识；丹参补血之力远不如四物汤。当归、丹参均有补血活血之功，但当归补血之力强于活血祛瘀；而丹参活血祛瘀之力强于养血，通过活血化瘀而促进新血的生成，即祛瘀生新，没有直接补血作用。

★ 清·黄宫绣《本草求真》中将丹参归入"下血类"。"丹参，破心包血瘀，安神志……书载能入心包破瘀一语，已尽丹参功效矣？然有论其可以生新安胎，调经除烦，养神定志，及一切风痹，崩带癥瘕，目赤疝痛，疮疥肿痛等症。"并引李时珍语："丹参能破宿血，补新血，安生胎，落死胎，止崩中带下，调经脉，其功大类当归、地黄、芎䓖、芍药故也。四物汤亦有产前产后不得妄用，为医者勿拘死法而耳。"

注意：丹参不完全具有四物汤之功效，治妇人病，丹参可用于产前产后，经水多少亦可用之，但妊娠用药，当须谨慎之。（祝之友按）

医籍选论

丹参、玄参，皆气味苦寒，而得少阴之气化，但玄参色黑，禀少阴寒水之精，而上通于天；丹参色赤，禀少阴君火之气，而下交于地。上下相交，则中土自和。故玄参下交于上，而治腹中寒热积聚；丹参上交于下，而治心腹寒热积聚。君火之气下交，则土温而水不泛溢，故治肠鸣幽幽如走水。破癥除瘕者，治寒热之积聚也。止烦满益气者，治心腹之邪气也。夫止烦而治心邪，止满而治腹邪，益正气所以治邪气也。

——清·张志聪《本草崇原》

按：《本经》同时收载紫参，气味苦寒无毒。主治心腹积聚，寒热邪气，通九窍，利大小便。紫参称谓有二，一为唇形科植物丹参，二为蓼科植物拳参，即2015年一部收载之拳参 *Polygonum bistorta* L. 具有清热解毒、消肿、止血之功。入肝、肺、大肠经，性味近似丹参。用于治疗赤痢，热泻，肺热咳嗽，痈肿瘰疬，血热吐衄等。《金匮要略》中之"泽漆汤"。半夏半斤，紫参五两，泽漆三斤，生姜五两，白前五两，甘草、黄芩、人参、桂枝（肉桂）各三

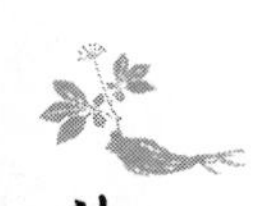

两。治疗“咳而脉沉”。方中紫参旨在通利二便，除饮邪。即《本经》所言：“寒热邪气，通九窍，利大小便。”

心腹者，心与小肠之区也，邪气者，湿热之邪气也。气寒则清热，味苦则燥湿，所以主之。肠，小肠也，小肠为寒水之府，水不下行，聚于肠中，则幽幽如水走声响矣。苦寒清泄，能泻小肠之水，所以主之。小肠为受盛之官，本热标寒，所以或寒或热之物，皆能积聚肠中也。其主之者，味苦能下泄也。积聚而至有形可征谓之癥，假物成形谓之瘕，其能破除之者，味苦下泄之力也。心与小肠为表里，小肠者，心火之去路也。小肠传化失职，则心火不能下行，郁于心而烦满矣。其主之者，苦寒清泄之功也。肺属金而主气，丹参清心泻火，火不刑金，所以益气也。

——清·叶天士《本草经解》

按：百病以通为顺。丹参活下善下行，则积聚散，通则不痛矣。古人泻心汤加丹参妙在此意。

今人谓一味丹参，功兼四物汤，共认为补血行血之品，为女科之专药，而丹参之真功用掩矣。

——清·陈修园《神农本草经解》

按：陈氏所谓丹参之真功，即指清·张志聪在《本草崇原》中所言丹参之真正功用。

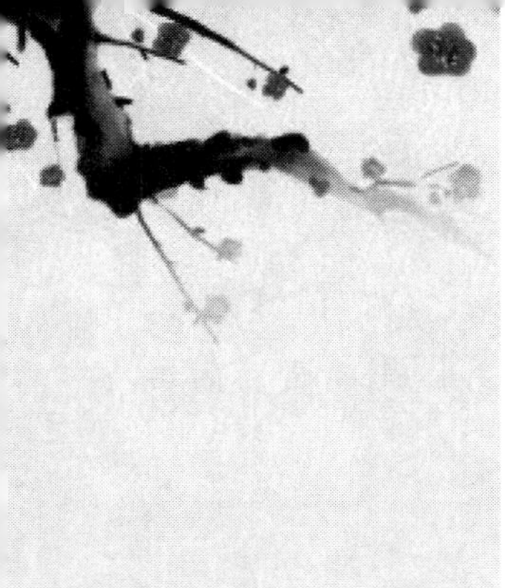

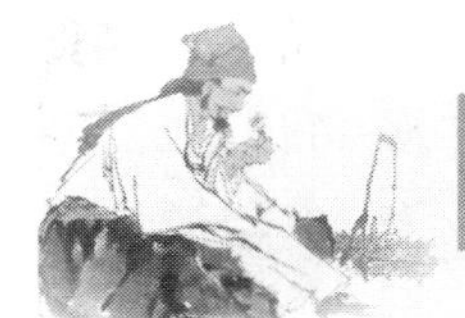

丹沙 Dansha

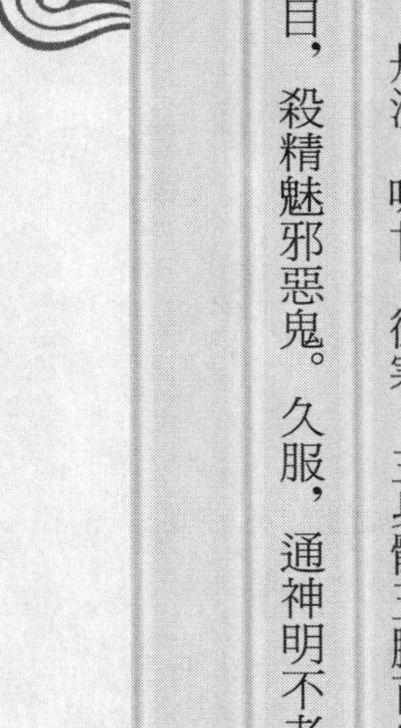

【处方用名】朱砂——硫化物类矿物辰砂族辰砂。

【经文】丹沙，味甘，微寒，主身体五脏百病。养精神，安魂魄，益气，明目，杀精魅邪恶鬼。久服，通神明不老。能化为汞，生山谷。

本经要义

丹沙：沙，系古砂字，后世皆作“丹砂”。陶弘景注云：“丹沙……即是今朱砂也。”丹沙，丹为朱色，故乎朱砂，即现今所用之朱砂。药用朱砂，多系天然朱砂，矿物学上称之为辰砂（HgS）。

《中华人民共和国药典》2015 年版第一部收载：“朱砂，本品为硫化物类矿物辰砂族辰砂，主含硫化汞（HgS）。采挖后，选取纯净者，用磁铁吸净含铁的杂质，再用水淘去杂石和泥沙。”即俗称“人工朱砂”。

主身体五脏百病：徐大椿在《神农本草经百种录》中云：“凡病皆可用，无所禁忌，非谓能治天下之病也。”

（治）百病：为古代人们神化之语，不必深究。

养精神，安魂魄：朱砂能治心神昏乱，惊悸怔忡，寤寐不安。

益气，明目：朱砂常用于眼科疾病，《备急千金要方》《审视瑶函》等有记载。

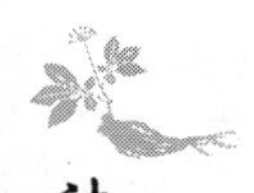

杀精魅邪恶鬼：即养精神、安魂魄之意。为镇静安神之药。精魅，亦即精怪，与恶鬼均具有扑朔迷离、不可琢磨的迷乱现象。亦即患者神志方面的疾患。如朱砂能治疗癫痫疾病有效，可佐证。

药物解读

《中华人民共和国药典》2015年版一部收载：朱砂，为硫化物类矿物辰砂族辰砂。

【性味归经】 性微寒，味甘，有毒。归心经。

【功能主治】 清心镇惊，安神，明目，解毒。用于心悸易惊失眠多梦，癫病发狂，小儿惊风，视物昏花，口疮，喉痹，疮疡肿毒等。

【鉴别要点】

药材鉴别　为粒状或块状集合体，呈颗粒状或块片状，鲜红色或褐红色，具光泽，体重，质脆，片状者易破碎，粉末状者有闪烁的光泽，气微，味淡。

饮片鉴别　药材呈朱红色，极细粉，为水飞法制得，体轻，以手指撮之无粒状物，以磁铁吸之，无铁末。

【拓展阅读——市场流通中常见朱砂品种】

朱砂商品根据形状、颜色不同可分为朱宝砂、镜面砂、豆瓣砂、灵砂等。

朱宝砂　系指细小颗粒状或粉末状，色红明亮，用手指触之不染手。

镜面砂　指不规则片状、斜方形或长条形，大小厚薄不一，色红而鲜艳，光亮如镜面，微透明，质较脆。

豆瓣砂　指块片较大，方圆形或多角形状，色暗红或呈灰褐色，质重而坚，不易碎者。

灵砂　系指人工以水银、硫黄为原料加热升华而成的人工朱砂，又名“平口砂”，其成分亦为硫化汞。完整者呈盆状，紫色或暗红色，具光泽，质松脆，易破碎而呈大小不等的块状。断面呈纤维状、针状结晶，习称“马牙柱”。无臭，味淡。

【临床药师、临床医师注意事项】

★ 朱砂有毒，在体内蓄积，可达数月之久，故朱砂临床应用，急性中毒可防，而慢性中毒(积蓄中毒)往往被忽略。

★ 朱砂，超量服用或长久服用，可造成急性或慢性中毒，以慢性蓄积中

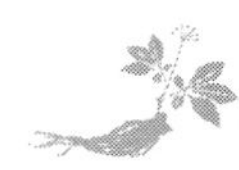

毒多见。

★ 古人云:朱砂为和平之药,身体百病,皆可应用而无顾忌,使人长寿。是错误的。

★ 本品不宜入煎剂,宜入丸散服,用量0.1～0.5g。

★ 本品有大毒,不宜大量服用,也不宜少量久服,孕妇及肝肾功能不全者禁用。

医籍选论

丹砂又名朱砂,始出涪州山谷,今辰州、锦州及云南、波斯蛮獠洞中石穴内皆有,而以辰州者为胜,故又名辰砂。

水银出于丹砂之中,精气内藏,水之精也。色赤体坚,象合离明,火之精也。气味甘寒,生于土石之中,乃资中土,而得水火之精。

主治身体五脏百病者,五脏之气,内归坤土,外合周身,丹砂从中土而达五脏之气,出于身体,则百病咸除。养精神者,养肾藏之精,心藏之神,而上下水火相交矣。安魂魄者,安肝藏之魂,肺藏之魄,而内外气血调和矣。调和其气,故益气。调和其血,故明目。上下水火相交,则精魅之怪、邪恶之鬼自消杀矣。久服则灵气充盛,故神明不老,内丹可成,故能化为汞。

——清·张志聪《本草崇原》

朱砂,味甘,微寒,入手少阴心经。善安神魂,能止惊悸。《金匮》赤丸,茯苓四两,半夏四两,乌头二两,细辛一两。研末,炼蜜丸,朱砂为衣,麻子大,酒下三丸。治寒气厥逆。以火虚土败,不能温水,寒水上凌,直犯心君。茯苓、乌头,泻水而逐寒邪;半夏、细辛,降逆而驱浊阴;朱砂镇心君而护宫城也。朱砂降摄心神,镇安浮荡,善医惊悸之证。赤丸用之,取其保护君主,以胜阴邪也。

——清·黄元御《长沙药解》

(丹砂)气味降多于升,质重味薄,阴也。心肾者,人身之水火也,天地之用在于水火,水火安,则人身之天地位矣。丹砂色赤质重,可以镇心火;气寒,可以益肾水,水升火降,心肾相交,身体五脏之病皆愈也。

心者生之本,神之居也;肾者气之源,精之处也,心肾安则精神交相养矣。随神往来者谓之魂。并精出入者谓之魄,精神交养,则魂魄自安。味

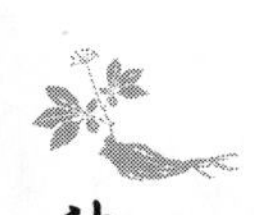

甘益脾，脾为后天，气者，得于天，充天谷，后天纳谷，所以益气。心病多舍于肝，心火不炎，则肝血上奉，故又明目也。色赤是南方阳明之色，阳明能辟阴幽，所以杀精魅邪恶鬼也。久服通神明不老者，心之所藏者神明，久服丹砂，则心火清，火清则血充，故虚灵不昧，光彩华面也。

——清·叶天士《本草经解》

丹砂气微寒入肾，味甘无毒入脾，色赤入心。主身体五脏百病者，言和平之药，凡身体五脏百病，皆可用而无顾忌也。

——清·陈修园《神农本草经读》

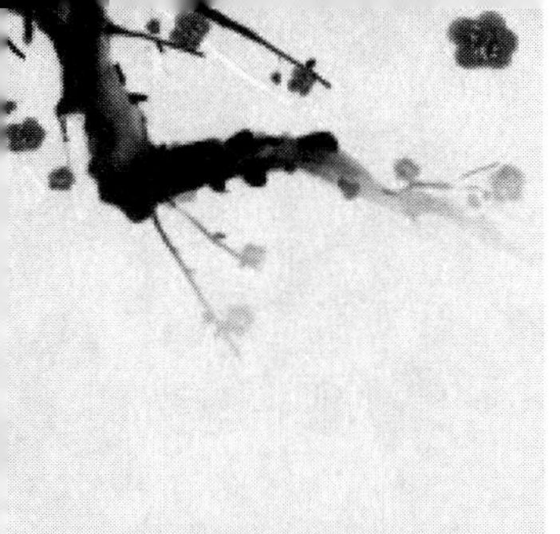

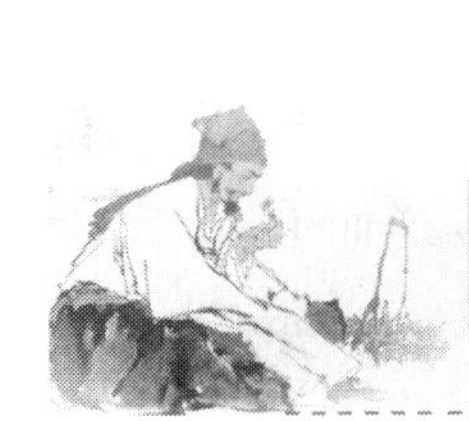

茯苓 Fuling

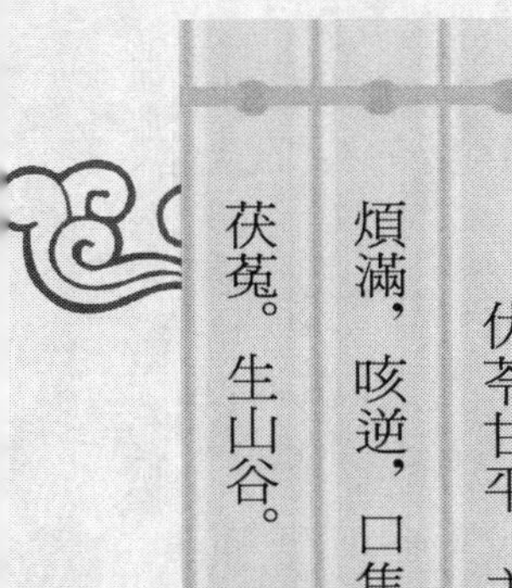

伏苓甘平。主胸肋逆氣，憂恚，驚邪，恐悸，心下結痛，寒熱煩滿，咳逆，口焦舌乾，利小便。久服安魂養神，不饑延年。一名茯菟。生山谷。

【处方用名】茯苓——多孔菌科 Polyporaceae.

【经文】伏苓甘平。主胸肋逆气，忧恚，惊邪，恐悸，心下结痛，寒热烦满，咳逆，口焦舌干，利小便。久服安魂养神，不饥延年。一名茯菟。生山谷。

本经要义

茯苓："伏"，"伏于地下"之意。《史记》褚先生云："传曰，下有伏灵，上有兔丝，所谓伏灵者，在兔丝之下，状似飞鸟之形。伏灵者，千岁松根也，食之不死。""伏"通"茯"，现为茯苓。关于茯苓名称的由来，详见《神农本草经药物古今临床应用解读》茯苓条。

胸肋逆气：中医学理论认为："胸"，为肺之部位；"胁"，为肝之部位。"胸胁"，即前胸和两腋下肋骨部位的统称。《医宗金鉴》卷八十・周身名位骨度："胸者，缺盆下，腹之上，有骨之处也。"《医宗金鉴》卷八十九・胸背骨・胸骨(胸肋)："其两侧自胸以下，至肋骨之尽处，统名曰胁。""逆气"：逆，逆者，不顺也。反向，倒着。即气机上逆，气机上冲。《孟子・藤文公下》："当尧之时，水逆行，泛滥于中国。"《水经注・江水》："当崩之日，水逆流百余里，涌起数十丈。"此处言气机不降，反上逆之患。《诸病源候论》卷十三・气病诸候凡二十五论・逆气候："逆气者，因怒则气逆，甚则呕血及食而气逆上，人有逆

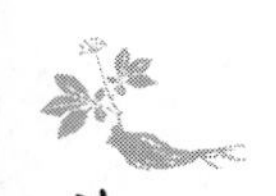

气，不得卧而息有音者；有起居如故，而息有音者；有得卧，行而喘者；有不能卧、不能行而喘者；有不能卧，卧而喘者，皆有所起。其不得卧而息有音者，是阳明之逆。足三阳者下行，今逆而上行，故息有音……"

忧恚："忧"，忧愁，担忧。《说文·心部》："忧，心动也。""恚"，hui，音汇。怨恨，脑怒，发怒。《说文·心部》："恚，恨也。"《广雅·释诂二》："恚，怒也。""忧恚"，忧愁和忿恨。此处系指妇人脏躁症。

惊邪："惊"：①音 liang，同"悢"，悢，liang，音亮，悲恨意。《集韵·阳韵》："惊，悲也。"②jing，惊恐，惊骇，恐惧，惶恐等。《说文》："惊，麻骇也。"《尔雅·释诂上》："惊，惧也。"《古今韵会举要·庚韵》引《增韵》："惊，惶也。""邪"，邪气。病邪，此处为惊恐，恐惧，惶恐等病邪。

恐悸："恐"，恐惧，畏惧，害怕。《尔雅·释诂下》："恐，惧也。"《素问》卷七·藏气法时论第二十二："肝病者，两胁下痛引少腹，令人善怒，虑则目䀮䀮(注：䀮䀮，"䀮"huang，音慌，意为目不明。《玉篇·目部》："䀮，目不明"。）无所见，耳无所闻，善恐如人将捕之，取其经，厥阴与少阳，气逆，则头痛耳聋不聪，颊肿。"恐善如人将捕之，王冰注："恐，谓恐惧，魂不安也。"意思是，容易恐惧，心惊胆战，好像被人追捕一样。"悸"，心惊跳，惊恐、惧怕。《说文·心部》："悸，心动也。"《楚辞·王逸〈九思悼乱〉》："惶悸兮失气，踊跃兮距跳。"王延寿注："悸，惧也。"《素问》卷二十·气交变大论篇第六十九："岁水太过，寒气流行，邪害心火。民病身热烦心躁悸，阴厥上下中寒，谵，乱语也。妄，妄见闻也。"意思是人们多患身热、烦躁、心悸等病证，阴寒之气偏盛，上中下三焦的阳气衰弱，使心气被抑制，于是发生谵语、心痛等病证……"

惊邪恐悸：《本经》桔梗条下有"惊恐悸气"，《本草崇原》载："惊恐悸气，少阴病也。心虚则惊，肾虚则恐，心肾皆虚则悸。"《本经疏证》言："惊者，气乱也；恐者，气下也；悸者，气不行，则水内侵心也。"《说文》："悸，心动也。"凡此诸病，茯苓皆治之。

心下结痛：《伤寒论》卷三·辨太阳病脉证并治法第六："伤寒五六日，大下之后，身热不去，心中结痛者，未欲解也，栀子豉汤主之。""心下"，通常指胃脘部。"结"，扭结、结块、聚积，指胃脘部结积而痛。痰饮内停，结于胃脘，气机不顺，故见"心下结痛"病证，相似于心下支结。

寒热烦满："寒热"，此处是指恶寒发热症状的简称。"寒"，是由寒邪引

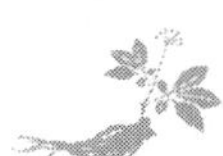

起，或阳气衰弱，阴气过盛而导致身体功能与代谢活动衰退，抵抗力减弱而出现的证候。“热”，是由热邪而引起之阳气亢盛，出现一系列热的症候群，如身热、烦躁、面目红赤，不恶寒反恶热，口干咽燥，喜冷饮，大便秘结，小便短赤，脉数等。“寒热”，指忽寒忽热，寒与热互相出现。《诸病源候论》卷十二·黄病诸候凡二十八论·寒热候：“夫阳虚则外寒，阴虚则内热；阳盛则外热，阴盛则内寒。阳者受气于上焦，以温皮肤肉之间，令寒气在外，则上焦不通，不通则寒独留于外，故寒栗也……”烦满，烦躁胀满的合称。胸中热郁不安为烦，胸中胀闭不适为中满。《诸病源候论》卷三十九·妇人杂病诸候三凡四论·烦满候：“烦满者，由体虚受邪，使气血相搏而气逆，上乘于心胸，气否不宣，故令烦满。烦满者，心烦，胸间气满急也。”

咳逆：即咳嗽逆气。多由反复咳嗽，引起肺气上逆而出现喘促，即咳嗽气喘，肺气上逆之证，多为“肺不纳气”所致。《诸病源候论》卷十四·咳嗽病诸候凡十五论·咳逆候：“咳逆者，是咳嗽而气逆上也。气为阳，流行府藏，宣发腠理，而气肺之所主也。咳病由肺虚感微寒所成，寒搏于气，气不得宣，胃逆聚还肺，肺则胀满，气遂不下，故为咳逆，其状咳而胸满，而气逆。”

“寒热烦满，咳逆”，因寒邪、热邪所致之咳嗽、气喘，重在咳嗽。因痰饮内停，肺气上逆而致咳嗽，而茯苓又为常用之品。如小半夏加茯苓汤（《金匮要略》方：半夏一升，生姜半斤，茯苓三两。治疗停饮呕吐，心下痞，心悸头眩）。小青龙加茯苓汤［《伤寒论》方：芍药三两，五味子半升，干姜三两，炙甘草三两，桂枝（去皮）三两，半夏半升，细辛三两，茯苓四两。治疗伤寒心下有水气，小便不利，干呕发热咳嗽，小腹胀满］等。意在利水健脾以治疗生痰之源。而现今教科书未提及茯苓能治咳逆之功。

口焦舌干：此处并非津液不足所致，实乃津不上承所致，内有宿饮，津液不升，故而口焦舌干。茯苓有行水之功，水行则气化，故而口焦舌干而解。

安魂养神：“魂”，精神意识活动的一部分。《灵枢》卷二·本神第八：“故生之来谓之精，两精相搏谓之神，随神往来者谓之魂，并精而出者谓之魄。”意思是说，阴阳两气相交而产生的生命原始物质，就叫精；阴阳两精相互结合而形成的生命力，就叫神。伴随着神气往来存在的精神活动，叫魂；依傍精气的出入流动而产生的神气功能，叫魄。“肝藏血，血舍魂”，说明精

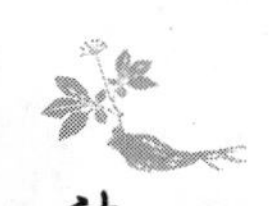

神活动以五藏精气为基础，具体指出魂与肝血之关系。如果肝不藏血，肝血不足等原因，则可致魂不随神而动，出现梦游，谵语等病症。“神”，指人体生命活动的总称，包括生理性或病理性外露的征象；或指思维意识活动。

《灵枢》卷二・本神第八：“两精相搏谓之神。”

《灵枢》卷六・平人绝谷第三十二：“故气的上下，五藏安定，血脉和利，精神乃居，故神者，水谷之精气也。”说明先天后天的精气是神的物质基础。凡神气充旺，一般反映藏精充足而功能协调。若神气涣散，则说明藏精将竭而气机衰败。

《黄帝内经素问》卷四・移精变气论篇第十三：“……得神者昌，失神者亡。”茯苓具有健脾、宁心安神之功，故可治疗多种类型之心悸、失眠等，即《本经》言“久服安魂养神”。

不饥延年：茯苓，性平，味淡。功在健脾利湿，健脾而运化旺盛，气血生物有源，故能使人“不饥延年”。

药物解读

《中华人民共和国药典》2015 年版一部收载：茯苓，为多孔菌科真菌茯苓 Poria cocos (Schw.)Wolf 的干燥菌核。

【性味归经】味甘淡，性平；归心、肺、脾、肾经。

【功能主治】利水渗湿，健脾宁心。用于水肿尿少，痰饮眩悸，脾虚食少，便溏泄泻，心神不安，惊悸失眠。

【鉴别要点】

茯苓个　呈类球形、椭圆形、扁圆形或不规则团块，大小不一。外皮薄而粗糙，棕褐色至黑褐色，有明显的皱缩纹理。体重，质坚实，断面颗粒性，有的具裂隙，外层淡棕色，内部白色，少数淡红色，有的中间抱有松根。无臭，味淡，嚼之粘牙。

茯苓皮　为削下的茯苓外皮，形状大小不一。外面棕褐色至黑褐色，内面白色或淡棕色。质较松软，略具弹性。

茯苓块　为去皮后切制的茯苓，呈块片状，大小不一。白色、淡红色或淡棕色。

赤茯苓　将棕红色或淡红色部分切成块状或片状。

白茯苓　切去赤茯苓后的白色部分。

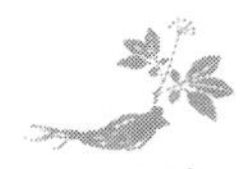

【拓展阅读——仲景应用茯苓情况】

仲景使用茯苓汤方计35方。最大剂量半斤，有3方；四两者有10方，三两者八方，最小剂量6铢。

仲景用于消渴病、奔豚证等用量均较大，均为半斤。

医籍选论

茯苓，本松木之精华，藉土气以结成，故气味甘平，有土位中央而枢机旋转之功。禀木气而枢转，则胸胁之逆气可治也。禀土气而安五脏，则忧恚惊恐悸之邪可平也。里气不和，则心下结痛。表气不和，则为寒为热。气郁于上，上而不下，则烦满咳逆，口焦舌干。气逆于下，交通不表，则小便不利。茯苓位于中土，灵气上荟，主内外旋转，上下交通，故皆治之。久服安肝藏之魂，以养心藏之神。木生火也，不饥延年，土气盛也。

——清·张志聪《本草崇原》

茯苓气平入肺，味甘入脾。肺能通调，脾能转输，其功皆在于“利小便”一语。胸为肺之部位，胁为肝之部位，其气上逆则忧恚惊邪恐悸，七情之用因而弗调。心下为太阳之部位，水邪停留则结痛；水气不化则烦满；凌于太阴则咳逆；客于营卫则发热恶寒；内有宿饮则津液不升，为口焦舌干，唯得小便一利，则水行而气化诸疾俱愈矣。

久服安魂养神、不饥延年者，以肺金为天，脾土为地，位一身之天地，而明其上下交和之效也。

——清·陈修园《神农本草经读》

胸者肺之分也，胁者肝之分也，肝主升而肺主降，肺金不足则气不降，肝木有余则气上逆，逆于肝肺之分，故在胸胁间也。茯苓入肺，气平则降，味甘可以缓肝，所以主之。

脾为土，肺为金，脾肺上下相交，则五脏皆和，位一身之天地矣，若脾肺失中和之德，则忧恚惊邪恐悸，七情乖戾于胸，发不中节而致病。茯苓味甘和脾，气平和肺，脾肺和平，七情调矣，心下脾之分也；湿热在脾则结痛，湿热不除，则流入太阳而发寒热，郁于太阴而烦满，湿乘肺金而咳逆。茯苓甘平淡渗，所以能燥脾伐水清金，治以上诸症也。

人身水道不通，则火无制而口焦舌干矣。茯苓入肺以通水道，下输膀胱，则火有去路，故止口舌干焦。水道通，所以又利小便也，肝者，魂之居

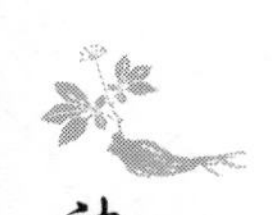

也，而随魂往来者神也。

久服茯苓，则肺清肃，故肝木和平，而魂神安养也。不饥延年者，脾为后天之本，肺为元气之腑，脾健则不饥，气足则延年也。

——清·叶天士《本草经解》

茯苓，味甘，气平，入足阳明胃、足太阴脾、足少阴肾、足太阳膀胱经。利水燥土，泻饮消痰，善安悸动，最豁郁满。除汗下之烦躁，止水饮之燥渴，淋癃泄痢之神品，崩漏遗带之妙药，气鼓与水胀皆灵，反胃共噎膈俱效。功标百病，效著千方。

茯苓泻水燥土，冲和淡荡，百病皆宜，至为良药。道家称其有延年之功，信非过也。

——清·黄元御《长沙药解》

茯苓生山谷之中，得松柏之余气，其味极淡，故为调补脾阴之药，义见石斛条下。凡人邪气郁结，津液不行，则为痰为饮。痰浓稠为火之所结，饮清稀为水之所停。故治痰则咸以降之，治饮则淡以利之。若投以重剂，反拒而不相入，惟茯苓极轻淡，属土，土胜水能疏之涤之，令从膀胱以出，病渐去而不觉也。观仲景猪苓汤等方，五苓散义自见矣。

—— 清·徐大椿《神农本草经百种录》

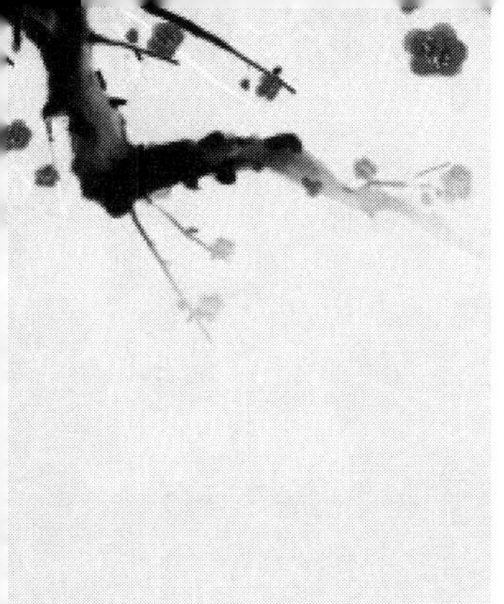

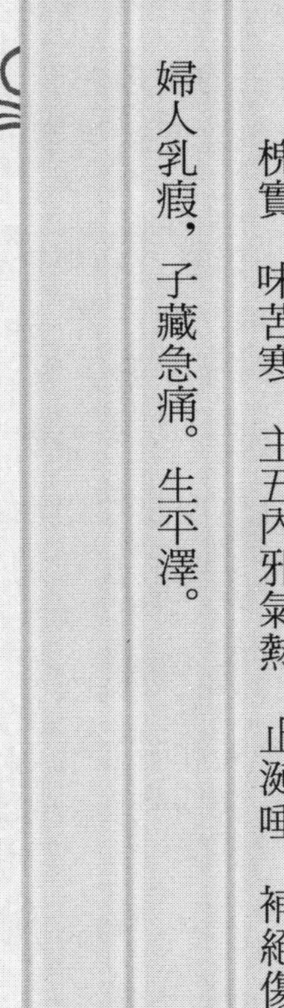

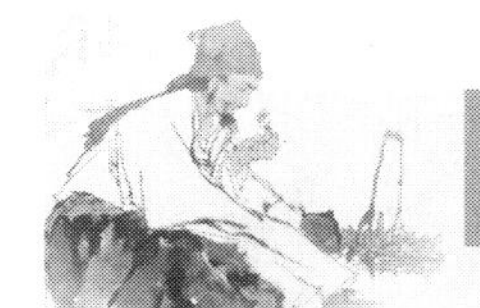

槐实 Huaishi

【处方用名】槐米——豆科 Leguminosae.

【经文】槐实，味苦寒。主五内邪气热，止涎唾，补绝伤，五痔，火疮，妇人乳瘕，子藏急痛。生平泽。

本经要义

槐实：《本经》所载槐实，即现今所药用之槐角或花蕾，系豆科植物槐 *Sophora japonica* L. 的干燥成熟果实或未开放的花蕾。《本经》所言槐实，包括现今“槐角”与“槐米”。而槐角之名则收载于清·汪昂《本草备要》。也就是说，从西汉至明末期间，传统药用槐实均为槐角和槐米(槐实)的总称。

味苦寒：《本经》言槐实性寒味苦，《中华人民共和国药典》2015 年版一部收载：槐角，性寒，味苦。清热泻火，凉血止血。槐花(槐米)，性微寒，味苦。凉血止血，清肝泻火。临床应用：槐角，槐米(槐实)基本相同。

五内：“内”，读音“na”，通“纳”。有三意：①指受纳。《灵枢》卷四·营气第十六：“营气之道，内谷为宝。”②指纳入。《素问》卷八·八正神明论篇第三十六：“泻必用方，方者，以气方盛也，以月方满也，以日方温也，以身方定也，以息方吸而内针……”“内”，同“纳”，“内针”即进针。“以息方吸而内针”，指患者正在吸气时进针。《金匮要略》上卷·痉湿暍病脉证第二：“……故鼻塞，内药鼻中则

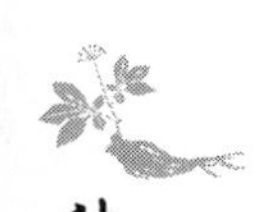

愈。"内药鼻中，即将药放入鼻孔内。③指房事。《素问》卷三·五脏生成篇第十："喘而虚，名曰肺痹，寒热，得之醉而使内也。""得之醉而使内也"是由于醉酒之后而行房事所造成的。"使内"，即交媾。

"五内"，此处指五脏：心、肝、脾、肺、肾（五脏加心包，即称"六脏"，与六腑为对应关系）；亦指脏腑。"脏"，一般指胸腹腔中，其内部组织充实，并有贮存和分泌、制造精气功能的脏器，即经文："藏精气而不泻"之意。传统医学对于五脏的认识：有的指实质脏器，有的指脏器的功能活动和病理变化的种种反应，与现代医学同名的脏器有许多本质不同的特点。如心脏，指心脏实体和有关循环系统方面的生理功能，又包括中枢系统的一些活动（如精神思维等），以及其他方面的功能。传统医学重视内脏的生理功能，并很重视内脏病理变化的反应，以及内脏之间与形体各组织之间的关系，即表里关系。

邪气热："邪气"，指与人体正气相对而言；泛指各种致病因素及病理损害。《素问》卷九·评热病论篇第三十三："今邪气交争于骨内而得汗者，是邪却而精胜也，精胜则当能食而不复热。复热者，邪气也。""邪之所凑，其气必虚。"《素问》卷八·通评虚实论篇第二十八："邪气盛则实，精气夺则虚。""邪气热"指外邪引发的热，即指"热邪"。其致病特点：出现热性阳性的实证。如发热、息粗、红肿、焮痛、便秘等。《灵枢识》卷六·刺节真邪篇第七十五："阳胜者则必热。"

止涎唾："涎"，音 xian，即口水。《玉篇·水部》："涎，口液也。""唾"，音 tuo，唾沫，口液。《说文·口部》："唾，口液也。"《素问》卷七·宣明五气篇第二十三："五脏化液，心为汗，肺为涕，肝为泪，脾为涎，肾为唾。""涎唾"均指由口流出的口水。

补绝伤："绝伤"。①指骨科骨折，跌打损伤等。"绝"，《说文》："绝，断丝也。从纟，从刀，从卩。㡭，古文绝，象不体，绝二丝。"②指气息中止，晕死。曹操《董卓歌词》："郑康成行酒，伏地气绝。"《南史·孝义傅上·师觉授》："闻家哭声，一叫而绝，良久乃苏。"《封神演义》第七回："血染衣襟，昏绝于地。"此文绝伤，应指高热昏绝（厥）。

五痔：泛指痔漏病。肛门内外肿物凸起或下血之疾。

《说文·疒部》："痔，后面也。"

《诸病源候论》卷三十四·痔病诸候凡六论·诸痔候："诸痔者，谓牡

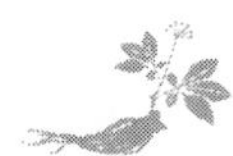

痔、牝痔、脉痔、肠痔、血痔也。其形证各条如后……牡痔：肛边生鼠乳出在外者，时时出脓血者是也。牝痔候：肛边生疮而出血者，牝痔也。脉痔候：肛边生疮，痒而复痛出血者，脉痔也。肠痔候：肛边肿核痛，发寒发热而血出者，肠痔也。血痔候：因便而清血随出者，血痔也。"

《千金要方》卷第二十三痔漏·五痔第三："夫五痔者，一曰牡痔，二曰牝痔，三曰脉痔，四曰肠痔，五曰血痔。牡痔者，肛边如鼠乳，时时溃脓血出。牝痔者，肛肿痛生疮。脉痔者，肛边有疮痒痛。肠痔者，肛边核痛，发寒发热。血痔者，大便清血随大便污衣。又五痔：有气痔，寒温劳湿即发，蛇蜕皮主之。牡痔，生肉如鼠乳，在孔中颇出，见外妨于更衣，鳖甲主之。牡痔，从孔中起，外肿五六日，自溃出脓血，猬皮主之。肠痔，更衣挺出，久乃缩，母猪左足悬蹄甲主之。脉痔，更衣出清血，蜂房主之……"

火创：即火烧伤所致之病证。"创"通"疮"。

《千金要方》卷二十五备急·火疮第四："论曰：凡火烧损，慎以冷水洗之。火疮得冷，热气更深转入骨，坏人筋骨，难差。初被火烧，急更向火炙，虽大痛，强忍之。一食久即不痛，神验，治火烧闷绝不识人，以新尿冷饮之，及冷水和蜜饮之。口噤，绞开与之。"

《诸病源候论》卷三十五·疮病诸候凡六十五论·汤火疮候："凡被汤火烧者，初慎勿以冷物及井下泥、尿泥及蜜淋搨之。其热气得冷即却，深搏至骨，烂人筋也。所以人中汤火后，喜挛缩者，良由此也。"

妇人乳瘕："乳"指女人生产之意。《说文》："乳，人及鸟生子曰乳。兽曰产。从乳，从乙。"乳指生子。《广雅·释诂》："乳，生也。"《史记·扁鹊仓公列传》："菑川王美人怀子而不乳。"司马贞索隐："乳，生也。""瘕"指妇人腹中结块病。《说文·疒部》："瘕，女病也。"《难经·奇经八脉》："任之为病，其内苦结，男子为七疝，女子为瘕聚。"虞庶注："瘕者，谓假于物形是也。"《灵枢·水胀》："石瘕生于胞中，寒气客于子门，子门闭塞，气不得通，恶血当泻不泻，血不以留止，日久益大，状如怀子，月事不以时下，皆生于女子，可导而下。"也泛指一般人腹内结块。《玉篇·疒部》："瘕，腹中病。"《正字通·疒部》："瘕，癥瘕，腹中积块，坚者为癥，有物形曰瘕。""乳瘕"指产后有瘕，指女子产后瘀血留于子脏所致。妇人产后瘀血所致之包块。《经》言"乳瘕"，此处不能指妇人乳房之结块。

子藏急痛："子藏"指女人子宫、胞宫、女子胞。"子藏急痛"指女人少腹

（子宫）拘急疼痛，与上文妇人乳瘕密切相关。

药物解读

《中华人民共和国药典》2015 年版一部收载：槐角，为豆科植物槐 *Sophora japonica* L. 的干燥成熟果实。

【性味归经】性寒，味苦。归肝、大肠经。

【功能主治】清热泻火，凉血止血。用于肠热便血，痔肿出血，肝热头痛，眩晕目赤。

【鉴别要点】本品呈连株状，长 1～6cm，直径 0.6～1cm。表面黄绿色或黄褐色，皱缩而粗糙，背缝线一侧呈黄色。质柔润，干燥皱缩，易在收缩处折断，断面黄绿色，有黏性。种子 1～6 粒，肾形，长约 8mm，表面光滑，棕黑色，一侧有灰白色圆形种脐；质坚硬，子叶 2，黄绿色。果肉气微，味苦，种子嚼之有豆腥气。

槐花，为豆科植物槐 *Sophora japonica* L. 的干燥花及花蕾。

【性味归经】性微寒，味苦。归肝、大肠经。

【功能主治】凉血止血，清肝泻火。用于便血，痔血，血痢，崩漏，吐血，衄血，肝热目赤，头晕眩晕。

【鉴别要点】

槐米　呈卵形或椭圆形，长 2～6mm，直径约 2mm。花萼下部有数条纵纹。萼的上方为黄白色未开放的花瓣。花梗细小。体轻，手捻即碎。无臭，味微苦涩。

槐花　皱缩而卷曲，花瓣多散落。完整者花萼钟状，黄绿色，先端 5 浅裂；花瓣 5，黄色或黄白色，1 片旗瓣较大，近圆形，先端微凹，其余 4 片翼瓣和龙骨瓣长圆形。雄蕊 10，其中 9 个基部连合，花丝细长。雌蕊圆柱形，弯曲。体轻。无臭，味微苦。

【拓展阅读——豆科花类药物鉴别专用术语】

豆科花类植物之雄蕊，10 枚，9 枚基部联合，1 枚独立，（花程式：9+1）。雌蕊 1 枚，圆柱形。

“旗瓣”“翼瓣”“龙骨瓣”：指豆科或蝶形花科之花瓣 5 片分离，排成蝴蝶状，最上一片最大，称之“旗瓣”；侧面 2 片较小，称谓“翼瓣”，形如蝴蝶翅翼；最下面 2 片形小且上部稍联合，并向上弯曲呈龙骨状，称谓“龙骨瓣”。

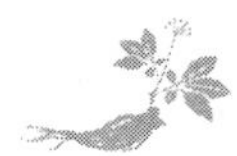

【临床药师、临床医师注意事项】

★ 现代教科书《中药学》和《中华人民共和国药典》将槐角、槐花分列收载，槐花又有槐花与槐米之分。2005 年以前，将槐花、槐米分列收载。2015 年后又将槐花与槐米合并收载，统称“槐花”，即临床医生无论书写槐花或槐米，药房调配槐花或槐米均可。

★ **槐花（槐米）常见混淆品** 豆科植物刺槐 *Robinia pseudoacacia* Linn. 的花。本品多为干燥的花朵，花瓣多枚散落，完整花之花萼呈钟状，直径约 2cm，花冠碟状，淡黄色至浅棕色，常皱缩，卷曲。2 体雄蕊，子房一室，无毛，花柱状，顶状具绒毛。质轻，气微，味苦，有小毒。

★ **槐花与槐米** 槐树之花开放后称槐花，其未开放之花蕾称之槐米，其果实称谓槐实或槐角。三者性味功效相近，均能凉血止血，主治便血、痔血，并能清泻肝火，潜降肝阳，头痛目赤，高血压等病均可应用。花或花蕾其性升浮，可止吐衄血之疾；槐实沉降，具润肠通便、肠风下血之效。

医籍选论

故主治五内邪气之热，五脏在内，故曰五内。邪气热，因邪气而病热也。肺气不能四布其水精，则涎唾上涌，槐实能止之。肝血不能渗灌于经脉，则经脉绝伤，槐实能补之。心火内盛，则为火疮。脾土不和则为乳瘕。肾气内逆，则子脏急痛。槐禀五运之气，故治肺病之涎唾，肝病之绝伤，心病之火疮，脾病之乳瘕，肾病之急痛，而为五内邪气之热者如此。

槐花，气味苦平，无毒。主治五痔，心痛，眼赤，杀腹脏虫，及皮肤风热，肠风泻血，赤白痢。

——清 · 张志聪《本草崇原》

按：槐花，又名槐米、槐实。故《本经》言槐实主治，应为槐角与槐花之共同主治才是。

即槐角，泻风热，凉大肠。苦寒纯阴。入肝经气分。疏风热，润肝燥，凉大肠。治烦闷风眩，痔血肠风，粪前有血名外痔，粪后有血名内痔，谷道胬肉名举痔，头上有孔名痔瘘，疮内有虫名虫痔。大法用槐角、地榆、生地以凉血，芩、连、栀、柏以清热。防风、秦艽以祛风湿，芎、归、人参以和血生血，枳壳以宽肠，升麻以升提。治肠风略同，不宜专用寒凉，须兼补剂收功。

槐花：苦，凉。入肝、大肠血分而凉血。血凉则阴自足。治风热目赤，

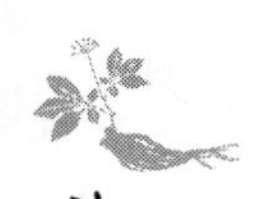

赤白泄痢，五痔肠风，吐崩诸血。舌上无故出血如线者，名血衄，炒研掺之。

——清·汪昂《本草备要》

按：《本经》所言槐实之性味、功效，实为槐角、槐花（槐米）之能也。

槐实苦咸寒，退五内邪热，益阴藏之药也。故《本草》主五内邪气热，五痔肿痛，肠风泻血，妇人子脏急痛；兼疗火疮，止涎唾，补绝伤，堕胎；久服明目，益气，头不白。又云：治男女阴疮湿痒，消乳瘕痈肿……槐花：炒黄用。凉大肠，去热，理肠风，泻血，止痔血并赤白痢，胃脘痛，亦杀虫及皮肤风。

——明·皇甫嵩《本草发明》

按：后人言槐花之功用，乃《本经》槐实之功用。今人所谓槐实，应为槐米也，即未开花之槐花也。

槐当秋而实，得金之令。色黄，得金之色，故其性体清肃，乃手太阴、手阳明之要药也。金衰则为火所侮，凡有余之火，不能归藏其宅，必犯肺与大肠，得此清肃之气以助之，则火不能伤而自归其宅，不治火而火自退。此从本之治，医之良法也。

——清·徐大椿《神农本草经百种录》

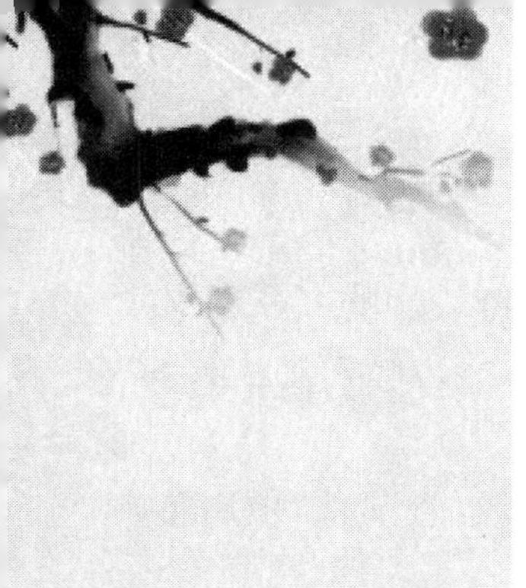

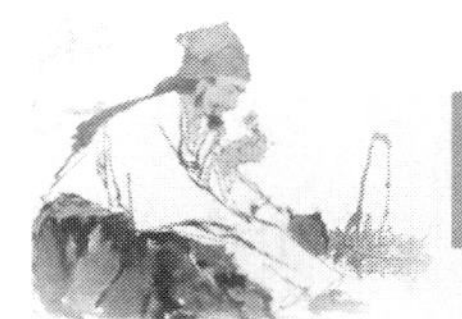

黄芪　Huangqi

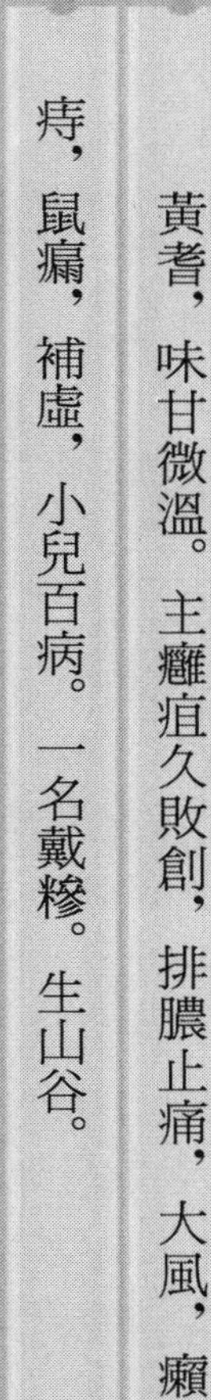

【处方用名】黄芪——豆科 Leguminosae.

【经文】黄耆，味甘微温。主痈疽久败创，排脓止痛，大风，癞疾，五痔，鼠瘘，补虚，小儿百病。一名戴糁。生山谷。

本经要义

黄耆：为中医最常用中药之一。《本经》列为上品。原名黄耆。李时珍在《本草纲目》释名谓："耆，长也。黄耆色黄，为补药之长，故名。今俗通作黄芪。或作耆者非矣。耆乃耆龟之耆，音尸。"《本草原始》称："耆者，年高有德之称，耆者，历年久而性不燥，此药缓如之，故得以耆称。"张锡纯："为补气之功最优，故推为补药之长，而名之曰耆也。"

耆，意年老，指60岁以上的人，"耆年"。

"黄耆"写作"黄芪"，这与古义不符。"耆"通"芪"。"黄耆"为古代书写法，现代简写为"黄芪"。清代始，将"耆"简写成"芪"。

黄芪主产西北，其色黄白，紧实如箭，折之柔韧如棉，故又名"箭芪"。

痈疽：古病名。"痈"，多指皮肤浅表肿痛。皮下组织局部化脓性炎症；"疽"，指疮面深而凹的化脓性炎症，即深入骨肉之间。二者并称，泛指各种脓肿。

败创：久不愈合的疮疡。《说文解字》载："败，

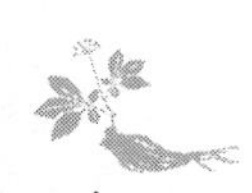

毁也。”“创”同“疮”。《说文解字》虫部：“蚀，败疮也。”《古代疾病名候疏义》载：“凡败坏之创，日见亏毁，如慢性溃疡，结核性溃疡，其边缘常如虫侵食之形，故败创曰蚀也。”

大风：古病名，即麻风。《素问》长刺节论篇：“病大风，骨节重，须眉坠，名曰大风。”

痈疽久败创：是疮疡日久，久治不愈，形成疮疡成脓而不溃，或溃烂而久不收口，导致局部长期流稀脓或清水。

痈疽久败疮之临床解读

“痈疽久败疮”属西医学的皮肤化脓性感染、慢性骨髓炎、慢性乳腺炎等范畴。由气血不足所致，治当以补益气血为要。黄芪则为要药之一。张锡纯在《医学衷中参西录》云：“《神农本草经》谓黄耆主久败疮，亦有奇效。”并记有案例：“奉天张某，年三十余。因受时气之毒，医者不善为之清解，转引毒下行，自脐下皆肿，继又溃烂，睾丸露出，少腹出孔五处，小便时五孔皆出尿。为疏方：生黄芪、花粉各一两，乳香、没药、银花、甘草各三钱，煎汤连服二十余剂。溃烂之处，皆生肌排脓出外，结疤而愈，始终亦未用外敷生肌之药。”（张锡纯．医学衷中参西录．北京：河北人民出版社，1974：303.）

需要注意的是，治疗时只能用生黄芪。

大风：一指外感风邪，二指脑血管病之中风。

治风典型方剂

玉屏风散（《丹溪心法》） 黄芪一两，防风一两，白术二两。方中黄芪益气固表，对抗风邪。治疗表虚自汗，易感风邪。

方名“玉屏风散”有抵御外感风邪屏障之功，珍贵如玉之意。方中只能用生黄芪。

补阳还五汤（《医林改错》） 生黄芪四两，当归二钱，赤芍一钱半，地龙一钱，川芎一钱，红花一钱，桃仁一钱。治疗半身不遂，口眼㖞斜，语言謇涩，口角流涎，下肢痿废，小便频数，或尿不禁等中风后遗症。

方中重用生黄芪，一是取祛风邪之义，二是取其补脾胃之元气，使气旺以促血行，祛瘀而不伤正，并助诸药祛风、行血、祛瘀之力。

癞疾：古病名，即麻风病。

五痔：古病名，肛肠病名，痔病总称。

《诸病源候论》卷三十四·诸痔候：诸痔者，谓牡痔、牝痔、脉痔、肠痔、血痔也。其形证名条如后。

牡痔：肛边生鼠乳出在外者，时时出脓血者是也。

牝痔：肛边肿生疮而出血者，牝痔也。

脉痔：肛边生疮，痒而腹痛出血者，脉痔也。

肠痔：肛边肿核痛，发热寒热而血出者，肠痔也。

血痔：因便而清血随处者，血痔也。

鼠瘘：古病名。指瘰疬之多口溃破，贯通流脓，形似鼠穴者，发于颈腋部之瘰疬，形成瘘管，溃破流脓而久不瘥者，即现今颈部淋巴结核。先秦称瘰疬溃破者为瘘。《说文解字》："瘘，颈肿也。"《灵枢》寒热病："寒热，瘰疬在于颈腋者，皆何气使生？岐伯曰：此皆鼠瘘，寒热之毒气也，留于脉而不去者也。"《诸病源候论》卷三十四·鼠瘘候："鼠瘘者，由饮食不择，虫蛆毒变化入于脏腑，出于脉，稽留脉内而不去，使人寒热，其根在肺，出于颈腋之间……"

小儿百病：多与脾胃虚弱有关。脾胃为后天之本，气血生化之源。

黄芪治脾胃虚弱之经典方剂

黄芪常用于治疗脾胃虚弱方剂之中，无论男女老幼，均可应用。

黄芪建中汤（《金匮要略》） 即《伤寒论》小建中汤加黄芪。黄芪一两半，芍药六两，桂枝（肉桂）三两，炙甘草二两，生姜三两，大枣十二枚。治疗阴阳气血不足，虚劳里疾。

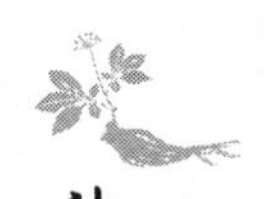

补虚：补益虚劳羸瘦。如补中益气汤。

药物解读

《中华人民共和国药典》2015 年版一部收载：黄芪为豆科植物蒙古黄芪 *Astragalus membranaceus*（Fisch.）Bge. var. mongholicus（Bge.）Hsiao 或膜荚黄芪 *Astragalus membranaceus*（Fisch.）Bge. 的干燥根。

【性味归经】性平，味甘。归肺、脾经。

【功能主治】补气生阳，固表止汗，利尿消肿，生津养血，行滞通痹，托毒排脓，敛疮生肌。用于气虚乏力，食少便溏，中气下陷，久泻脱肛，便血崩漏，表虚自汗，气虚水肿，内热消渴，血虚萎黄，半身不遂，痹痛麻木，痈疽难溃，久溃不敛等。

【性味归经】性温，味甘。归肺、脾经。

【功能主治】补中益气。用于气虚乏力，食少便溏等。

【鉴别要点】

药材鉴别　本品呈圆柱形，有分枝，上端较粗，直径 1～3.5cm，下端渐细。表面淡棕黄色或淡棕褐色，有不整齐的纵皱纹或纵沟，可见横向皮孔。质硬而韧，不易折断，断面纤维性强，并显粉性，皮紧肉松，皮部黄白色，木部淡黄色，有放射状纹理及裂隙，老根中心偶有枯朽状，黑褐色或呈空洞。气微，味甜，嚼之微有豆腥味。

饮片鉴别　黄芪饮片呈类圆形或椭圆形厚片。外表皮黄白色至淡棕褐色，可见纵皱纹和纵沟。饮片切面皮部黄白色，木部淡黄色，有放射状纹理，呈菊花心状及裂隙；金盏银盘明显，有的饮片中心偶有枯朽状或空洞状，呈黑褐色。气微，味微甜，嚼之有豆腥味。

【拓展阅读——中药经验鉴别专用术语】

菊花心　指中药材或饮片横切面的放射状纹理，形如开放的菊花，又称“菊花纹”。

皮松肉紧　特指部分根茎类中药材横断面皮部疏松，而木部较为结实。

金盏银盘　指部分根茎类中药材的横断切面，其木部呈黄色，皮部呈白色，恰似“金玉相映”。

【临床医师、临床药师注意事项】

★ 黄芪效用：生用益气固表，清热，托毒排脓，生肌，利水消肿；蜜炙用

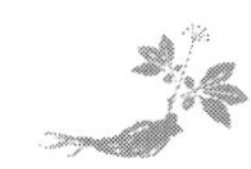

补中益气，升阳举陷，益脾生血。

★ 黄芪在临床中有生、熟（炙）之别。剂量与疗效也有一定关系。量轻，10～30g 至 100g 以下，具有明显升阳举陷、升血压作用。大剂量 250g 以上反而有降血压作用。

医籍选论

黄芪，性温，味微甘。能补气，兼能升气，善治胸中大气下陷。《神农本草经》谓主大风者，以其与发表药同用，能祛外风，与养阴清热药同用，更能息内风也。谓主痈疽、久败疮者，以其补益之力能生肌肉，其溃脓自排出也。表虚自汗者，可用之以固外表气虚。小便不利而肿胀者，可用之以利小便。妇女气虚下陷而崩带者，可用之以固崩带。为其补气之功最优，故推为补药之长，而名之曰耆也。

——清·张锡纯《医学衷中参西录》

黄芪色黄，味甘，微温，禀火土相生之气化。土主肌肉，火主经脉，故主治肌肉之痈、经脉之疽也。痈疽日久，正气衰微，致三焦之气不温肌肉，则为久败疮。黄芪助三焦出气，以温肌肉，故可治也。痈疽未溃，化血为脓，痛不可忍，黄芪补气助阳，阳气化血而排脓，脓排则痛止。大风癞疾，谓之疠疡，乃风寒客于脉而不去，鼻柱坏而色败，皮肤溃癞者是也。五痔者，牡痔、牝痔、肠痔、脉痔、血痔，是热邪淫于下也。鼠瘘者，肾脏水毒上淫于脉，致颈项溃肿，或空或凸，是寒邪客于上也。夫癞疾五痔鼠瘘，乃邪在经脉，而证见于肌肉皮肤。黄芪内资经脉，外资肌肉，是以三证咸宜。

又曰：补虚者，乃补正气之虚，而经脉调和，肌肉充足也。小儿经脉未盛，肌肉未盈，血气皆微，故治小儿百病。

——清·张志聪《本草崇原》

黄芪气微温，禀少阳之气，入胆与三焦；味甘无毒，秉太阴之味，入肺与脾。其主痈疽者，甘能解毒也。久败之疮，肌肉皮毛溃烂，必脓多而痛甚，黄芪入脾而主肌肉，入肺而主皮毛也。大风者，杀人之邪风也。黄芪入胆而助中正之气，俾神明不为风所乱；入三焦而助决渎之用，俾窍道不为风所壅；入脾而救受克之伤；入肺而制风木之动，所以主之。癞疾，又名大麻风，即风毒之盛也。五痔者，五种之痔疮，乃少阳与太阴之火陷于下，而此能举其陷。鼠瘘者，瘰疬之别名，乃胆经与三焦之火郁于上，而此能散其郁也。

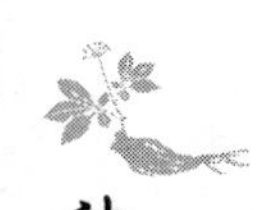

其曰补虚者，是总结上文诸证，久而致虚，此能补之，非泛言补益之品也。叶天士云：'小儿稚阳也。稚阳为少阳，少阳生气调达则不病，所以概主小儿百疾也。'

余细味经文，俱指表证而言。如六黄汤，寒以除热，热除则汗止；芪附汤，温以回阳，阳回则汗止；玉屏风散之散以驱风，风平则汗止。诸方皆藉黄芪走表之力，领诸药速达于表而止汗，非黄芪自能止汗也。诸家固表，及生用发汗、炒用止汗等说，贻误千古，兹特正之。

——清·陈修园《神农本草经读》

脾主肌肉，甘能解毒，温能生肌，所以主痈疽久败疮，排脓生肌也。风湿热壅于经脉筋肉中，则筋坏肉败而成大麻风癞疾矣。脾主湿，胆主风，三焦主热，邪之所凑，其气必虚，黄芪甘温，补益气血，故治癞疾也。

肠澼为痔。肠者，手阳明经也。太阴脾，为阳明行津液者也。甘温益脾。脾健运。则肠澼行而痔愈也。鼠瘘者瘰疬也。乃少阳经风热郁毒。黄芪入胆与三焦，甘能解毒，温能散郁。所以主之。

人身之虚，万有不齐，不外乎气血两端。黄芪气味甘温，温之以气，所以补形不足也；补之以味，所以益精不足也。小儿稚阳也，稚阳为少阳，少阳生气条达，小儿何病之有？黄芪入少阳补生生之元气。所以概主小儿百病也。

——清·叶天士《本草经解》

黄芪，味甘，气平。入足阳明胃、手太阴肺经。入肺胃而补气，走经络而益营，医黄汗血痹之证，疗皮水风湿之疾，历节肿痛最效，虚劳里疾更良，善达皮腠，专通肌表。蜜炙用。生用微凉，清表敛汗宜之。

——清·黄元御《长沙药解》

黄耆，性温，味微甘。能补气，兼能升气，善治胸中大气。

——清·张锡纯《医学衷中参西录》

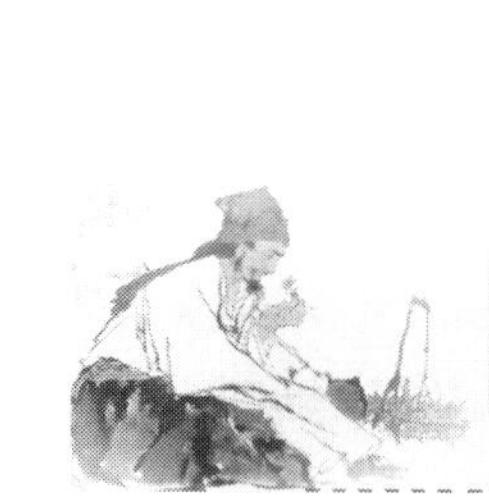

黄芩 Huangqin

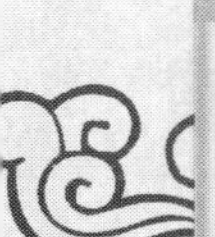

黄芩，味苦平。主諸熱黄疸，腸澼，泄利，逐水，下血閉，惡瘡恒蝕，火瘍。一名腐腸。生川穀。

【处方用名】黄芩——唇形科 Labiatae.

【经文】黄芩，味苦平。主诸热黄疸，肠澼，泄利，逐水，下血闭，恶疮恒蚀，火疡。一名腐肠。生川谷。

本经要义

黄疸：病证名。出《素问》平人气象论篇："溺黄赤安卧者，黄疸。已食如饥者，胃疸……目黄者曰黄疸。"

黄疸，又称"黄瘅"。身黄、目黄、小便黄为其三大主症。多由于脾胃湿邪内蕴，肠胃失调或饮食不节，湿热或寒湿内阻中焦，迫使胆液不循常道外溢所致。

黄疸临床认识

临床上将黄疸分为阴黄和阳黄两大类。阴黄，多属慢性。其症状为皮肤黄色暗晦，神疲身倦，胃纳呆，小便淡黄等。多见于慢性肝炎（乙肝）、慢性胆囊炎、胆石症、肝硬化等疾病。阳黄，多属急性，其症状初起有寒热，面、目、皮肤黄色鲜明，伴有口苦口干，胸闷泛恶，腹满便秘，小便浓赤。多见于急性黄疸型传染性肝炎、钩端螺旋体病等。

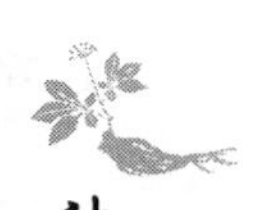

肠澼：古名“滞下”。形容肠内有积滞，排便时澼澼有声。

本病为夏秋季节常见之肠道急性传染病。临床上以腹痛、黏液脓血样大便，次数增多而量少，里急后重为主证。多因肠胃内虚，摄食生冷不洁之物，以致湿热内蕴，毒滞肠中所致，又名“痢疾”。张介宾云：“痢疾一证，即《内经》之肠澼也。古今方书，因其闭滞不利，故又谓之滞下。其证则里急后重，或垢或血，或见五色，或多红紫，或痛或不痛……”

泻痢：又作“泄痢”。“泄泻”与“泄痢”常并称。大便稀薄，时作时止，叫“泄”；大便直下，如水倾注，叫“泻”。临床上多合称为“泄泻”。其病因很多，有风、寒、湿、热内犯肠胃，有饮食不节，有脾胃内伤，以及肾阳衰弱等均可致病；又有湿泻、暑泻、热泻、寒泻、食泻、五更泻等区别。

逐水：驱逐或攻逐水液。

血闭：特指妇人经闭。下血闭，即指通调月经。

恶疮：泛指疖、疽、癣、疥、痈等顽固的皮肤病。《诸病源候论》卷三十五·疮病诸候·诸恶疮候：“诸疮生身体。皆是体虚受风热，风热与血气相搏，故发疮。若风热挟湿毒之气者，则疮痒痛焮肿，而疮多汁，身体壮热，谓之恶疮也。”

恒蚀：其他辑本作“疽蚀”，如曹元宇辑本。“蚀”，损伤、腐烂、亏耗。蚀者，损伤、侵蚀之义。“疽”，凡疮疡表现为温肿平坦，皮肤不变，不热少痛，未成脓难消，已成脓难溃，脓水清稀，破后难敛者，统称为“疽”。

火疡：古病名，一名火疳，一种急性眼科疾病，为火邪热毒积聚，侵犯眼白的病证。主要症状为眼白深部内外凸起之暗红色颗粒状，逐渐增大，红赤疼痛，畏光流泪，视物不清，严重者可破溃流水而成漏管。

药物解读

《中华人民共和国药典》2015 年版一部收载：黄芩，为唇形科植物黄芩 *Scutellaria baicalensis* Georgi 的干燥根。

【性味归经】 性寒，味苦。归肺、胆、脾、大肠、小肠经。

【功能主治】 清热燥湿，泻火解毒，止血，安胎。用于湿温，暑湿，胸闷呕恶，湿热痞满，泻痢，黄疸，肺热咳嗽，高热烦渴，血热吐衄，痈肿疮毒，胎动不安等。

【鉴别要点】

药材鉴别　药材呈圆锥形，略扭曲，直径 1～3cm，长 8～25cm。表面棕

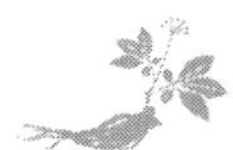

黄色或深黄色，表面具稀疏的疣状细根痕，上部较粗糙，有扭曲的纵皱或不规则的网纹，下部有顺纹和细皱。人工栽培品皱纹较细腻，质硬而脆，易折断，老根可见腐朽的木部外露。断面黄色，中心红棕色；老根中心呈枯朽状或中空，暗棕色或棕黑色。本品遇冷水或遇潮湿后则变为黄绿色。气微，味苦。

饮片鉴别 饮片呈类圆形或不规则的薄片。外表皮黄棕色或棕褐色。饮片切面黄棕色或黄绿色（遇冷水或潮湿后加工切制饮片），具放射状纹理。气微，味苦。

【拓展阅读——黄芩的入药品种】

关于黄芩的入药品种，目前国内中药材商品流通品种较为复杂。全国各地所用基原品种不一，但均为黄芩属 Scutellaria 种类，均含相同成分黄芩苷 Baicalin，其临床疗效相同。主要品种如黄芩 *Scutellaria baicalensis* Georgi、黏毛黄芩 *Scutellaria viscidula* Bunge.、滇黄芩（西南黄芩）*Scutellaria amoena* C. H. Wtight.、甘肃黄芩 *Scutellaria rehderiana* Diels.、连翘叶黄芩 *Scutellaria hypericifolin* Levl.、丽江黄芩 *Scutellaria likangensis* Diels.、大黄芩 *Scutellaria tenaxw*. W. Smith. var. patentipilosa（Hangd_Mazz.）C. Y. Wu.。《中华人民共和国药典》2015 年版一部收载品种以唇形科植物黄芩的干燥根为法定品种。

【拓展阅读——《伤寒论》用黄芩汤方】

黄芩汤 黄芩三两，芍药三两，甘草二两，大枣十二枚。治疗湿热肠痈及泻痢。

小柴胡汤 柴胡半斤，黄芩三两，人参三两，甘草三两，半夏半升，生姜三两，大枣十二枚。用于治疗寒热往来，胸胁硬满。

大柴胡汤 柴胡半斤，黄芩三两，芍药三两，半夏半升，生姜五两，枳实（枳壳）四枚，大枣十二枚，大黄二两。用于治疗发热汗出，心下痞硬。

半夏泻心汤 半夏半升，黄芩三两，干姜三两，人参三两，黄连一两，大枣十二枚，炙甘草三两。用于治疗呕而发热，心中痞满。

生姜泻心汤 生姜四两，甘草三两，人参三两，干姜一两，黄芩三两，半夏半升，黄连一两，大枣十二枚。用于治疗干呕厌食，心下痞硬。

甘草泻心汤 甘草四两，黄芩三两，干姜三两，黄连一两，大枣十二枚，半夏半升。用于治疗水谷不化，心下痞硬。

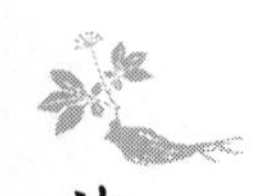

附子泻心汤　大黄二两，黄连一两，黄芩一两，附子一枚。用于治疗恶寒汗出，心下痞满。

大黄黄连泻心汤　大黄二两，黄连一两。用于治疗关上脉浮，心下痞满。

【拓展阅读——李时珍用黄芩泻肺热】

中医学认为，黄芩为“肺经专药”“保胎要药”。李时珍在《本草纲目》中云：“药中肯綮（音 qing，骨上的肉和筋膜，指要害），如鼓应桴（音 fu，鼓槌；应，配合），医中之妙，有如此哉！”

《本草纲目》卷十三・黄芩条：“予年二十时，因感冒咳嗽既久，且犯戒（违反了禁忌），遂病骨蒸发热，肤如火燎，每日吐痰碗许，暑月烦渴，寝食几废，六脉浮洪，遍服柴胡、麦门冬、荆沥诸药，月余益剧，皆以为必死矣。先君（已去世的父亲）偶思李东垣治肺热如火燎，烦躁引饮而昼盛者，气分热也，宜一味黄芩汤（即清金汤），以泻肺经气分之火。遂按方用片芩（子芩）一两，水二钟，煎一钟（钟，古代一种盛酒之酒具，亦作酒盅），顿服。次日身热尽退，而痰嗽皆愈。药中肯綮，如鼓应桴，医中之妙，有如此哉！”

按：黄芩之称谓，李时珍在《本草纲目》中云：“芩，《说文》作菳，谓其色黄也。或云芩者，黔也，黔乃黄黑之色也。”黄芩之宿根中空，外黄内黑，习称“枯芩”，在古代别称“腐肠”“烂心肺”等，即由此而来，其子根内外皆鲜黄，质量最佳，习称“子芩”“条芩”，李时珍称“片芩”。

【临床医师、临床药师注意事项】

★ **黄芩饮片如果变成绿色，则其临床疗效降低或失去治疗作用，饮片鉴定时一定要注意。**另外，黄芩所含酶不耐高温，故黄芩加工炮制时不能用冷水浸泡，只能用沸水焯润或蒸法加工炮制，即“**杀酶保苷**”。

这是因为，黄芩中含酶（Baicalinase），在一定的温度和湿度下可以酶解黄芩中的黄芩苷（Baicalin）和汉黄芩苷（Wogonoside），生成葡萄糖醛酸与黄芩素（Baicalein）和汉黄芩素（Wogonin），其中具有主要药理作用的黄芩素是一种邻位三羟基黄酮成分，本身不稳定，容易氧化而变成绿色。

★ 黄芩饮片，经清炒后可减其苦寒之性，免伤脾胃功能，并多用于安胎；酒炙黄芩可缓和其苦寒之性，上行以清上焦湿热，风热有痰者适用。黄芩清炒炭用，可增加其止血作用，清热止血，可广泛用于咳血、便血、衄血、崩漏、胎动漏血等。

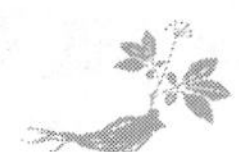

医籍选论

黄芩色黄内空，能清肠胃之热，外肌皮而性寒，能清肌表之热，乃手足阳明兼手太阴之药也。主治诸热黄疸、肠泄痢者，言诸经之热，归于胃土而为黄疸，归于大肠而为泄痢。黄芩中空，主清肠胃之热，故能治之。肠胃受浊，得肺气通调，则水津四布，血气营运，逐水下血闭者，黄芩外肌皮而清肌表。肌表清，则肺气和，而留水可逐，血闭自下矣。火热之气留于肌肉皮肤，则为恶疮疽蚀。恶疮疽蚀名曰火疡。黄芩治之，清肌表也。

——清·张志聪《本草崇原》

黄芩，气味苦、寒，无毒。黄芩与黄连、黄柏皆气寒味苦而色黄，主治大略相似。大抵气寒皆能除热，味苦皆能燥湿，色黄者皆属于土，黄而明亮者则属于金，金借土之色以为色，故五金以黄金为贵也。但黄芩中空似肠胃，肠为手阳明，胃为足阳明。其主诸热者，指肠胃诸热病而言也。黄疸为大肠经中之郁热；肠澼泄痢者，为大肠腑中之郁热。逐水者，逐肠中之水。下血闭者，攻肠中之蓄血。恶疮、疽蚀、火疡者，为肌肉之热毒；阳明主肌肉，泻阳明之火即所以解毒也。《本经》之言主治如此，仲景于少阳经用之，于心下悸易茯苓，于腹痛易芍药，又于《本经》言外别有会悟也。

——清·叶天士《本草经解》

黄芩，味苦，气平，无毒。心者火脏也，十二官之君，诸热之主也；苦平清心，故主诸热。黄疸者，湿热乘脾之症也，脾为太阴湿土，土湿热，则本色现而发黄疸；黄芩苦平清肺，肺亦太阴，太阴湿热退，而脾疸亦平也。肺与大肠为表里，大肠湿热则肠泄痢；黄芩清肺，肺清则通调水道而湿热下逐，肠肺复其燥金之气，而泄痢愈矣。肺司水道，热则肺失清肃之令而水道不通，水因而蓄焉。黄芩清肺，则气化下及膀胱而水下逐矣。血闭者，实热在血分而经闭不通也；心主血，味苦清心，则能下泄，所以主之。恶疮疽蚀者，疮疽败坏溃腐而不收口也；火疡者，火伤疮也；皆心火有余而腐坏肺之皮毛也。苦平清心肺，所以主诸痛痒疮疡也。

——清·叶天士《本草经解》

黄芩，味苦，气寒。入足少阳胆、足厥阴肝经。清相火而断下利，泻甲木而止上呕，除少阳痞热，退厥阴之郁蒸。

——清·黄元御《长沙药解》

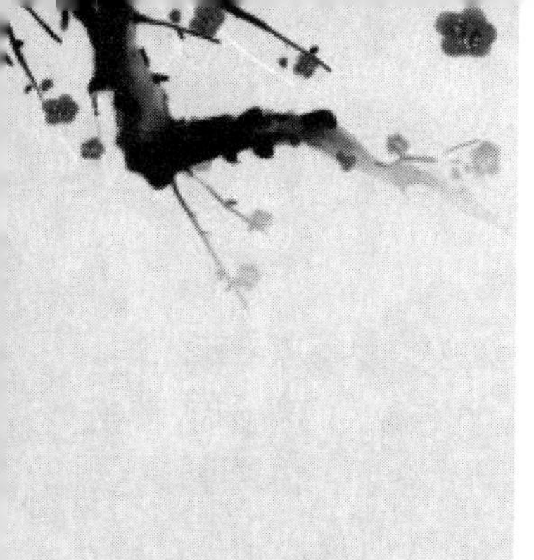

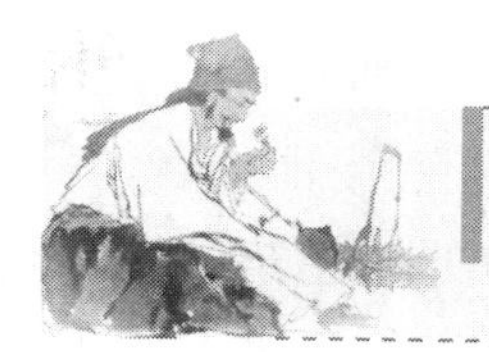

黄连 Huanglian

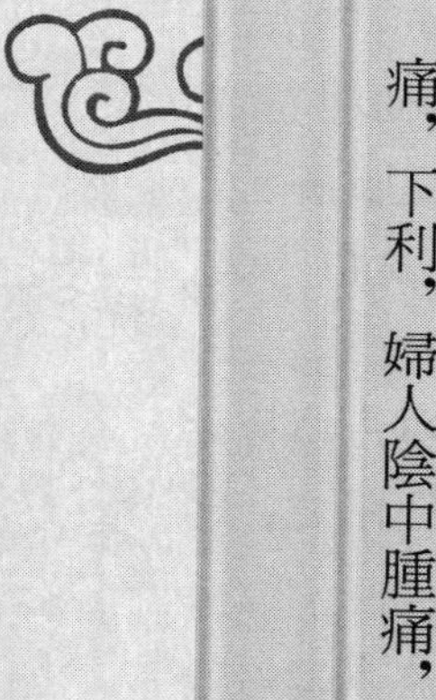

黃連，味苦寒。主熱氣，目痛，眥傷，泣出。明目，腸澼，腹痛，下利，婦人陰中腫痛，久服，令人不忘。一名王連，生川穀。

【处方用名】 黄连——毛茛科 Ranunculaceae.

【经文】 黄连，味苦寒。主热气，目痛，眦伤，泣出。明目，肠澼，腹痛，下利，妇人阴中肿痛，久服，令人不忘。一名王连，生川谷。

李时珍言："根根连珠而色黄(三角叶黄连形状描述)，故名。"黄连(汉代起至今之通称)，包括味连(*Coptis chinensis* Franch.)又名鸡爪连。主产于重庆石柱。三角叶黄连(*Coptis deltoidea* C. Y Chen.)，又称雅连。本草文献又称之大连、王连，为黄连中之珍品。2008年已被国家质检总局核定为地理标志保护品。主产于四川洪雅，历史上峨眉、雅安、荥经、峨边等地亦产。野黄连(*Coptis omeiensis* (Chen.)C. Y Chena.)又称岩连、凤尾连，极为珍贵，现已极少见，被国家列为珍稀濒危保护品种。主产于四川洪雅瓦屋山。云连(*Cpotis teeta* Wall.)分布于云南及西藏。

雅连，原植物为三角叶黄连，历史上因主产于洪雅，又以雅安(古称雅州)为集散地，故称雅连。根茎多单枝，偶有分叉成2～3丛生。单枝者，条长而肥实，长5～10cm，直径0.3～1cm，略成圆柱形，微弯曲。"过江枝"(过桥)较长，但较味连少，连珠明显，形似蚕状，全株附有须根或须根痕。鳞甲明显，其质地气味均与味连相同"(郝近大．中华人民共和国药典辅助说明．北京：中国中医药出版社，2011：486)。

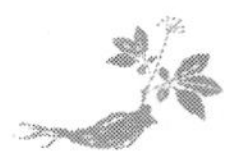

《本草纲目》载：今虽吴、蜀皆有，惟以雅州、眉州（今洪雅、峨眉山、雅安等地）者良。（万德光，彭成，赵均宁. 四川道地药材志. 成都：四川科学技术出版社，2005：505）此系特指雅连而言。因20世纪60年代以前，洪雅、峨眉山、雅安、荥经、峨边等地，自古以来只栽种雅连（三角叶黄连）。从20世纪60年代始，重庆石柱引种味连栽培成功后，才开始种植味连，且其产量、质量、微量元素等均超过原产地。《名医别录》等古典文献中云：黄连（大连、王连）生巫山阳川及蜀郡（今成都），系指雅连产区。

本经要义

热气：指发热。系指与"寒热"之所指发热发冷相比较。此经文单指其发热而言。

目痛：即眼疾。目痛，以日间痛属阳，夜间痛属阴。痛而烦闷为气实；痛而恶寒为气虚。隐隐作痛，时作时止为阴虚火动；痛如针刺，持续无间为火邪有余。目痛而干涩不适为津液耗损或水亏血虚；目赤痛而多分泌物，眵泪胶黏，为风热壅盛。二便清利，目微赤痛为虚火上浮；二便不利，目赤痛甚为实火内燔。痛而拒按，喜冷敷为实；痛而喜按，热烫则舒为虚。

"目痛"，病证名。

古医籍关于"目"的论述

"目"，五脏的精气上注于目，才能使目光有神，充分发挥正常的视觉功能。

《素问》卷三·五脏生成篇第十："诸脉者皆属于目……故人卧血归于肝，肝受血而能视。"

《素问》卷一·金匮真言论篇第四："东方色青，入通于肝，开窍于目，藏精于肝，其病发惊骇……"

说明眼的生理功能与五脏的精气，肝血的调节有密切的关系。

《素问》卷十八·缪刺论篇第六十三："邪客于足阳跻之脉，令人目痛从内眦始。"

《素问》卷十八·四时刺逆从论篇第六十四："少阳有余病筋痹胁痛，不足，病肝痹……滑则病肝风疝，涩则病积时筋急目痛。"

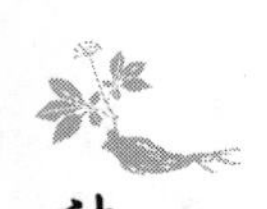

眦伤:“眦”,指上、下眼睑合处,俗称眼角。近鼻处则为内眦,俗称大眼角;外侧近两鬓处为外眦,俗称小眼角。“眦伤”,指眼角之睑缘处的损伤,多为慢性炎症。

泣出:即哭泣眼泪流出。此经文非指哭泣,仅指眼泪之意,因眼疾而流泪出。

明目:肝火、邪热上攻头目,可致目痛眦伤泣出,临床表现为目痛、畏光、流泪等多种眼疾。此类疾病多见于急慢性结膜炎、睑缘炎等眼部感染性眼疾。而眼疾之眼睛红肿、结膜充血、眼痛、眼痒、眼粪较多等症,均为热象证候,上述疾病均可用黄连配伍其他药,如菊花、木贼、桑叶、夏枯草、枸杞子、桑葚、决明子等治疗,也可单味黄连熬汁外洗,此即为黄连“明目”之功。公元 4 世纪,葛洪就言“黄连治目中百病”。

肠澼:肠中有积滞而引起的各种病证。中医学古病名。即痢疾一病,亦作肠澼。“澼”,指垢腻黏滑似涕似脓的液体,因自肠排出澼澼有声,而故名。澼言洴澼,本谓水中击絮,为声洴澼,且絮沫浮起。痢疾为病,肠鸣洴澼,便沫如絮,病位在肠,故名肠澼。另解:肠澼,即便血。

《古今医鉴》:“夫肠澼者,大便下血也。”

《素问》卷八·通评虚实论篇第二十八:“帝曰:肠澼便血何如?岐伯曰:身热则死,寒生。帝曰:肠澼下白沫何如?岐伯曰:脉沉则生,脉浮则死。帝曰:肠澼下脓血何如?岐伯曰:脉悬绝则死,滑大则生。帝曰:肠澼之属,身不热,脉不悬绝何如?岐伯曰:滑大者曰生,悬涩者曰死,以脏期之。”

《素问经注节解》:“肠澼,痢疾也,今世下利见红白积者是也。”

腹痛:病证名。《素问》卷十一·举痛论篇第三十九:“帝曰:其痛或卒然而止者,或痛甚不休者,或痛甚不可按者,或按之而痛止者,或按之无益者,或喘动应手者,或心与背相引而痛者,或胁肋与少腹相引而痛者,或腹痛引阴股者,或痛宿昔而成积者,或卒然痛死不知人,有少间复生者,或痛而呕者,或腹痛而后泄者,或痛而闭不通者,凡此诸痛,各不同形,别之奈何?”

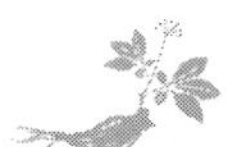

腹痛临床认识

凡外感六淫，饮食不节，七情所伤，气机郁滞，血脉瘀阻及虫积等因素都可致腹痛。治疗腹痛，要辨证，首先要注意寒、热、虚实、气血。寒痛遇冷更甚，得热稍缓，形寒怯冷，口不渴，舌苔白，脉沉迟或沉紧；热痛时痛时止，口渴舌燥，小便赤，大便秘结或下痢，舌红苔黄，脉洪数；虚痛痛势绵绵而喜按；实痛胀满攻痛而拒按，气滞痛攻痛无定处；血瘀痛刺痛而固定不移等。从疼痛部位辨：痛在大腹，多属脾胃；痛在脐腹，多属大小肠；痛在脐下正中，多属膀胱与肾；痛在脐下两侧，多与肝经有关。从痛邪来辨：有寒、热、湿、食积、虫积、气滞、瘀血等不同。即有气虚腹痛、血虚腹痛、寒冷腹痛、寒积腹痛、湿热腹痛、食积腹痛、虫积腹痛、气滞腹痛、瘀血腹痛、小便痛等病。

下利：即泄泻。“利”通“痢”。古代文献对痢疾和泄泻的统称。《内经》称肠澼；《伤寒杂病论》以痢疾与泄泻通称为“下利”，又谓“滞下”，为夏秋季节常见之急性肠道疾病。多因外受湿热疫毒之气，内伤饮食生冷，积滞于肠中所致。其主症：以大便次数增多而量少，腹痛，里急后重，下黏液即脓血样大便为特征。其治疗分虚实。实证：用清热化湿，凉血解毒，消积导滞等方法。虚证：则用补中益气，收涩固脱等方法。本病的分类：从病因来分，有暑痢、湿热痢、寒痢、热痢等。从大便形状来分，有赤痢、白痢、血痢、赤白痢、脓血痢、五色痢等。

阴中肿痛：指妇人阴部肿痛。即湿热下注所致之外阴瘙痒、阴部疮肿、阴道炎等阴户疾病。值得注意的是：在《诸病源候论》卷五十·小儿杂病诸候·阴肿成疮候：“阴肿，下焦热，热气冲阴，阴头忽肿合，不得小便，乃至生疮。”此与《经文》所言“阴中肿痛”不同，要注意区别。

不忘：“忘”通“妄”。《老子》第十六章：“不知常，忘作，凶。”朱谦之校释：“忘，妄古通。”狂乱《说文·女部》：“妄，乱也。”虚妄，《广韵·漾韵》：“妄，虚妄。”“不忘”：即使人不虚忘。现今谓之不迷惑，不狂妄。《诸病源候论》卷二·风病诸候下凡三十论·风狂病候：“狂病者，由风邪入并于阳所为也。风邪入血，使人阴阳二气，虚实不调。若一实一虚，则令血气相并，气并于阳则为狂发。或欲走，或自高贤称神圣是也。又肝藏魂，悲哀动中则伤魂，魂伤则狂妄不精明。”。

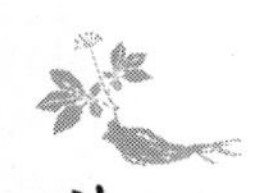

药物解读

《中华人民共和国药典》2015 年版一部收载：黄连，为毛茛科植物黄连 *Coptis chinensis* Franch.、三角叶黄连 *Coptis deltoidea* C. Y. Cheng et Hsiao 或云连 *Coptis teeta* Wall. 的干燥根茎。

【性味归经】性寒，味苦。归心、脾、胃、肝、胆、大肠经。

【功能主治】清热燥湿，泻火解毒。用于湿热痞满，呕吐吞酸，泻痢，黄疸，高热神昏，心火亢盛，心烦不寐，心悸不宁，血热吐衄，目赤，牙痛，消渴，痈肿疔疮等。

【鉴别要点】

1. 药材鉴别

味连：多集聚成簇，常弯曲，形如鸡爪（俗称：鸡爪黄连），单枝根茎长3～6cm，直径 0.3～0.8cm。表面灰黄色或黄褐色，粗糙，有不规则结节状隆起、须根及须根残基，有的节间表面平滑如茎杆，习称“过桥”。上部多残留褐色鳞叶，顶端常留有残余的茎或叶柄。质硬，断面不整齐，皮部橙红色或暗棕色，木部鲜黄色或橙黄色，呈放射状排列，髓部有的中空。气微，味极苦。

雅连：多为单枝，略呈圆柱形，微弯曲，长 4～8cm，直径 0.5～1cm。“过桥”较长。顶端有少许残茎。

云连：弯曲呈钩状，多为单枝，较细小。

2. 饮片鉴别

目前国内只有味连饮片，因雅连生产极少，珍稀，价格较贵。云连只有部分省区应用，常为地方习用。

味连饮片呈不规则薄片，外表皮灰黄色至黄褐色，粗糙，有较细小的须根及须根痕，切面鲜黄色至红黄色，具放射状纹理，有的可见髓部中空。气微，味极苦。

3. 炮制应用

酒制黄连：清上焦火热，如目赤、口疮。

姜汁制黄连：善清胃和胃，止呕。用寒热互结，湿热中阻，痞满呕吐。

吴茱萸汁制黄连：善疏肝和胃，止呕。用于肝胃不和，呕吐吞酸，厥阴头痛等。

【拓展阅读——中药材与中药饮片鉴别专用术语】

鸡爪黄连：专指味连，多分枝成簇状，形同鸡爪，又叫鸡爪连。

过桥：特指黄连根茎部分细长的节间（中耕培土过浅所致）如桥悬两

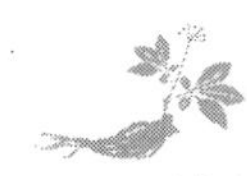

岸，又称谓“过江枝”“蚂蜂腰”。

凤尾连：特指野黄连的叶片单叶形如传说中的凤凰的尾羽。

【拓展阅读——张仲景应用黄连情况】

张仲景用黄连汤方共计14方。

★ 关于计量

最大剂量为十六两，如乌梅丸：乌梅三百枚，细辛、炮附子、桂枝（去皮）、人参、黄柏各六两，干姜十两，黄连十六两，当归、川椒各四两。功能：温脏，补虚，安蛔。治疗蛔厥，烦闷呕吐，久痢不止等。

最小剂量为一两。如大黄黄连泻心汤：大黄二两，黄连一两。治疗邪热壅滞，心下痞，以及心火亢盛，吐血，衄血等症。

常用剂量一两至四两，如黄连阿胶汤：黄连四两，黄芩二两，芍药二两，鸡子黄二枚，阿胶三两。功效：育阴清热。治疗热邪伤阴，心烦不眠等。现今传统常用量为3～10克。《中华人民共和国药典》2015年版规定2～5g。

★ 关于用法

仲景在其大黄泻心汤方言：“大黄、黄连之苦寒，以导泻心下之虚热，但以麻沸汤渍服者，取其薄而泄虚热。”即用滚开的沸水冲泡一会儿，取汁饮。不用煎煮。旨在取其气，意在取其清淡轻扬。

★ 关于炮制

仲景所用含黄连汤方中黄连均未注明炮制，即全部用生品。而近、现代用黄连：清炒黄连、制其黄连苦寒之性；姜汁制黄连，意在增强清热止呕之力；酒炒制黄连，意在清上焦之火；吴茱萸汁制黄连，意在清肝，治厥阴病等。

按：《内经》云：司岁备物得天地之专精，非司岁备物则气散也。张志聪说：“后世不能效上古之预备，因加炮制以助其力。如黄连水浸，附子火炮，即助寒水君火之火。后人不体经义，后以火炒黄连，尿煮附子。寒者热之，热者寒之，是制也，非制也。譬之鹰犬之力，在于爪牙。今束其爪，缚其牙，亦何贵乎鹰犬哉?”

有些中药品的炮制方法，古今有别，张氏所言，有的中药之炮制有损于原药的临床疗效。如何解读《经文》要义和《伤寒论》汤方药物，值得品味。

医籍选论

黄连生于西蜀，味苦气寒，禀少阴水阴之精气。主治热气者，水滋其

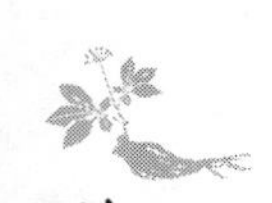

火，阴济其阳也。目痛眦伤泣出者，火热上炎于目，则目痛而眦肉伤，眦肉伤则泣出。又曰：明目者，申明治目痛，眦伤泣出，以其能明目也。肠澼者，火热内乘于阴，夫热淫于内，薄为肠澼，此热伤阴分也。腹痛下痢者，风寒暑湿之邪伤其经脉，不能从肌腠而外出，则下行肠胃，致有肠痛下痢之证。黄连泻火热而养阴，故治肠澼腹痛下痢。妇人阴中肿痛者，心火协相火而交炽也。黄连苦寒，内清火热，故治妇人阴中肿痛。久服令人不忘者，水精上滋，泻心火而养神，则不忘也。

大凡苦寒之药，多在中品下品，唯黄连列于上品者，阴中有阳，能济君火而养神也。少阴主水而君火在上，起冬不落叶。

——清・张志聪《本草崇原》

（黄连）其云主热气者，除一切气分之热也。目痛、眦伤、泪出、不明，皆湿热在上之病；肠澼腹痛下痢，皆湿热在中之病；妇人阴中肿痛，为湿热在下之病；黄连除湿热，所以主之。

久服令人不忘者，苦入心即能补心也。然苦为火之本味，以其味之苦而补之；而寒能胜火，即以其气之寒而泻之。千古唯仲景得《本经》之秘。《金匮》治心气不足而吐血者，取之以补心；《伤寒》寒热互结心下而痞满者，取之以泻心；厥阴之热气撞心者，合以乌梅；下利后重者，合以白头翁等法。真信而好古之圣人也。

——清・陈修园《神农本草经读》

黄连，其主热气目痛者，心主火，火气热，心病舍肝，肝开窍于目也。黄连苦寒，所以清火也。手少阴之正，出于面，合目内眦，手少阴为心火，火盛则心系急而泪出，眦伤泪出皆心火也，黄连清心，所以主之。实则泻其子，心者肝木之子也。清心则肝邪泻，所以明目也，大肠为庚金之腑。心火乘之，则津液化成脓血，痛而下痢矣。其主之者，寒以清火，苦以泄热也。

北方黑色，入通于肾，开窍于二阴，妇人阴中乃肾窍也，热胜则肿，肿痛者火盛也，黄连入肾，寒苦清火，所以主之。其久服令人不忘者，入心清火，火清则心明，能记忆也。

——清・叶天士《本草经解》

黄连，味苦，性寒，入手少阴心经。清心退热，泻火除烦。

凡泻火清心之药，必用黄连，切当中病即止，不可过剂，过则中下寒生，上热愈甚。庸工不解，以为久服黄连，反从火化，真可笑也。

——清・黄元御《长沙药解》

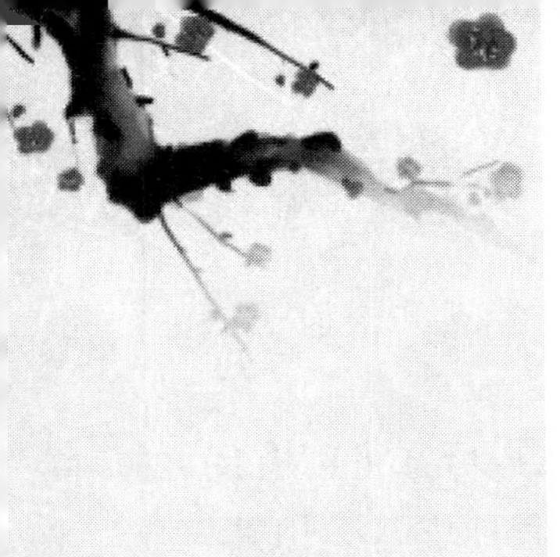

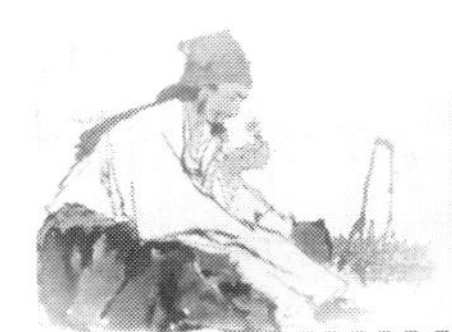

龙眼 Longyan

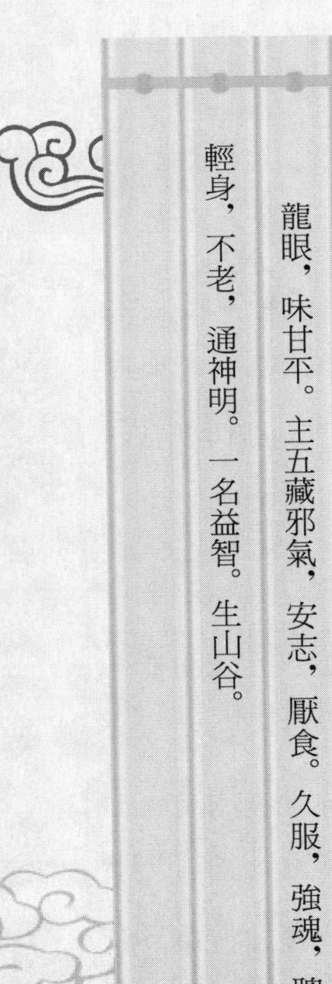

【处方用名】 龙眼肉——无患子科 Sapindaceae.

【经文】 龙眼，味甘平。主五藏邪气，安志，厌食。久服，强魂，聪明，轻身，不老，通神明。一名益智。生山谷。

本经要义

龙眼：为无患子科植物龙眼 *Dimocarpus longan* Lour. 的果实。龙眼肉为其假种皮。现今临床药用为龙眼肉，即其假种皮。果核另入药。李时珍云：实，气味：甘，平，无毒……核：主治胡臭……说明古代龙眼入药应为果实。

《本草经集注》："龙眼。味甘，平，无毒。主治五藏邪气，安志厌食，除虫去毒，久服强魂魄，聪察，轻身，不老，通神明。"

《滇南本草》："龙眼。主治养血安神，长智敛汗，解蛊毒，去五脏邪气，开胃益脾。小儿未断乳者忌食。采壳为末，作伤药，收口最速。采叶晒干为末，敷搽小儿七星处，出痘疮时只出数点。而又解胎毒。又与小儿服叶七枚最良。采核为末，治瘿疾可散。"

《本草纲目拾遗》："纲目龙眼核主治，多言其肉，至其核之功用最广，只载其能治胡臭，他皆未之及，又不及其壳，今悉采他本补之。脑漏……一切疮疥……治癣……灭斑生发……小肠疝气……小

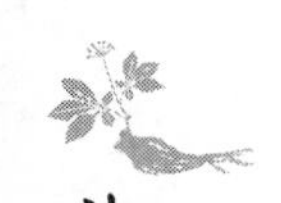

便不通……足指痒烂……无名肿毒……烟筒伤喉……治刀伤出血……治阴疝偏肿，囊中疼痛难忍……”

赵学敏曰：“查《本草纲目》及《别集本草》，俱未记载，可知世间有用之材，自古迄今淹没者，不可胜计也。”而现今只用其肉（假种皮），不用其核，实为可惜！

五藏邪气：“五藏”，即心、肝、脾、肺、肾。“藏”，指胸腹腔中内部组织充实，并有贮存和分泌、制造精气功能的脏器。“邪气”，指人体正气相对而言，泛指六淫七情等各种致病因素。“五藏邪气”泛指由六淫（风、暑、湿、燥、寒、火六种致病邪的合称），七情（喜、怒、忧、思、悲、恐、惊等精神情志变化的七种表现，是对外界事物的反应）等各种致病因素造成的五脏病理损害。

安志：安定神志，或曰“安神定志”。“安”：安定，安全。《说文》：“安，静也。”《玉篇·宀部》：“安，安定也。”“志”：神志。《说文》：“志，意也。”宋玉《神女赋》：“罔兮不采，怅然失志。”安神：即治疗神志不安，心悸失眠。

厌食：没有食欲，不想吃饭。“厌”，厌倦，厌恶。

强魂：“强”：增强，坚韧，固执等。“魂”，古人认为阳气，它附生则活，离身而去则人死。

《说文·鬼部》：“魂，阳气也。”

《左传·昭公七年》：“人生始化曰魄，既生魄，阳生魂。”

《孔颖达疏》：“附形之灵为魄，附气之神为魂也。”

《西游记》第十二回：“是我太宗皇帝死去三日，还魂复生。”又指精神，神志。如神魂颠倒等。此文指：使魂旺盛。言其龙眼有治疗肝气虚之作用。因“肝藏魂。”

《素问》卷第七·宣明五气篇第二十三：“五脏所藏：心藏神，肺藏魄，肝藏魂，脾藏意，肾藏志，是谓五脏所藏。”龙眼久服强魂，聪明，轻身不老，通神明，说明龙眼具有滋补强壮作用，能补益肝肾。

聪明：为“耳目聪明”之简称。龙眼肉性平，味甘。《本经》言龙眼，一名“益智”。龙眼性平，味甘，归脾而能益智。其补益心脾而能益智，使人耳目聪明。

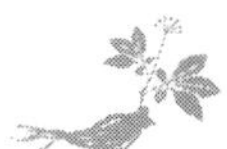

《红楼梦》之龙眼“聪明”解

《红楼梦》第六回：贾宝玉梦中初试云雨情之后，迷迷惑惑，若有所失，丫环忙端上桂圆（龙眼）汤来，他呷了两口，才慢慢清醒过来。第一百一十六回：描写贾宝玉丢失玉佩之后，精神迷糊，后来和尚送回了玉佩。麝月说：“……亏的当初没有砸破，话音刚落，宝玉突然神色一变，身往后仰，复又死去，好不容易才弄苏醒过来，王夫人急叫下人端了桂圆（龙眼）汤，叫宝玉喝了几口，才渐渐定了神。《红楼梦》作者曹雪芹对于龙眼具有‘安神定志’即强魂，通神明，如何进补十分知晓。”

轻身、不老：应为轻身耐老。言龙眼的补益作用。

药物解读

《中华人民共和国药典》2015年版一部收载：龙眼肉，为无患子科植物龙眼 *Dimocarpus longan* Lour. 的假种皮。

【性味归经】性温，味甘。归心、脾经。

【功能主治】补益心脾，养血安神。用于治疗气血不足，心悸怔忡，健忘失明，血虚萎黄等。

【鉴别要点】本品为纵向破裂的不规则薄片，常黏结成团；长1～1.5cm，宽2～4cm，厚约0.1cm。表面棕褐色，半透明。外表面皱缩不平，内表面光亮，有细皱纹。质柔润。气微香，味甜。

【禁忌】

1. 湿阻中满或有停饮、痰、火者忌服。

2. 孕妇体内多有热，不宜食用。

3. 小儿脏腑功能还未健全，不宜食用偏热偏寒食品，龙眼肉偏温，故不宜食用。

4. 龙眼肉含糖量高，故糖尿病患者不宜食用。

【拓展阅读——现代中医对龙眼肉补益心脾，养血安神的认识】

龙眼肉甘润味厚，能补心脾、益气血、润脏、健脑力、宁神志，并且该品补而不燥，滋而不腻，富含营养物质及多种维生素，具有促进造血，改善心

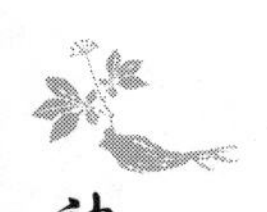

脑血量和降血脂作用，为滋补心脾之佳品。凡老人体弱，病后体虚，或劳伤心脾，气血不足所致之失眠健忘，心悸怔忡，头晕眼花，少气倦怠等，可配伍党参（老年人配伍太子参）、丹参、黄芪、当归、酸枣仁、远志、茯苓等，以补益心脾、养血安神。

民间常配伍大枣（去核）煎水常服，用于补血、益脑等。

【临床药师、临床医师注意事项——商品流通中的伪品】

请意鉴别无患子科植物荔枝 *Litchi chinensis* Sonn. 的假种皮。

药材呈不规则的块片状或囊状，多黏结成团，长1.4～4cm，宽1.5～2.5cm，表面红棕色至棕黑色，皱缩不平，多为环切纵向剖开。内表面红棕色至红紫色，光滑而无光泽。有细致的纵向纹理，偶见内表皮与皮肉分离呈双层皮。质柔略糙，黏手，气香特异，味甜微酸。

医籍选论

龙眼肉，味甘，平。无毒。龙眼肉补益心脾，故归脾汤用之。功与人参并主五藏邪气，安志，除健忘怔忡，厌食，解毒，去虫，养肌肉，多服强魂聪明，美颜色，久服轻身，以益脾藏故耳。

——皇甫嵩《本草发明》

龙眼肉，补心脾，甘，温，归脾。益脾长智，一名益智，养心葆血，心为脾母，故归脾汤用之。治思虑劳心脾，及肠风下血。心生血，脾统血。思虑过多，则心脾伤而血耗，致有健忘、怔忡、惊悸诸病。归脾汤能引血归脾而生补之。肠风亦由血不归脾而妄行。

——汪昂《本草备要》

龙眼专入心脾。气味甘温，多有似于大枣。但此甘味更重，润气尤多，于补气之中，温则补气。又更存有补血之力。故书载能益脾长智，脾益则智长。养心葆血，血葆则心养。为心脾要药。补心脾气血，是以心思劳伤而见健忘怔忡惊悸。暨肠风下血……俱可用此为治。盖血虽属心生，而亦赖脾以统。思虑而气既耗，则非甘者不能以补。思虑而神更损，则非润者不能以济。龙眼甘润兼有，既能补脾固气，复能葆血不耗，则神气自尔长养，而无惊悸健忘之病矣。

——清·黄宫绣《本草求真》

按：古归脾汤有用龙眼肉以治心脾伤损，义实基此。非若大枣力专补

脾。气味虽甘。其性稍燥，而无甘润和柔，以至于极之妙也。至书有言久服令人轻身不老。百邪俱辟，止是神智长养之谓。蛊毒可除，三虫可杀，止是气血充足而蛊不食之谓。但此味甘体润，凡中满气壅，肠滑泄利，为大忌耳。

圆肉气平，禀天秋平之金气，入手太阴肺经；味甘无毒，得地中正之土味，入足太阴脾经。气味降中有升，阴也。

脾者五脏之原也，邪之所凑，其气必虚。圆肉味甘益脾，脾健运则五脏皆充，而邪气不能容矣。肾藏志，肾者水藏也。圆肉气平益肺，肺金生肾水，水滋而志安，味甘益脾，脾补则食自进。甘能解毒，故除蛊。三虫湿热所化也；气平益肺，肺金藏也，肺益则清肃之令行，水道通，湿热下逐，而虫去矣。久服气平益肺，味甘益脾，脾主一身之血，肺主一身之气，气足生精，而阴气独强，心肝肾俱滋矣。肝藏魂，肝滋血藏，故魂强而目明。肾滋水旺，则身轻而耳聪。心滋血润，血色华面，所以不老。心灵通达，所以神明也。

——清·叶天士《本草经解》

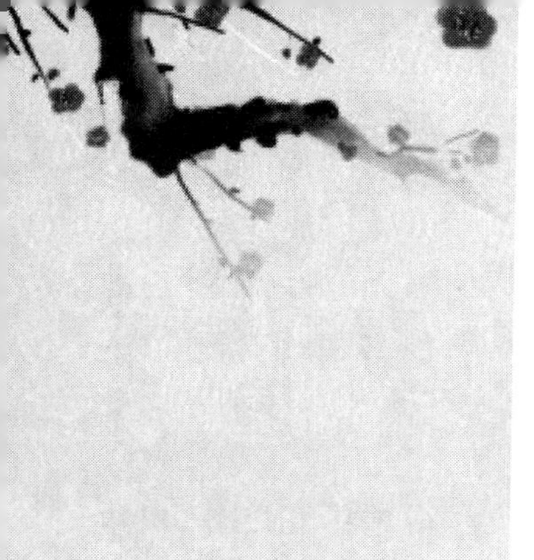

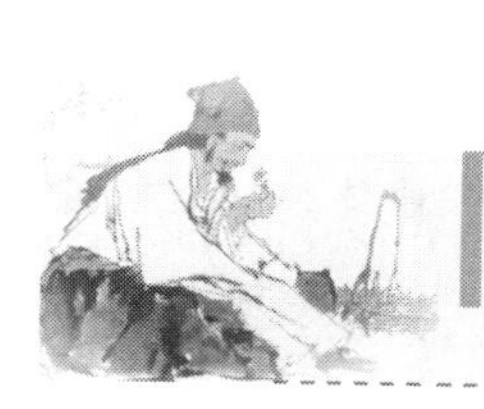

鹿角 Lujiao

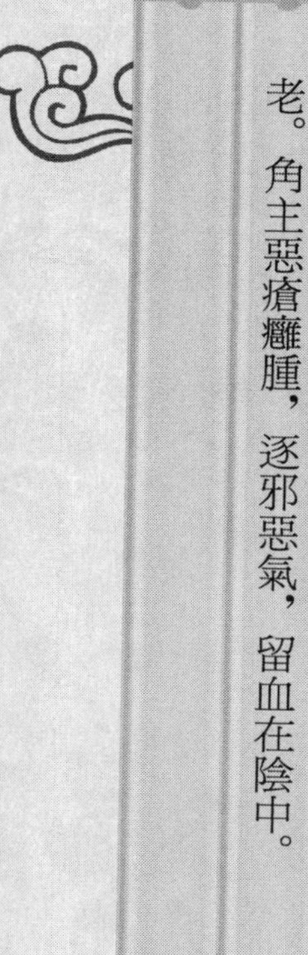

鹿茸，味甘，溫。主漏下惡血，寒熱驚癇，益氣強志，生齒不老。角主惡瘡癰腫，逐邪惡氣，留血在陰中。

【处方用名】鹿角片——鹿科 Cervidae.

【经文】鹿茸，味甘，温。主漏下恶血，寒热惊痫，益气强志，生齿不老。角主恶疮痈肿，逐邪恶气，留血在阴中。

注意：目前国内人工饲养的鹿，多用于生产鹿茸，无鹿角商品，故商品鹿角来源于野生鹿，其次为鹿角脱盘。我国野生梅花鹿极少，故商品中所见鹿角基本多为马鹿的角。

鹿角，为常用中药。系鹿科动物马鹿和梅花鹿的雄鹿已长成骨化的角或锯茸后翌年春季脱落的角茎(在春季自然脱落的角，质量最优)。分别习称"马鹿角""梅花鹿角"。"鹿角脱盘"目前商品中主要以马鹿角和鹿脱盘为主。

"马鹿角"，为鹿科动物马鹿 *Cervus elaphus* Linnaeus. 已骨化的角。多呈分枝状，通常分成4～6叉，全长50～120cm，主枝弯曲，直径3～6cm，角柄长2.5～3.5cm，基部具盘状突起，习称"珍珠盘"。周边常有稀疏细小的孔洞。侧枝多向一侧伸展，第一枝习称"眉叉"，与珍珠盘相距接近，与主干成直角或钝角伸出；第二枝靠近眉叉处伸出，习称"坐地分枝"；第三枝(叉)距第二叉较近。表面灰褐色至灰黄色，有光泽，中下部常具疣状突起，并有长短不等的断续纵棱，习称"苦瓜棱"，角尖平滑。质硬，断面外圈骨质白色至淡褐色，中部多呈灰褐色

至青灰色，具蜂窝状孔。无臭，味微咸。

“梅花鹿角”，为鹿科动物梅花鹿 *Cervus niphon* Temminch. 已骨化的角。呈分枝状，通常 3～4 分叉，全长 30～60cm，直径 2.5～5cm，主枝稍向后弯曲，侧枝多向两侧伸展，枝端渐细。角柄长 2～3cm，眉叉与“珍珠盘”相距较近，第二叉与眉叉相距较远。主枝略方圆，末端常分成 2 叉或不分叉。表面黄棕色至灰棕色，枝端灰白色。枝端以下具明显骨钉，骨钉断续排列成纵棱，习称“苦瓜棱”。顶部灰白色至灰黄色，有光泽。质硬，断面骨密质白色，习称“丝瓜瓤”中心部骨松质，灰色，并有细蜂窝状。

鹿角托盘，呈盔状或扁盔状，直径 3～6cm，高 1.5～4cm，表面灰褐色至灰黄色，有光泽，中部具蜂窝状细孔。底面平坦，蜂窝状，多呈黄白色至黄棕色。珍珠盘周边常有稀疏细小的孔洞。上面略平或呈不规则的半球形，质坚硬，断面处圈骨质，灰白色，中部类白色。无臭，味微咸。

目前国内鹿角商品中，除梅花鹿角（很少见）和马鹿角外，常有其他种的鹿化角。

1. 白臀鹿 *Cervus macneilli* Lydekker. 又名：草鹿、白鹿、灰鹿。分布于四川、西藏等。

2. 水鹿 *Cervus unicolor* Kerr. 又名：黑鹿、水牛鹿等。分布于四川、云南、广东、广西、贵州等地。

3. 驼鹿 *Alces alces* linnaeus. 分布于黑龙江，内蒙古等。

4. 驯鹿 *Pangifer farandus* linnaeus. 又名：角鹿，分布于中国大兴安岭、俄罗斯等。

5. 豚鹿 *Axis porcinus* Zimmermam. 又名：猪鹿，分布于中国云南、缅甸、泰国等。

6. 坡鹿 *Cervus eldi* Thomas. 又名：眉角鹿，海南鹿。分布于我国海南省等。

7. 狍鹿 *Capreolus capredus* Linnaeus. 又名：獐狍，分布于我国华北、西北等。

8. 赤鹿 *Muntiacus muntjsk* (Zimmermann.) 又名麂子、红麂等。分布于我国长江流域以南省区。本品呈戟状，角柄长达 9cm.

9. 小鹿 *Muntiacus reevesi* Qgjlby. 又名黄麂、黄琼等。分布于我国中南和西南地区，其鹿角略呈戟状，总长 10～12cm，角柄长约 5cm.

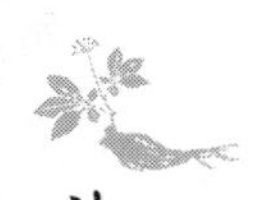

本经要义

恶疮:恶疮,病名,出自《刘涓子鬼遗方》。凡疮疡表现为焮肿痛痒,溃烂后浸淫不休,经久不愈者,统称为恶疮。在古代,恶疮包括由金属刀刃所伤后感染性疾病。《诸病源候论》卷三十五·疮病诸候凡六十五论·诸恶疮候:"诸疮生身体,皆是体虚受风热。风热与血气相搏,故发疮。若风热挟湿毒之气者,则疮痒痛焮肿,故疮多汁,身体壮热,谓之恶疮也。"

痈肿:"痈",疮面浅而大者为痈。多由外感六淫,过食膏粱厚味,外伤感染等所致营卫不和,邪热壅聚,气血凝滞而成,因发病部位不同,分为内痈、外痈,其临证均有肿胀、焮热、疼痛及成脓等症,属急性化脓性疾病。《诸病源候论》卷三十二·痈疽病诸侯·痈肿久愈汁不绝候:"此由寒客于经络,则血涩不通,与寒相搏,则结成痈肿。"

逐邪恶气:"逐",表逐除、赶走之意。《说文》:"逐,追也。"《伤寒论》序:"但竟逐荣势,企踵权豪。孜孜汲汲,唯名利是物。"《伤寒论翼·少阴病解》:"正不甚虚而邪气者,逐邪即以扶正。"

"邪",病邪,邪气。一指与人体正气而言,泛指各种致病因素。二指风、寒、暑、湿、燥、火六淫和疫疠之气等,从外侵袭人体的致病因素,又称"外邪"。

"恶气"指病邪。泛指六淫或疫疠之气。《素问》卷一·四气调神大论篇第二:"恶气发,风雨不节,白露不下,则菀枯不荣。"指因气血阻滞而产生的瘀血的病理产物。《灵枢》卷九·水胀第五十七:"寒气客于肠外,与卫气相搏。气不得荣,因有所系,癖而内著,恶气乃起,瘜肉乃生。""逐邪恶气"与前文"主恶疮痈肿"治疗相同病证的具体表现,说明该病证的顽固性。

留血在阴中:留血,指蓄血,因血液在血管和器官组织中运行受阻,淤积在经脉管内或器官内。与前文"主漏下恶血"意义相同。

药物解读

《中华人民共和国药典》2015年版一部收载:鹿角,为鹿科动物马鹿 *Cervus elaphus* Linnaeus. 或梅花鹿 *Cervus nippon* Temminck. 已骨化的角或锯茸后翌年春季脱落的角茎。

【性味归经】性温,味咸。归肾、肝经。

【功能主治】温肾阳,强筋骨,行血消肿。用于肾阳不足,阳痿遗精,腰

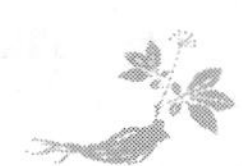

脊冷痛，阴疽疮疡，乳痈初起，瘀血肿痛等。

【鉴别要点】

药材鉴别　详见“经文”下关于鹿角的解读。

饮片鉴别　鹿角饮片呈大小不等的横切薄片状，约呈圆片状至扁圆形状，切面外圈骨质，灰白色或微带淡褐色，切面中部灰褐色至青灰色，具蜂窝状筛孔。质坚硬，不易折断。气微，味微咸。

【临床药师、临床医师注意事项】

★ 鹿茸过期不采，其茸毛脱落后而骨化，则变成鹿角。鹿角同鹿茸比较，其补益之力大减，而温里散结之力倍增，主要用于急慢性疮疡、骨蚀、骨痹、血瘀作痛、骨刺、乳腺增生、急慢性乳腺炎等，亦就是说，鹿角亦有鹿茸之功效，只是力度不如鹿茸而已，故临床中要注意禁忌证。

★ 鹿角在《神农本草经》中附于“鹿茸”条下，鹿茸、鹿角分为独立的两味中药则是始于明代李时珍《本草纲目》：“鹿角，生用则散热行血，消肿辟邪；熟用则益肾补虚，强精活血；炼霜熬膏，则专于滋补矣。今人呼煮烂成粉者，为鹿角霜，取粉熬成胶，或只以浓汁熬成膏者，为鹿角胶。”

★ 传统中医学认为，鹿茸与人参是齐名的名贵中药，价格昂贵，鹿角是鹿茸的代用品，鹿角的作用较弱，使用其剂量宜加大。

医籍选论

鹿茸形如萌栗，有初阳方生之意。鹿角形如剑戟，具阳刚尖锐之体，水熬成胶，故气味甘平，不若鹿茸之甘温也。

——清·张志聪《本草崇原》

鹿为仙兽而多寿……至于长而为角，《别录》谓其主恶疮，逐恶气。以一点胚血，发泄已尽，只有托毒消散之功也。

——清·陈修园《神农本草经读》

鹿茸之中，惟一点胚血，不数日而即成角……鹿角则透发已尽，故托毒消散之功胜。先后迟速之间，功效辄异，非明乎造化之机者，不能测也。

——清·徐大椿《神农本草经百种录》

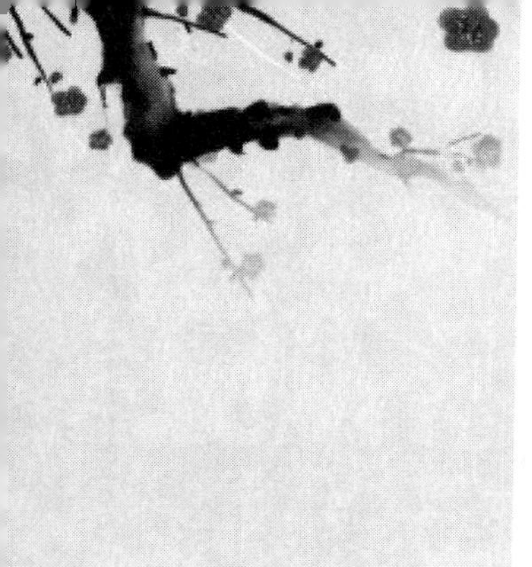

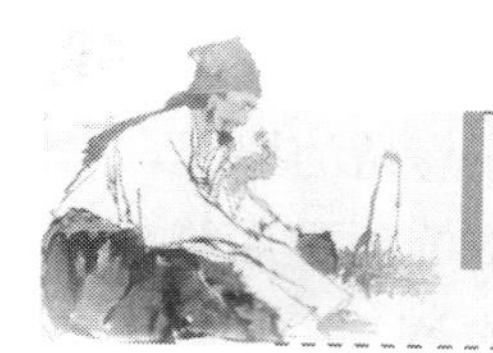

鹿茸 Lurong

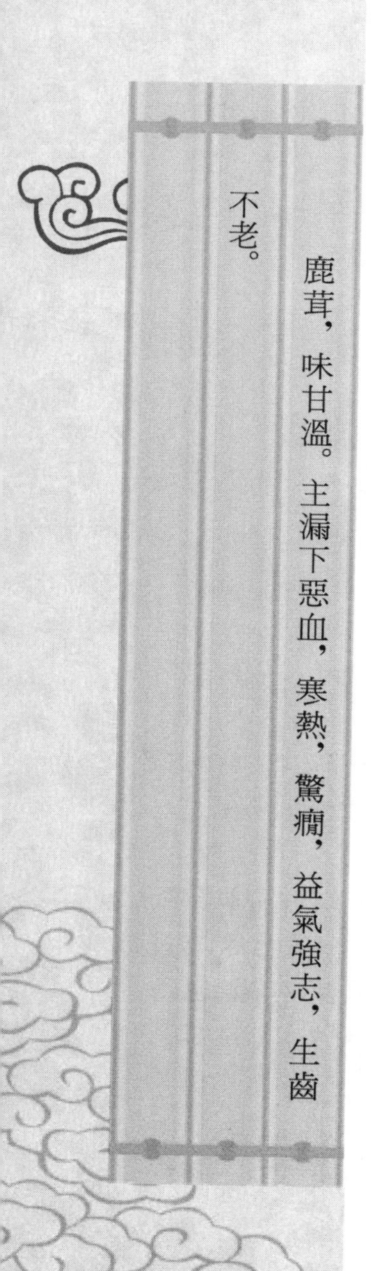

【处方用名】鹿茸——鹿科 Cervidae.

【经文】鹿茸，味甘温。主漏下恶血，寒热，惊痫，益气强志，生齿不老。

鹿茸为名贵常用中药。商品中分梅花鹿茸和马鹿茸，系梅花鹿和马鹿的匈鹿未骨化密生茸毛的幼角。

梅花鹿 *Cervus Nippon* Temminck. 当年幼鹿不生角，第二年开始生角，不分叉；第三年开始分叉，眉叉斜向前伸，与主干成一钝角，第二叉与眉叉相距较远。梅花鹿分布于我国东北、华北、华东、华南地区。四川主要分布在川西海拔 2500～3500m 针叶和阔叶混交林。以东北及四川西部产者为最优。我国有六个亚种：东北亚种 *Cervus nippon hortulorum* Swinchone，华南亚种 *Cervus nippon pseudaxis*（kopschi）Eydoux &Soulcyct or Gervais，四川亚种 *Cervus nippon sichuanicus* Guo，Chen&Wang，台湾亚种 *Cervus nippon taiouanus* Blyth，山西亚种 *Cervus nippon grassianus* Heude，河北亚种 *Cervus nippon manderinus* Milne-Edu-ards.

马鹿 *Cervus elaphus* Linnaeus. 在鹿茸基部即分出眉叉，斜向前伸，与主干几成直角。主干长，稍向后倾斜，并略相内弯；第二叉起点紧靠眉叉，第三叉与第二叉的距离远，有时主干末端复有分叉。马

鹿分布于东北、宁夏、新疆、甘肃、青海、四川西部与西藏东部。我国现存七个亚种：东北亚种 *Cervus elaphus xanthopygus* Milne-Eduards，阿尔善亚种 *Cervus elphus alashanicus* Bobrinsku&Flerov，甘肃亚种 *Cervus elaphus kansuensis* Pocock，西藏亚种 *Cervus elaphus wallichi* Cuvier，阿尔泰亚种 *Cervus elaphus sibricus* Severtzov，天山亚种 *Cervus elaphus songaricus* Severtzov，塔里木亚种 *Cervus elaphus yarkandensis* Vlanford.

梅花鹿鹿茸的加工规格分为二杠锯茸、三叉锯茸、二杠砍茸、三叉砍茸、再生茸和初生茸。

马鹿鹿茸的加工规格分为三岔锯茸、四岔锯茸、再生茸、初生茸。

鹿茸收购时间，一般在 6～9 月，收购鹿茸分锯茸和砍茸两种方法。锯茸是在活体鹿空腹时将茸锯下，伤口及时采用药物止血和结扎压迫止血。砍茸，先将鹿处死，取下鹿头，然后将鹿茸连同头盖骨一起加工。

本经要义

味甘温：鹿茸《本经》言：性温，味甘。全国统编教材《临床中药学》言其性温，味甘咸。《中华人民共和国药典》2015 年版载：性温，味甘、咸。归肝、肾经。

漏下：妇人杂病，表现为月经不按时而下，淋漓不尽，或月经过多，或崩漏，亦即"漏下恶血"等。其病机为肝肾不足，冲任不固。

《诸病源候论》卷三十八・妇人杂病诸候・漏下候："漏下者，由劳伤血气，冲任之脉虚损故也。冲脉任脉为十二经脉之海，皆起于胞内。而手太阳小肠之经也，手少阴心经也；此二经主上为乳汁，下为月水。妇人经脉调适，则月下以时。若劳伤者，以冲任之气虚损不能制其脉经，故血非时而下，淋沥不断，谓之漏下也。"

《诸病源候论》卷三十八・妇人杂病诸候・崩中漏下候："崩中之状，是伤损冲任之脉，冲任之脉，皆起于胞内，为经脉之海。劳伤过度，冲任气虚，不能制约经血，故忽然崩下，谓之崩中；崩而内有瘀血，故时崩时止，淋沥不断，名曰崩中漏下。"

恶血：指瘀血，是体内血液瘀滞于一定处所的病症。其中溢于经脉外，积存于组织间隙的坏死血液，称之"败血"或"恶血"；因血液运行受阻，淤积在经脉管内或器官内的称之为"蓄血"，属瘀血范围。或泛指非正常状态，或非正常功能的病变之血。《诸病源候论》卷三十九・妇人杂病诸候・瘀血候："此

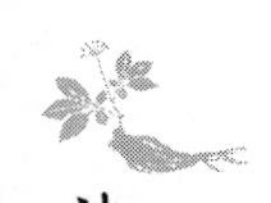

或月经否涩不通，或产后余秽未尽，因而乘风取凉，为风冷所乘，血得冷则结成瘀也。血瘀在内，则时时体热面黄，淤久不消，则变成积聚癥瘕也。”

寒热：指恶寒发热症状的简称。“寒”，是由寒邪引起，或阳气衰弱，阴气过盛而导致身体功能与代谢活动衰退，抵抗力减弱而出现的证候。“热”是由热邪而引起之阳气抗盛，出现的一系列热之症候群，如身热、烦躁、面目红赤、不恶寒反恶热、口干咽燥、喜冷饮、大便秘结、小便短赤、脉数等。“寒热”指忽寒忽热，寒与热相互出现。《诸病源候论》卷十二・黄病诸候凡二十六论・寒热候：“夫阳虚则外寒，阴虚则内热；阳盛则外热，阴盛则内寒。阳者受气于上焦，以温皮肤肉之间，令寒气在外，则上焦不通，不通则寒独留于外，故寒栗也……”

惊痫：详见牛黄“本经要义”惊痫条，可互参。

益气强志：“益气”指补益肾气。“强”为增强、增加之意。“志”表意志，记忆。《说文・心部》：“志，意也。从心，之声。”表“志愿”。《史记・陈涉世家》：“燕雀安知鸿鹄之志哉?”表“神志”。《宋玉・神女赋》：“罔兮不乐，怅然失志。”《本草纲目》主治第三卷・百病主治药・健忘：龙眼，安志强魂，主思虑伤脾健忘，怔忡，自汗惊悸。“益气强志”即神益肾阳，益精补血，增强记忆力。

生齿不老：鹿茸主入肝肾。肝主筋，肾主骨，齿为骨之余。服用鹿茸，通过补益肝肾，筋骨痿弱，阳事不举得以治疗，故而达到“身体强健，生齿不老”之功。

药物解读

《中华人民共和国药典》2015 年版一部收载：鹿茸为鹿科动物梅花鹿 *Cervus nippon* Temminck. 或马鹿 *Cervus elaphus* Linnaeus. 的雄鹿未骨化密生茸毛的幼角。

【性味归经】性温，味甘咸。归肾，肝经。

【功能主治】壮肾阳，益精血，强筋骨，调冲任，托疮毒。用于肾阳不足，精血亏虚，阳痿滑精，宫冷不孕，羸瘦，神疲，畏寒，眩晕，耳鸣，腰脊冷痛，筋骨痿软，崩漏带下，阴疽不敛等。

【鉴别要点】

1. 药材鉴别

梅花鹿茸：习称花鹿茸。呈圆柱状分枝，具一个分枝者习称“二杠”，主枝习称“大挺”，长 17～20cm，锯口直径 4～5cm，离锯口约 1cm 处分出侧枝，习称“门庄”，长 9～15cm，直径较大挺略细。外皮红棕色或棕色，多光

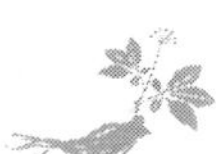

润，表面密生红黄色或棕黄色细茸毛，上端较密，下端较疏；分岔间具1条灰黑色筋脉，皮茸紧贴。锯口黄白色，外围无骨质，中部密布细孔。体轻。气微腥，味微咸。具两个分枝者，习称"三岔"，大挺长23～33cm，直径较二杠细，略呈弓形，微扁，枝端略尖，下部多有纵棱筋及突起疙瘩；皮红黄色，茸毛较稀而粗。体轻，气微腥，味微咸。

马鹿鹿茸：习称马鹿茸。较花鹿茸粗大，分枝较多，侧枝一个者习称"单门"，两个者习称"连花"，三个者习称"三岔"，四个者习称"四岔"或更多。马鹿茸按产地分为"东马鹿茸"和"西马鹿茸"。

东马鹿茸："单门"大挺长25～27cm，直径约3cm。外皮灰黑色，茸毛灰褐色或灰黄色，锯口面外皮较厚，灰黑色，中部密布细孔，质嫩；"莲花"大挺长可达33cm，下部有棱筋，锯口面蜂窝状小孔稍大；"三岔"皮色深，质较老；"四岔"茸毛粗而稀，大挺下部具棱筋及疙瘩，分枝顶端多无毛，习称"捻头"。

西马鹿茸：大挺多不圆，顶端圆扁不一，长30～100cm。表面有棱，多抽缩干瘪，分枝较长且弯曲，茸毛粗长，灰色或黑灰色。锯口色较深，常见骨质。气腥臭，味咸。

2. 饮片鉴别

鹿茸片为大小不同规格的薄片，分为血片、蛋黄片、骨片。血片：切面呈红黄色至红棕色，饮片外围无骨质，中部密布细孔。蛋黄片：切面呈黄白色，外围可见轻度骨质，中部密布细孔。骨片：切面呈灰黄色，外围骨质化，中部略显骨质化，中心可见稀疏细孔。

【拓展阅读——中药材鉴别专用术语】

大挺：特指鹿茸主枝。

二杠：花鹿茸具一个分枝。

三岔：特指鹿茸具两个分枝。

门庄：特指鹿茸离距口约1cm处出的侧枝。

血片：又称血茸片。特指梅花茸尖部切片，质量最优。

蛋黄片：又称鹿茸粉片。特指梅花茸中上部的切片，质量次之，用鹿茸粉片加工成粉末入药，称鹿茸粉。

骨片：特指梅花茸下部的切片，质量最次。

【临床药师、临床医师注意事项】

★ 鹿茸性温，主升，补阳助火，故凡阴虚阳亢，内热火旺者忌服。

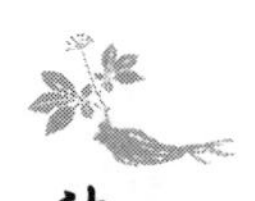

★ 鹿茸一般不入煎剂，常研成细粉，入丸散剂，或用淡盐水吞服。

医籍选论

鹿性纯阳，息通督脉，茸乃骨精之余，从阴透顶，气味甘温，有火土相生之义。主治漏下恶血者，土气虚寒，则恶血下漏。鹿茸禀火气而温土，从阴出阳，下者举之，而恶血不漏矣。寒热惊痫者，心为阳中之太阳，阳虚则寒热。心为君主而藏神，神虚则惊痫。鹿茸阳刚渐长，心神充足，而寒热惊痫自除矣。益气强志者，益肾脏之气，强肾藏之志也。生齿不老者，齿为骨之余，从其类而补之，则肾精日益，故不老。

——明·张志聪《本草崇原》

鹿未仙兽而多寿，其卧则口鼻对尾闾以通督脉。督脉为通身骨节之主，肾主骨，故又能补肾。肾得其补，则志强而齿固，以志藏于肾，齿为骨余也。督得其补，则大气升举，恶血不漏，以督脉为阳气之总督也。然角中皆血所贯，冲为血海，其大补冲脉可知也。凡惊痫之病，皆挟冲脉而作，阴气虚不能宁谧于内，则附阳而上升，故上热而下寒。阳气虚不能周卫于身，则随阴而下陷，故下热而上寒。鹿茸入冲脉，而大补其血，所以能治寒热惊痫也。

——清·陈修园《神农本草经读》

鹿茸气温，禀天春升之木气，入足厥阴肝经。味甘无毒，得地中正之土味，入足太阴脾经。气味俱升，阳也。肝藏血，脾统血，肝血不藏，脾血不统，漏下恶血矣。鹿茸气温可以达肝，味甘可以扶脾，所以主之也。寒热惊痫者，惊痫而发寒热也，盖肝为将军之官，肝血虚，则肝气亢，挟浊火上逆，或惊或痫矣。鹿茸，味甘可以养血，气温可以导火，所以止惊痫之寒热也。益气者，气温则益阳气，味甘则益阴气也，甘温有益阴阳之气，气得刚大而志强矣。鹿茸，骨属也，齿者骨之余也，甘温之味主生长，所以生齿。真气充足，气血滋盛，所以不老也。

——清·叶天士《本草经解》

鹿茸之中，唯一点胚血，不数日而即成角，此血中有真阳一点，通督脉，贯肾水，乃至灵至旺之物也，故入于人身为峻补阳血之要药。又其物流动生发，故又能逐瘀通血也。

——清·徐大椿《神农本草经百种录》

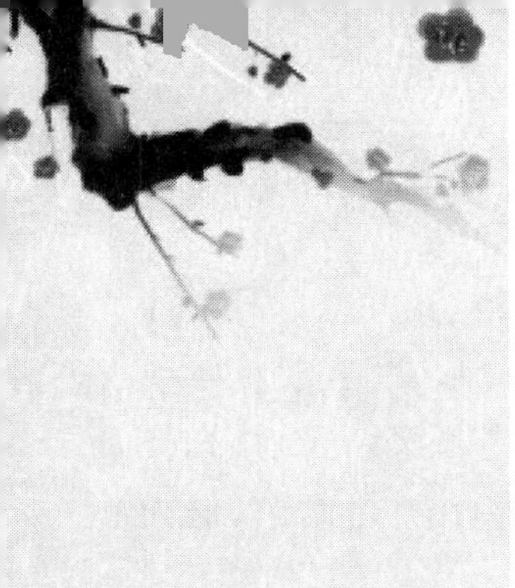

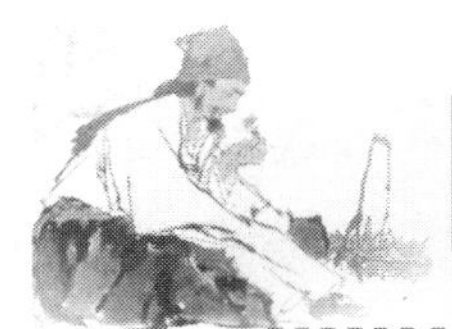

蘗木 Niemu

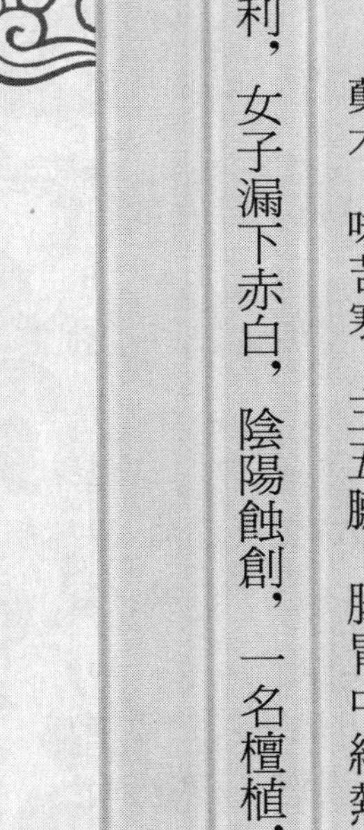

【处方用名】黄柏——芸香科 Rutaceae.

【经文】蘗木，味苦寒。主五脏，肠胃中结热，黄疸，肠痔，止洩利，女子漏下赤白，阴阳蚀创，一名檀植，生山谷。

本经要义

蘗木：即黄柏，又称黄檗。檗，《说文·木部》："檗，黄木也。"段玉裁注："黄木者，《本草经》之檗木也。一名檀植。俗加草作蘗。"

仲景使用含黄柏方剂共 5 方。用量最大为四两，最小剂量二两。

五脏：即心、肝、脾、肺、肾五个脏器的合称。《素问》卷三·五脏别论第十一："所谓五脏者，藏精而不泻也，故满而不能实。"《灵枢》卷十·本脏第四十七："五脏者，所以藏精神血气魂魄者也。"根据藏象学说，五脏是人体生命活动的中心，精神意识活动分属于五脏。

肠胃：即六腑：胆、胃、大肠、小肠、三焦、膀胱六个器官之大小肠与胃。具有出纳、传输、转化水谷的功能。《灵枢》卷十·本脏第四十七："六腑者，所以化水谷而行津液者也。"五脏与六腑把人体表里的组织器官联系起来，构成一个统一的整体，并互为表里。

结热：亦即热结。《伤寒论》卷三·辨太阳病脉

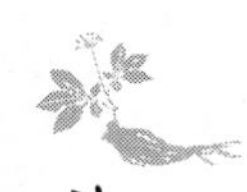

证并治第六："太阳病不解，热结膀胱，其人如狂，血自下，下者愈。其外不解者，尚未可攻，当先解外。外解已，但少腹急结者，乃可攻之，宜桃核承气汤方。"结热，即热邪聚结而出现的病理现象。若（如）热邪搏结于血分，则出现蓄血证；如热结于胃肠，则出现腹痛，大便燥结，甚则潮热谵语，脉沉实等。

黄疸：古称黄瘅，病证名。"瘅"，通疸，即黄疸病。

清·朱骏声《说文通训定声·乾部》："瘅，叚借为疸。"

《素问》玉机真藏论："发瘅，腹中热，烦心出黄。"王冰注："脾之为病，善发黄瘅也。"又指中医湿热病。

《素问》脉要精微论："风成为寒热，瘅成为消中。"王冰注："瘅，谓湿热也。"先秦对于发黄之病均称为瘅，系由胆汁外溢所致全身皮肤、眼之巩膜黄染现象，身黄、目黄、小便黄是其三大主症。

《素问》卷五·平人气象论第十八："溺黄赤安卧者，黄疸。已食如饥者，胃疸。面肿曰风。足胫肿曰水。目黄者曰黄疸。"

《灵枢》卷十一·论疾诊尺第七十四："身痛而色微黄，齿垢黄，爪甲上黄，黄疸也。"

《诸病源候论》卷十二·黄病诸候·黄疸候："黄疸之病，此由酒食过度，府藏不和，水谷相并，积于脾胃，复为风湿相搏，瘀结不散，热气郁蒸，故食已如饥，令身体面目及爪甲小便尽黄，而欲安卧。若身体多赤、多黑、多青皆见者，必寒热身体，面色微黄，齿垢黄，爪甲上黄，黄疸也"。

肠痔：五痔之一。《诸病源候论》卷三十四·痔病诸候·诸痔候："诸痔者，谓之牡痔、牝痔、脉痔、肠痔、血痔也。"肠痔候："肛边肿核痛，发寒热而血出者，肠痔也。"

按：肠痔，相当于现今肛门周围脓肿。

洩（泄）利：即下利（痢）。古代将泄泻与痢疾统称为泻利。"泄"同"泻"，即多种腹泻的总称。"利"通"痢"。在《伤寒杂病论》中，以痢疾与泄泻通称为下利，又名滞下。为夏秋季节常见的急性肠道疾病之一。黄柏为治疗急性肠道疾病的药物之一。

漏下赤白：指妇人崩漏与赤白带下病。《诸病源候论》卷三十八·妇人杂病诸候·漏下候："漏下者，由劳伤血气，冲任之脉虚损故也。冲脉任脉为十二经脉之海，皆起于胞内，而手太阳小肠之经也，手少阴心之经也，此

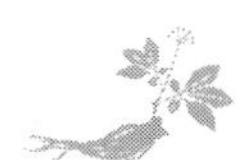

二经主上为乳汁，下为月水。妇人经脉调适，则月下以时。若劳伤者，以冲任之气虚损不能制其脉经，故血非时而下，淋沥不断，谓之漏下也。"漏下赤候："劳伤血气，冲脉、任脉皆起于胞内，为经脉之海。手太阳小肠之经也，手太阴心之经也，此二经者，主下为月水。伤损经血，冲任之气虚，故血非时而下，淋沥不止而成漏下。五藏皆禀血气，心脏之色赤，漏下赤者，是心脏之虚损，故漏下而挟赤白也。"漏下白喉："劳伤血气，冲任之脉皆起于胞内，为经脉之海。手太阳少阴二经，主下为月水。伤损经血，冲任之气虚，故血非时而下，淋沥不断，而成漏下。五脏皆禀血气，肺脏之色白，漏下白者，是肺脏之虚损，故漏下而挟白色也。"

阴阳蚀创：指男女外阴部所患久不愈合的疮疡病证。"蚀"：损伤、腐烂、侵蚀、腐蚀等，疮不愈合，古代谓之蚀。"阴蚀"，又称之阴疮。《说文·虫部》："蚀，败疮也。"《诸病源候论》卷四十·妇人杂病诸候·阴疮候："阴疮者，由三虫九虫，动作侵食所为也。诸虫在人肠胃之间，若脏腑调和，血气充实，不能为害；若劳伤经络，肠胃虚损，则动作侵食于阴，轻者或痒或痛，重者生疮也。"阴痒候："妇人阴痒，是虫食所为，三虫九虫，在肠胃之间，因脏虚虫动，作食于阴，其虫作势，微则痒，重者乃痛。"

药物解读

《中华人民共和国药典》2015 年版一部收载：黄柏为芸香科植物黄皮树 *Phellodendron chinense* Schneid. 的干燥树皮。

【性味归经】性寒，味苦。归肾、膀胱经。

【功能主治】清热燥湿，泻火除蒸，解毒疗疮。用于湿热泻痢，黄疸尿赤，带下阴痒，热淋涩痛，脚气痿躄，骨蒸劳热，盗汗，遗精，疮疡肿毒，湿疹湿疮。

盐炙黄柏：滋阴降火。用于阴虚火旺，盗汗骨蒸。

【鉴别要点】

药材鉴别　树皮厚 3～6mm，木栓层常已除去。外表皮棕褐色而平坦，皮孔明显；内表面呈污黄色至棕色，平滑。用放大镜观察，点状突起不明显。质坚硬，折断面呈纤维性，切断面边缘整齐，其黄色程度较关黄柏鲜艳而深，不显绿色，气微，味苦，嚼之有黏性，可将唾液染成黄色。

饮片鉴别　饮片呈宽丝条状或小方块状。外表面黄褐色至黄棕色。

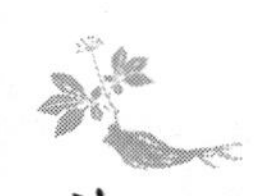

外表面黄褐色至黄棕色，内表面暗黄色或淡棕色，具纵棱纹，切面纤维性，呈裂片状分层，深黄色，气微，味极苦。

【拓展阅读——市面常用黄柏】

目前市面上作为黄柏入药的品种为芸香科植物黄檗 *Phellodendron amurense* Ruper.，处方用名：关黄柏。主产于东三省。《中华人民共和国药典》2015 年版一部收载。性味归经与临床性效和川黄柏相同，其小檗碱含量为 0.60%。北方常用。南方基本不用关黄柏，临床疗效不及川黄柏。川黄檗小檗碱含量 3.0%。

【拓展阅读——关黄柏鉴别要点】

药材呈大小不等的板片状，厚 2～4mm。栓皮多已剥离，外表灰白色，皮孔不明显，无栓皮成处呈绿黄色至黄棕色，内表面淡绿色，较粗糙，细点状突起众多。质较松，折断面纤维性，并分层作裂片状。气微，味苦。

【临床药师、临床医师注意事项】

★ 黄柏生用泻实火，清热燥湿，泻火解毒力强；清炒用，可缓解其苦寒之性，免伤脾胃；盐水炙，其入肾泻相火之力增强，并清退虚热；酒炙，善清上焦血热；炒炭用，其清热泻火之力减，但清热止血之功增，可用于邪热炽盛或虚火内炽所致之尿血、便血、崩漏下血等。

★ 黄柏、黄芩、黄连均为苦寒之品，均能泻火燥湿，清热解毒。然黄柏泻肾间相火而坚阴，退虚热，又清下焦湿热；黄芩善清肺热而解肌，并退邪热，并能安胎；黄连泻心火见长而除烦，又善治胃热呕吐，并治消渴。素有黄芩清肺火而治上焦；黄连泻心胃火而治中焦；黄柏泻肾火而坚阴善治下焦。如用于清热解毒，三药可通用。

★ 黄柏主含有效成分为小檗碱，能与大黄中的鞣质生成鞣酸小檗，能与黄芩中的黄芩苷、金银花所含成分绿原酸等发生沉淀，这些沉淀物在体内缓慢分解，可以起到长效作用。故黄柏可与其联合应用同煎，可发挥更好的临床疗效。

医籍选论

（黄柏）治热结者，寒能清热也。治黄疸肠痔者，苦能胜湿也。止泄痢者，先热泄而后下痢，黄柏苦寒，能止之也。女子漏下赤白，阴伤蚀疮，皆湿热下注之病。苦胜湿而寒清热，故黄柏皆能治之也。

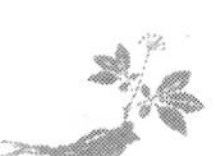

以上主治，皆正气无亏，热毒内盛，所谓下者举之，结者散之，热者寒之，强者泻之，各安其气，必清必静，则病气衰气，归其所宗，此黄柏之治皆有余之病也。如正气稍虚，饮食不强，便当禁用。

——清·张志聪《本草崇原》

黄柏气寒……五脏六腑，心为君主，心属火，结热，火气结也。味苦泄热，主之。黄疸，胃经湿热之症。肠痔，大肠火结之病。泄痢，大肠湿热之症。其主之者，黄柏入肾，肾者胃之关，大肠肾所主也，气寒能清，味苦能燥，故治以上诸症也。

漏下赤白，胎漏下血及赤白带也，一因血热妄行，一因湿热下注。黄柏入肾，寒能清热，苦可燥湿，所以主之。阴阳蚀疮，阴户伤蚀成疮也。诸疮皆属心火，其主之者，苦寒泻火也。

——清·叶天士《本草经解》

五脏为阴，凡经言主五脏者，皆主阴之药也。治肠胃中热结者，寒能清热也。治黄疸、肠痔者，苦能胜湿也。止泄利者，湿热泄痢，惟苦寒能除之，而且能坚之也。

女子胎漏下血，因血热妄行；赤白带下，及阴户伤蚀成疮，皆因湿热下注；黄柏寒能清热，苦可燥湿，所以主之。然皆正气未伤，热毒内盛，有余之病，可以暂用，否则不可姑试也。

凡药之燥者，未有不热；而寒者，未有不湿；黄柏于清热之中，而兼燥湿之效。

——清·陈修园《神农本草经读》

黄柏，气寒，入足厥阴肝、足太阴脾经。泻己土之湿热，清乙木之郁蒸，调热利下重，理黄疸腹满。

《伤寒》乌梅丸[①]用之治厥阴伤寒，气上撞心，心中疼热，食即吐蛔。以木郁则虫化，郁冲而生上热，黄柏泻郁升之上热而杀蛔虫也。

白头翁汤[②]用之治厥阴病，热利下重者。以木郁则利作，郁陷而生下热，黄柏泻郁陷之下热而举重坠也。

---

① 乌梅丸：乌梅三百枚，细辛六两，干姜十两，黄连十六两，当归四两，附子六两，蜀椒四两，桂枝（去皮）六两，人参六两，黄柏六两。

② 白头翁汤：白头翁二两，黄柏三两，黄连三两，秦皮三两。

《金匮》栀子柏皮汤[1]用之治太阴病，身黄发热者。

大黄硝石汤[2]用之治黄疸腹满，小便不利者。以乙木湿陷，不能疏泄，郁生下热，传于膀胱，水窍不开，溢于经络，则身黄腹满而发热，黄柏泻湿热而清膀胱也。

阳衰土湿，乙木不达，抑遏而生湿热。冲于胃口，则心中疼热，陷于大肠，则热利下重，郁于膀胱，淫于肌肤，则腹满身黄。黄柏苦寒迅利，疏肝脾而泻湿热，清膀胱而排瘀浊，殊有捷效，最泻肝肾脾胃之阳。后世庸工，以此为滋阴补水之剂，著书立说，传流不息，误人多矣。

黄柏清脏腑之湿热，柏皮清经络之湿热，故发热身黄用柏皮。

——清·黄元御《长沙药解》

蘖木，味苦寒。主五脏、肠胃中结热……皆阳明表里上下所生湿热之疾。黄蘖极黄，得金之色，故能清热。其味极苦，若属火，则又能燥湿。凡燥者未有不热，而寒者未有不湿，惟黄蘖于清热之中而兼燥湿之效。盖黄色属金，阳明为燥金，故其治皆除阳明湿热之疾，气类相感也。

——清·徐大椿《神农本草经百种录》

---

① 栀子柏皮汤：栀子十五枚，炙甘草一两，黄柏二两。

② 大黄硝石汤：大黄四两，黄柏四两，硝石四两，栀子十五枚。

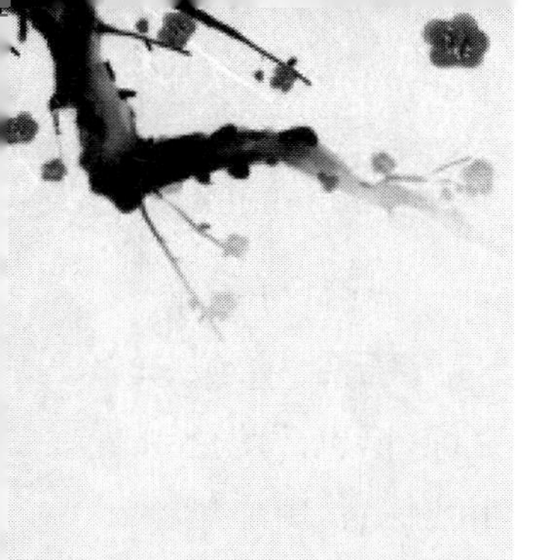

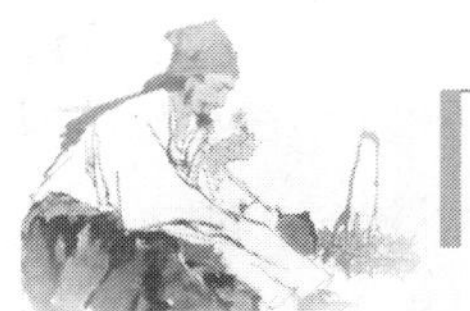

牛黄 Niuhuang

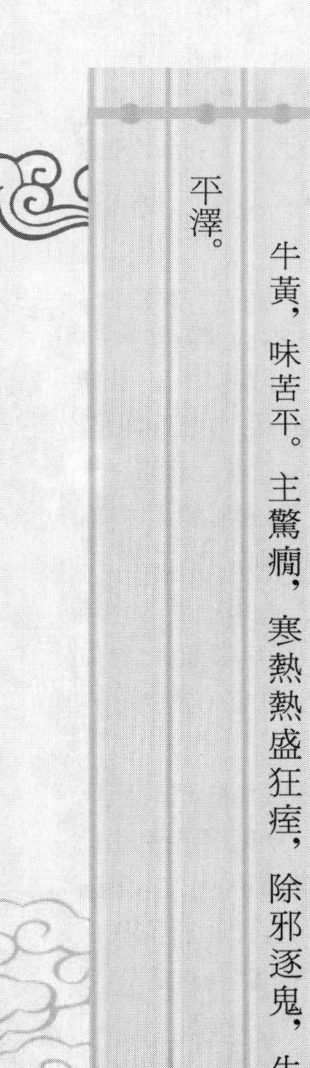

【处方用名】牛黄——牛科 Bovidae.

【经文】牛黄，味苦平。主惊痫，寒热热盛狂痓，除邪逐鬼，生平泽。

牛黄为常用中药，目前商品中主要有天然牛黄，人工合成牛黄，培植牛黄三类。其中天然牛黄系牛科 Bovidae 动物牛 *Bos Taurus domesticus* Gmelin 的胆结石。

天然牛黄为名贵中药，因其为牛的胆结石，其色金黄色或棕黄而故名，牛黄因产地不同又有东黄、西黄、京黄、金山牛黄之称。产于我国西北地区者称西牛黄或称西黄；产于东北者称东黄或东牛黄；产于北京地区称京黄；产于加拿大、印度、阿根廷、乌拉圭、智利、玻利维亚等地者称之为金山牛黄。

牛黄，又称丑宝，因在十二生肖中，牛属丑，又因牛黄贵似宝，故名丑宝。

国家药品标准处方中含有牛黄，并规定用于中医急危重病证用药品种有：麝香保心丸、安宫牛黄丸、八宝玉枢丸、片仔癀、回春丹、同仁牛黄清心丸、西黄丸、大活络丸、人参再造丸等。目前很多治疗感冒的中成药、中西药复方制剂中都含有牛黄。

本经要义

味苦平：《本经》言牛黄，性平，味苦。全国统编教材《临床中药学》言牛黄，性凉，味苦。《中华人民共和国药典》2015 年版载：牛黄，性凉，味甘。出入较大。

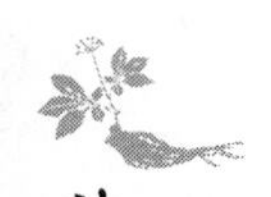

惊痫："惊"，原意指马因受惊吓，突然来的刺激而精神紧张，行动失常。《说文·马部》："惊，马骇也。"《玉篇·马部》："惊，逸也。""逸"，逃逸、逃跑、奔跑等义。"惊"又表恐惧、惶恐、惊恐等。《尔雅·释诂上》："惊，惧也。"此处引申为小儿惊风等病证。《诸病源候论》卷四十五·惊候："小儿惊者，由血气不和，热实在内，心神不定，所以发惊，其者掣缩变成痫。""痌"通"痫"，病名。多指小儿（也有成年人）惊风病变。发作时手足痉挛，神志消失，俗称"羊痫风"。《说文》："痌，病也。"《诸病源候论》卷四十五·小儿杂病诸候·痌候："痌者，小儿病也。十岁以上为癫，十岁以下为痌。其发三状，或口眼相引，目睛上摇，或手足掣纵，或背脊强直，或颈项反折（角弓反张）。"小儿惊痌：指小儿急惊风发作，泛指"惊风"。《诸病源候论》卷四十五·惊痌候："惊痌者，起于惊怖大啼，精神伤动，气脉不定，因惊发作成痌也。"

寒热：详见鹿茸"本经要义"之"寒热"可作互参。

热盛狂痓："热盛"，即高热，热入心包。后果：热极生风，使人狂躁，惊风等。"狂"，狂妄，猛烈，急促等意。表人的精神失常，如狂躁（轻狂浮躁）、狂妄（狂傲自大）、狂乱（昏乱，错乱失魂）、狂热（一时激起的极度高热）等。"痓"，即痉。痓，病名，即痉病。《集韵·至韵》："痓，风病。"《素问》卷十·气厥论篇第三十七："肺移热于肾，传为柔痓。"王冰注："痓，谓骨痓而不随，气骨该热，髓不内充，故骨痓强而不举，筋肉缓而无力也。"《金匮要略》上卷·痓湿暍病脉证第二："太阳病，发热脉沉而细者，名曰痓，为难治。"《本草纲目》主治第三卷·百病主治药·痉风："痉风，即痓病，属太阳、督脉二经。"其证发热口噤如痌，身体强直，角弓反张，甚则搐搦。伤风有汗者，为柔痓。伤寒湿无汗者，为刚痓。

金疮折伤，痈疽产后，具有破伤风湿发痉之证。

痉病，是指热性病过程中出现的颈背强急，口噤不开，四肢抽搐，角弓反张为主要症状的疾病。本病是由于六淫侵袭、化燥、化风所致。如阳明热盛，引动肝风；或心营热盛，引动肝风等。《说文》："痉，彊急也。"《玉篇·病部》："痉，风强病也。"《素问》卷二十二·至真要大论篇第七十四："诸痉项强，皆属于湿。"《医宗金鉴》卷十八订正金匮要略注·痉湿暍病脉证并治第二："病者，身热足寒，颈项强急，恶寒，时头热，面赤，目赤，独头动摇，卒口噤，背反张者，痉病也。"

除邪逐鬼：泛指古人主治难以解释的一些精神情志方面的一些疾病。邪、鬼被古人认为是致病因素之一，多为精神、情志系统的一类疾病。《诸病源候论》卷二·风病诸候下凡三十论·鬼邪候："凡邪气鬼物所为病也，

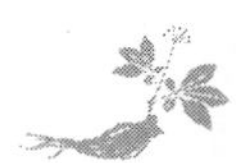

其状不同或言语错谬，或啼哭惊走，或癫狂昏乱，或喜怒悲笑，或大怖惧如人来逐，或歌谣诼啸，或不肯语，持针置发中。”

药物解读

《中华人民共和国药典》2015 年版一部收载：牛黄，为牛科动物牛 *Bos Taurus domesticus* Gmclin. 的干燥胆结石。

【性味归经】性凉，味甘。归心、肝经。

【功能主治】清心，豁痰，开窍，凉肝，息风止痉，清热解毒。用于热病神魂，中风痰迷，惊痫抽搐，癫痫发狂，咽喉肿痛，口舌生疮，痈肿疔疮等。

【鉴别要点】天然牛黄多呈卵形、类球形、三角形或四方形，大小不一，直径 0.6～3(4.5)cm，少数呈管状或碎片。表面黄红色至棕黄色，有的表面挂有一层黑色光亮的薄膜，习称“乌金衣”，有的粗糙，具疣状突起，有的具龟裂纹。体轻，质酥脆，易分层剥落，断面金黄色，可见细密的同心层纹（同心纹），有的夹有白心。气清香，味苦而后甘，有清凉感，嚼之易碎，不黏牙。取本品少许加清水调和，涂于指甲上，能将指甲染成黄色，习称“挂甲”。

【拓展阅读——中药鉴别专用术语】

乌金衣：特指天然牛黄表面之一层黑色光亮的薄膜。

同心纹：特指天然牛黄断面层次清晰的分层层纹。如同树木的年轮，为牛黄形成过程中逐年加厚所致。

挂甲：又称“透甲”。特指牛黄，以少许加清水溶和，涂于指甲上能使指甲染成黄色，持久不褪，并有清凉感透入指甲内。

【拓展阅读——牛黄的品类】

天然牛黄：天然牛黄来自全国各地屠宰场。国外主要产于印度、加拿大、阿根廷、乌拉圭等国，取自牛胆囊内的牛黄习称“胆黄”或“蛋黄”；取自牛胆管及肝管内的牛黄习称“管黄”或“肝黄”。

人工牛黄：由牛胆或猪胆的胆酸、胆甾醇、胆红素、无机盐等合成，主产于天津、北京、上海、广州等地。

培植牛黄：采用异物核牛培植牛黄，黄牛胆汁引渡及腹腔内膜横拟胆囊引流法培植牛黄，药物法培植牛黄、注射法培植牛黄的研究工作始于 20 世纪 70 年代初。经多年研究证实，人工培植的牛黄和天然牛黄，在成分、质量标准、药理作用等方面完全一致。

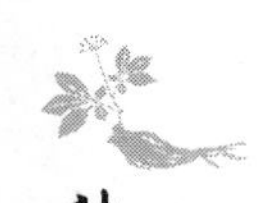

【临床药师、临床医师注意事项】

★ 牛黄为珍贵药材，药疗不宜入汤（煎）剂，只宜入、散剂应用，每次剂量0.2～0.5g。外用适量，研成细末敷患处。

★ 非实热证候不宜使用，孕妇慎用。

医籍选论

牛黄，胆之精也。牛之有黄，犹狗之有宝，蚌之有珠，皆受日月之精华而始成。无令见日月光者，恐复夺其精华也。牛属坤土，胆具精汁，禀性皆阴，故气味苦平，而有阴寒之小毒。主治惊痫寒热者，得日月之精而通心主之神也。治热盛狂痉者，禀中精之汁而清三阳之热也。除邪者，除热邪，受月之华，月以应水也。逐鬼者，逐阴邪，受日之精，日以应火也。牛黄有毒，不可久服，故不言也。李东垣曰：中风入脏，始用牛黄，更配脑麝，从骨髓透肌肤，以引风出。若风中于腑，及中经脉者，早用牛黄，反引风邪入骨髓，如油入面，不能出矣。

愚谓：风邪入脏，皆为死证，虽有牛黄，用之何益。且牛黄主治皆心家风热狂烦之证，何会入骨髓而治骨病乎？脑麝从骨髓透肌肤，以引风出，是辛窜透发之药。风入于脏，脏气先虚，反配脑麝，宁不使脏气益虚而真气外泄乎？如风中腑及中经脉，正可合脑麝而引风外出，又何致如油入面而难出耶。东垣好为臆说，后人不能参阅圣经，从而信之，致临病用药畏首畏尾，六腑经脉之病留而不去，次入于脏，便成不救，斯时用牛黄、脑麝，未见其能生也。李氏之说恐贻千百世之祸患，故不得不明辩极言，以救其失。

——明·张志聪《本草崇原》

牛黄，味平。通心化痰。清心家之热痰……心气旺，则邪气自不能容也。牛之精气不能运于周身，则成牛黄，属土，故其色黄也。凡治痰涎，皆以补脾为主，牛肉本能健脾化痰，而黄之功尤速。又黄必结于心下，故又能入手少阴、厥阴之分，以驱邪涤饮，而益其精气也。

——清·徐大椿《神农本草经读百种录》

牛黄，入足厥阴、少阳、手少阴经。其主小儿惊痫寒热，热盛口不能开，及大人癫狂痫痉者，皆肝心二经邪热胶痰为病，心热则火自生焰，肝热则木自生风，风火相搏，故发如上等症，此药味苦气惊，入二经能除热消痰，则风火熄，神魂清，诸证自谬矣。

——明·缪希雍《本草经疏》

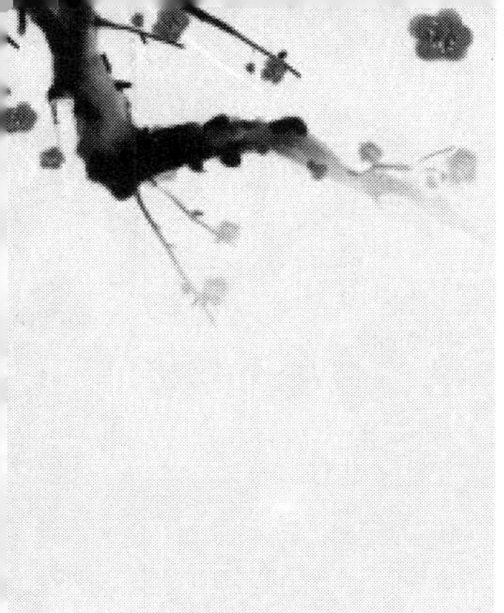

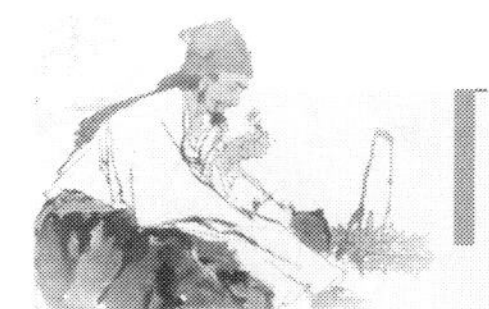

蒲黄 Puhuang

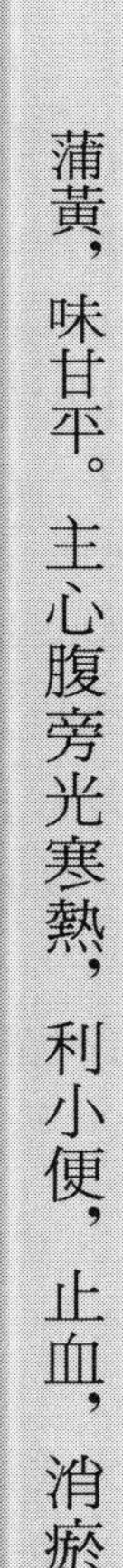

【处方用名】蒲黄——香蒲科 Typhaceae.

【经文】蒲黄，味甘平。主心腹旁光寒热，利小便，止血，消瘀血。久服轻身益气力，延年神仙。生池泽。

全国统编教材《中药学》和《中华人民共和国药典》收载：蒲黄，为香蒲科水生植物水烛香蒲 *Typha angustifolia* L.（又名水蜡烛）、东方香蒲 *Typha orientalis* Presl. 或同属植物的干燥花粉。

水烛香蒲，又名狭叶香蒲。据沈连生主编的《神农本草经中药彩色图谱》言：蒲黄为香蒲科植物数种香蒲植物的花粉，亦既包括同属植物长苞香蒲（又名：水蜡烛）*Typha angustata* Bory et Chaub. 的花粉。目前我国有香蒲属植物 18 种之多。香蒲科植物在我国只有香蒲属 Typha。而《本经》同时收载有“香蒲，味甘平。主五藏，心下邪气，口中烂臭，坚齿，明目，聪耳，久服轻身耐老。一名睢。生池泽”。沈连生则认为：香蒲为香蒲科数种香蒲植物的地上茎叶入药。亦就是说，香蒲属植物的花粉称之为“蒲黄”；香蒲属植物的茎叶入药，则称之为“香蒲”。

宋·苏颂《图经本草》：“蒲黄，生河东池泽，香蒲，蒲黄苗也。”

吴其濬：香蒲，《本经》上品，其花也蒲黄。（清·

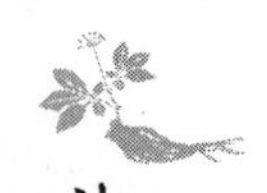

吴其濬著，张瑞贤等校注．植物名实图考校释．北京：中医古籍出版社，2008：329）

古今对“蒲黄”和“香蒲”认识一致。

本经要义

主心腹旁光寒热：心腹，在此指胸腹中焦脾胃，“旁光”即“膀胱”。“寒热”，有两义：一指恶寒发热症状的简称。《素问》风论篇：“风气藏于皮肤之间，内不得通，外不得泄；风者善行而数变，腠理开则洒然寒，闭则热而闷，其寒则衰食饮，其热也则消肌肉，故使人怢栗而不能食，名曰寒热。”二指八纲辨证之两个纲领。辨别疾病的属寒、属热，对确定疾病的治疗有重要意义。治法上的“寒者热之，热者寒之”是立法处方用药的重要依据。“心腹膀胱寒热”指胸腹（肠胃）与膀胱疾病表现有恶寒发热的症状。即寒热阻滞心腹，气血不通，症见疼痛等。

利小便：寒热阻滞于膀胱，气血凝滞而成淋证或湿热阻滞而成热淋，故而表现为小便不利，或频涩刺痛，蒲黄利尿通淋，故利小便。

止血、消瘀血：蒲黄在临床上广泛用于吐血、咯血、便血、痔血、尿血、崩漏、月经过多、眼底出血等各种内外出血证，为活血、止血良药，且还可使陈旧出血的吸收。“止血”，泛指“新血出血”而言；“瘀血”泛指人体内出血停滞蓄血，壅塞经络，阻遏气机而产生的各种瘀阻疾病，即指蓄血证。俗称“陈旧性瘀血”之症。一般情况下，蒲黄生品善治瘀血；炒蒲黄善治新鲜出血。

轻身益气力，延年神仙：言人体各种出血之症，经用蒲黄止血治疗后，使身体恢复常态，身体从而强健，故而使人延年益寿。

生池泽：言明蒲黄生境为水生植物。

药物解读

《中华人民共和国药典》2015年版一部收载：蒲黄，为香蒲科植物水烛香蒲 *Typha angustifolia* L.、东方香蒲 *Typha orientalis* Presl. 或同属植物的干燥花粉。

【性味归经】性平，味甘。归肝、心包经。

【功能主治】止血，化瘀，通淋。用于吐血、衄血、咯血、崩漏、外伤出血、

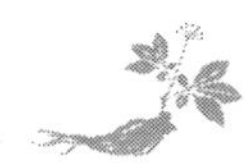

经闭痛经、胸腹刺痛、跌扑肿痛、血淋涩痛等。

【鉴别要点】蒲黄为黄色粉末。体轻，放水中则漂浮水面。手捻之有滑腻感，易附着手指上。气微，味淡。在放大镜下观看，可见花粉粒呈类圆形或椭圆形，直径 15～30μm，表面有网状皱纹，周边轮廓线光滑，呈凸波状或齿轮状，具不甚明显单孔。

【拓展阅读——蒲黄与草蒲黄】

蒲黄：夏季晴天，采收蒲棒上部黄色的雄花序，晒干后研轧，筛取花粉，即为药用蒲黄。

草蒲黄：夏季晴天，剪取雄花后，晒干，搓碎。成为带有雄花花丝的花粉，多呈棕黄色絮状，手捻之有粗糙感，并易成团。习称草蒲黄。

【临床药师、临床医师注意事项——关于市场假药材】

由于蒲黄资源短缺，产量甚少，药材市场多掺伪现象。

1. 掺东北关黄柏细粉。**鉴别：**关黄柏细粉颜色较深，且味苦，纯蒲黄味淡。

2. 掺北方小米细粉。**鉴别：**颜色较蒲黄为淡，且体较重。

3. 掺赤石脂或木器染料“地板黄”。**鉴别：**质重，颜色较浓，入药产生沉淀，此伪品危害生命，注意鉴别。

蒲黄掺伪自古有之，如《本草崇原》：蒲，香蒲水草也。蒲黄乃香蒲花中之蕊屑，细若金粉，今药肆或以松花伪充，宜辨之。

【临床药师、临床医师注意事项——生蒲黄与蒲黄炭】

临床应用有生蒲黄或蒲黄炭之分，使用时注意处方用名或用名“角注”。生蒲黄长于活血行瘀；蒲黄炭形如蒲黄，表面棕褐色至黑褐色，具焦香气，味微苦、涩。长于止血。

【临床药师、临床医师注意事项——蒲黄品质要求】

蒲黄以纯净、细粉、体轻、色鲜黄、易染手指、入药无沉淀、滑腻感强者为佳。

医籍选论

蒲，香蒲水草也，蒲黄乃香蒲花中之蕊屑，细若金粉。香蒲生于水中，色黄味甘，禀水土之专精，而调和其气血。主治心腹、膀胱寒热，利小便者，禀土气之专精，通调水道，则心腹、膀胱之寒热俱从小便出，而气机调和矣。

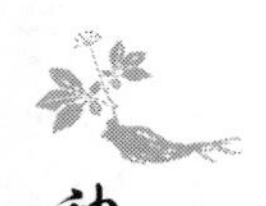

止血，消瘀血者，禀水气之专精，生其肝木，则止新血，消瘀血，而血脉调和矣。久服则水气充足，土气有余，故轻身，益气力，延年神仙。

——明·张志聪《本草崇原》

蒲黄，生用宣瘀通滞，炒用止血。蒲黄（专入肝）。味甘气平。功用无他。但以生用熟用炒黑。分其治法耳。以生而论。则凡瘀血停滞，肿毒积块，跌仆伤损，风肿痈疮，溺闭不解，服之立能宣泄解除。以熟焦黑。则凡吐血肠风血尿血痢。服之立能止血。然此属外因。可建奇功。若内伤不足之吐衄。则非此所能治者矣！

——清·黄宫绣《本草求真》

蒲黄，味甘色黄，足太阴经药，血病必用之药也，故《本经》主止血，消淤血，心腹膀胱寒热，利小便，比因血分者。治女人带崩，月候不匀，血气心腹痛，妊孕下血，堕胎，血晕，儿枕痛，血癥血痢，肠风泻血，衄血、吐血、溺血及扑损血闷，排脓疮血，游风肿毒。故止血补血，须用炒。破血消肿，宜生用。然活血止血居多，而补益少，虽云久服轻身益气力，但不益极虚之人，多服未免自利，可见补益少也。

香蒲，即蒲黄苗，除秽恶，故主五脏心下邪气，口烂臭，坚齿，明目聪耳。

——明·皇甫嵩《本草发明》

蒲黄，手足厥阴血分药也，故能治血治病。生则能行，熟则能止。

——明·李时珍《本草纲目》

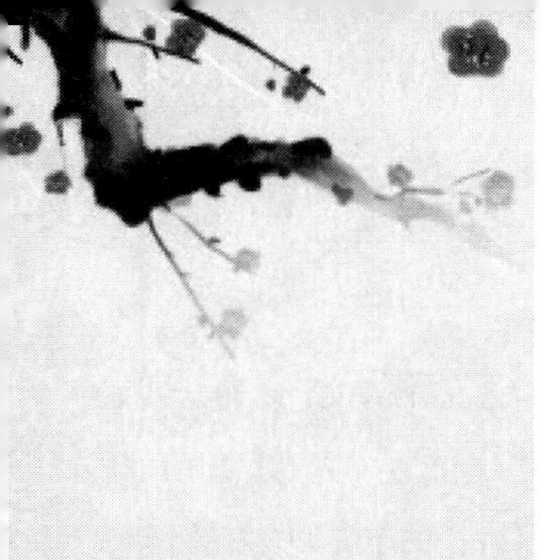

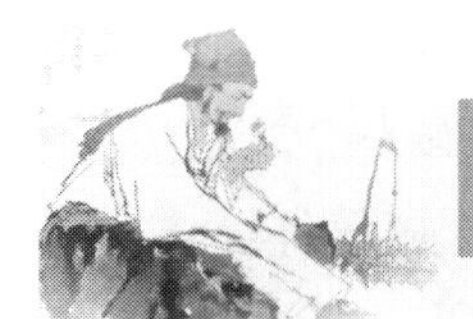

芒硝 Mangxiao

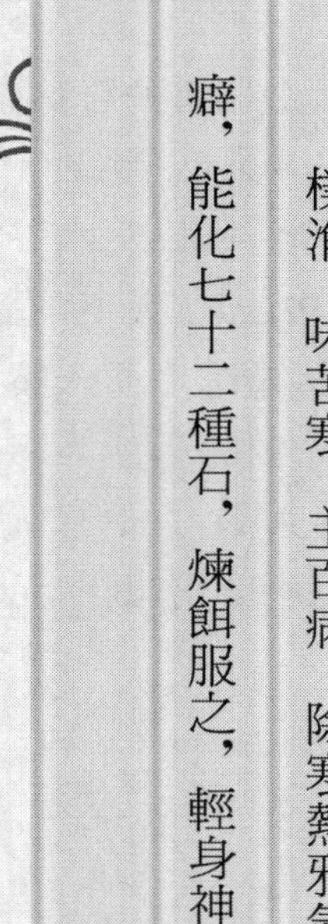

【处方用名】芒硝——为硫酸盐类芒硝族矿物芒硝 Mirabilite 的粗制品。

【经文】朴消，味苦寒。主百病，除寒热邪气，逐六府积聚，结固，留癖，能化七十二种石，炼饵服之，轻身神仙。生山谷。

本经要义

朴消：详见消石“本经要义”消石项可互参。

主百部：指病多之意，此处指胃肠道实热、积滞等多种疾病。

除寒热邪气：“寒热”①指恶寒发热症状的简称。②是指中医八纲辨证疾病属性的两个纲领：“阳胜则热”“阴胜则寒”。寒热是阴阳偏盛偏衰的具体表现。辨别疾病的属性属寒、属热，对确定疾病的治疗有着重要意义。在疾病治法上之“寒者热之”“热者寒之”，是立法处方用药的重要依据。寒和热是相对的，但它们之间又是相互联系的，有时可呈现真寒假热、真热假寒或寒热错杂等情况，临证必须注意辨别。

“寒证”是由寒邪引起，或因阳气衰弱，阴气过盛而导致身体功能与代谢活动衰退，抵抗力减弱而出现寒的证候，如体温不足、面色苍白、精神萎顿、踡卧、喜温怕冷、脘腹冷痛、得热则减、口不渴或渴喜热饮、大便溏薄、小便清长等。多见于慢性功能

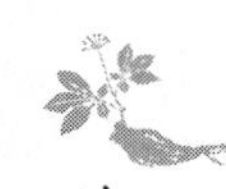

衰退性疾病。

“热证”是由热邪引起的阳气亢盛，出现一系列热的证候，如身热、烦渴、面红目赤、不恶寒反恶热、口干咽燥、口渴喜冷饮、唇红而干、大便秘结、小便短赤、舌质红、苔干黄或干黑、脉数等。多见于感染性疾病，以及身体功能代谢活动过度亢盛（即阳盛）所产生的疾病。

“邪气”又称之为“邪，与人体正气相对而言。泛指各种致病因素（风、寒、暑、湿、燥、火六淫和疫疠之气）及病理损害。《素问》卷九·评热病论篇第三十三：“邪之所凑，其气必虚。”

“寒热邪气”此处主要指五脏积热邪气。

逐六腑积聚：“六腑”即胆、胃、大肠、小肠、三焦、膀胱六个器官的合称。六腑具有出纳、传输、传化水谷之功能。即“转化而不藏”。《灵枢》卷七·本藏第四十七：“五藏者，所以藏精神血气魂魄者也。六腑者，所以化水谷而行津液者也。”“积聚”，病证名，指腹内结块，或胀或痛的病证。《灵枢》卷七·五变第四十六：“余闻百疾之始期也，鼻生于风雨寒暑，循毫毛而入腠理，或复还，或留止，或为风肿汗出，或为消瘅，或为寒热，或为留痹，或为积聚。”《张氏医通》：“积者五脏所生，其始发有常处，其痛不离其部，上下有所终始，左右有所穷处；聚者六腑所成，其始发无根本，上下无所留止，其痛无常处。”

关于积聚

一般以积块明显，痛胀较甚，固定不移为积；积块隐现，攻窜作胀，痛无定处为聚，其性质与癥瘕、痃癖相似。多由七情郁结、气滞血瘀，或饮食内伤，痰滞交阻，或寒热失调，正虚邪结而成。《诸病源候论》卷十九·积聚病诸候凡六论·积聚候：“积聚者，由阴阳不和，脏腑虚弱，受于风邪，搏于府藏之气所为也。府者阳也，藏者阴也。阳浮而动，阴沉而伏。积者阴气，五藏所生，始发不离其部，故上下有所穷。已聚者阳气，六府所成，故无根本，上下无所留止，其痛无有常处。诸藏受邪，初未能为积聚，留滞不去，乃成积聚。”

结固：“结”，《说文》：“结，缔也，从系，吉声。”凝结、聚和、固结之意。“固”，坚固，固塞，《说文》：“固，四塞也。”《玉篇·上部》：“固，坚固也。”清·

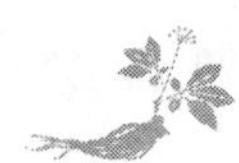

段玉裁《说文解字注·上部》:“凡坚牢曰固。”“结固”在此处引申为“结石”。下文“能化七十二种石”,即朴消具有化(排)石之功能。

留癖:“留”,停留,留滞,留守,不散。“癖”,古病名。“癖”,潜匿在两胁间的积块,临床上又分为食癖、饮癖、塞癖、痰癖、寒癖、血癖等。《玉篇·病部》:“癖,食不消。”《广韵·昔部》:“癖,腹病。”痞块生于两胁时痛时止。亦有以痞块隐伏于两肋,平时寻摸不见,痛时才能触及为其特征。多由饮食不节,寒痰凝聚,气血瘀阻所致。《诸病源候论》卷二十·癖病诸候凡十一论·癖候:“夫五藏调和,则荣卫气理。荣卫气理,则津液通流,虽复多饮水浆不能为病,若摄养乖方,则三焦否隔。三焦否隔,则肠胃不能宣行。因饮水浆过多,便令停滞不散。更遇寒气积聚而成癖。癖者谓僻侧在于两胁之间,有时而痛是也。”

按:痃癖为古病名。与积聚相类似,是脐部或胁肋部患有癖块的泛称。“痃”,古病名,又称“痃气”,泛指生于腹腔内条索状的痞块。传统以痃病为脐旁两侧像条索状的块状物;亦有以两胁弦急,胁肋胀痛为痃气。唐·王焘《外台秘要》卷十二痃癖方治可互参。

能化七十二种石:指朴消能化解各种结石之功能。

炼饵服之,轻身神仙:道家思想,不必深究。

药物解读

【药材形状鉴别】朴硝,呈小块片或粒状,灰白色至灰黄色,略透明,在自然阳光下可见多量灰屑等杂物。易结块,潮解,质脆,易碎裂。气无,味苦、咸。现较少见。

【功能主治】泻热软坚,解毒消肿。主治实热积滞,腹胀便秘,目赤肿痛,喉痹,痈肿疮毒,停饮积聚,妇人瘀血腹痛等症。

其他,消石之性味功效可互参。

朴硝之“医籍选论”及“药物解读”可与“消石”互参。

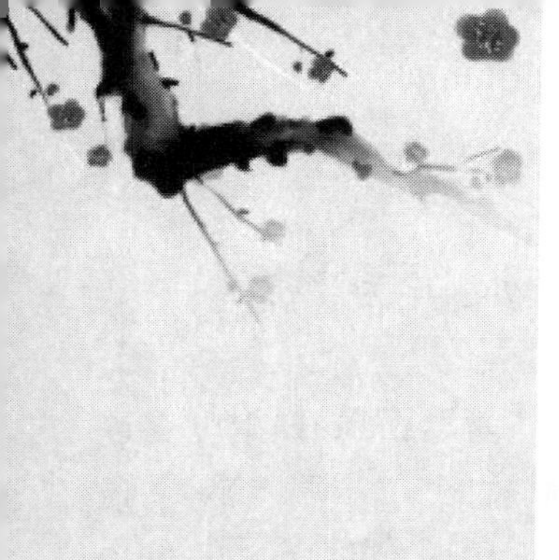

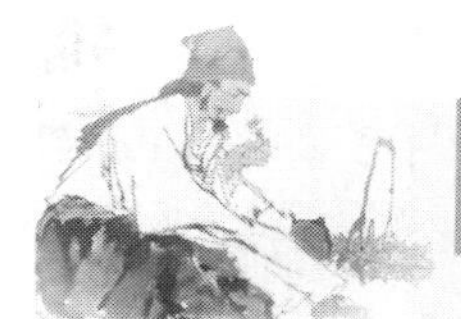

桑白皮 Sangbaipi

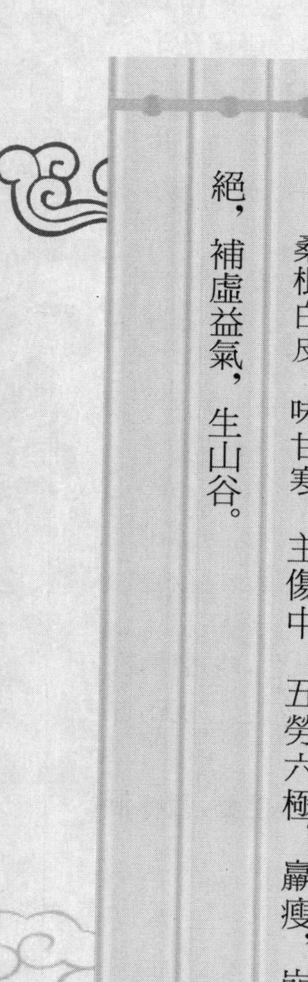

【处方用名】桑白皮——桑科 Moraceae。

【经文】桑根白皮，味甘寒。主伤中，五劳六极，羸瘦，崩中，脉绝，补虚益气，生山谷。

本经要义

伤中：“中”，中焦，三焦之一。指三焦之中部，上腹腔部分，多指脾胃。主腐熟水谷，泌糟粕，蒸津液，化精微，是营养生化之来源。“伤中”，即脾胃运化功能受损。

《灵枢》卷四・营卫生会第十八：“中焦亦胃中，出上焦之后，此所受气者，泌糟粕，蒸精液，化其精微，上注于肺脉，乃化而为血，以奉出身，莫贵于此。”

五劳：笔者认为有三种解读方式。

一是，指久视、久卧、久坐、久立、久行五种行为过度所致之病因。《素问》卷七・宣明五气篇第二十三：“五劳所伤。久视伤血，久卧伤气，久坐伤肉，久立伤骨，久行伤筋，是谓五劳所伤。”“劳”，即为疲劳过度之意。

二是，指志劳、思劳、心劳、忧劳、瘦劳五种情志劳伤。《诸病源候论》卷三・虚劳病诸候上（凡三十九论）・虚劳候：“五劳者，一曰志劳，二曰思劳，三曰心劳，四曰忧劳，五曰瘦劳。”

三是，指肺劳、肝劳、心劳、脾劳、肾劳五脏劳伤

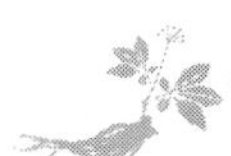

病证。《诸病源候论》卷三·虚劳病诸候·虚劳候："肺劳者，短气而面肿，鼻不闻香臭；肝劳者，面目干黑口苦，精神不守，恐畏不能独卧，目视不明；心劳者，忽忽喜忘，大便苦难，或时鸭溏，口内生疮；脾劳者，舌本苦直，不得咽唾；肾劳者，背难以俛仰，小便不利，色赤黄而有余沥，茎内痛，阴湿囊生疮，小腹满急。"

六极：指六种极度虚损的病证。出《金匮要略》卷上·脏腑经络先后病脉证第一："人又有六微，微有十八病，合为一百八病，五劳、七伤、六极，妇人三十六病，不在其中。"《诸病源候论》卷三·虚劳病诸候上·虚劳候："六极者，一曰气极，令人内虚，五脏不足，邪气多，正气少，不欲言；二曰血极，令人无颜色，眉发堕落，忽忽喜忘；三曰筋极，令人数转筋，十指爪甲皆痛，苦倦不能久立；四曰骨极，令人酸削，齿苦痛，手足烦疼，不可以立，不欲行动；五曰肌极，令人羸瘦无润泽，饮食不生肌肤；六曰精极，令人少气噏噏然内虚，五脏气不足，发毛落，悲伤喜忘。"

"极"，故义指放在驴背上的用以载物的木架。《说文解字》木部："极，驴上负也。"段玉裁注："极，当云驴上所以负也。"引申为极限、极度、极点、极端、最高限度，无以复加，不能再增加的限度。

羸瘦：羸，《说文解字》："羸，瘦也。"《汉书》邹阳传："今天下布衣穷居之士，身在贫羸。"颜师古注："衣食不充故羸瘦也。"指身体衰弱。《玉篇》羊部："羸，弱也。"

瘦，《说文解字》："瘦，臞也，从疒，叜声。"段玉裁注："痩，今字作瘦。"指肌肉不丰满，与"肥"相对。《说文解字》病部："痩，臞也。"痩，shou，同瘦。叜，同叟。臞，qu。

崩中：即崩漏，病证名，指不在经期，忽然阴道大量出血，或持续淋漓不断出血的统称，来势急，血量多者为崩，来势缓而淋漓不断者为漏。多好发于青春期及更年期妇女。

《诸病源候论》卷三十八·腑脏伤损："冲脉任脉血气俱虚故也。冲任之脉，为经脉之海。血气之行，外循经络，内荣腑脏。若无伤则腑脏平和而气调，适经下以时；若劳动过度，致腑脏俱伤，而冲任之气虚，不能约制其经血，故忽然暴下，谓之崩中。"

脉绝：脉象之一种，又指脉悬绝，与正常脉相差悬殊的脉象。指病特别严重，病危象。

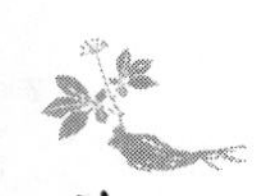

脉，一指脉管，气血运行的通道。《素问》脉要精微论篇："夫脉者，血之府也。"二指脉搏、脉象。《灵枢》邪气脏腑病形篇："按其脉，知其病。""绝"，断绝，不连续。《说文解字》糸部："绝，断丝也。"引申为脉象断绝，气息中止或气绝，晕死。疾病危象。

补虚益气：补肺气虚、益肺气。

药物解读

《中华人民共和国药典》2015 年版一部收载：桑白皮，为桑科植物桑 *Morus alba* L. 的干燥根皮。

【性味归经】性寒，味甘。归肺经。

【功能主治】泻肺平喘，利水消肿。用于肺热喘咳，水肿胀满尿少，面目肌肤浮肿等。

【鉴别要点】

药材鉴别　药材呈扭曲的卷筒状、槽状或板片状，厚 1～4mm，长短不一。外表面白色或淡黄白色，较平坦，有的残留橙黄色或棕黄色鳞片状粗皮；内表面黄白色或灰黄色，有细纵纹。体轻，质韧，纤维性强，难折断，易纵向撕裂，撕裂时有粉尘飞扬。气微，味微甜。

饮片鉴别　饮片呈不规则横切丝状，外表面黄白色有时可见黄棕色粗皮，内表面淡黄白色，有细纵纹，体轻，质韧，断面纤维性强，易纵向撕裂，撕裂时有粉尘飞扬。气微，味微甜。蜜炙桑白皮，呈深黄色，气焦香，味甜。

【拓展阅读——解读市场中流通的桑白皮入药品种】

关于桑根皮的品种问题：目前市面上做桑皮入药的非正常品种有桑科植物鸡桑 *Morus austrlis* Poir.、华桑 *Morus cathayana* Hemsl.、蒙桑 *Morus mongolica* Schneid.、构树 *Broussonetia papyrifera*（Linn.）Vent. 和桑科植物 *Cudrania trcuspidata*（Carr.）Bur. 等的根皮，药学人员要注意鉴别。

【拓展阅读——张仲景应用桑白皮情况】

张仲景使用桑白皮只有一方：王不留行散。

《金匮要略》卷中·疮痈肠痈浸淫病脉证并治第十八："病金疮，王不留行散主之。王不留行散方：王不留行十分（八月八日采），蒴藋细叶十分（七月七日采），桑东南根白皮十分（三月三日采），甘草十八分，川椒三分，除目

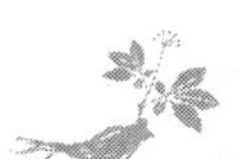

及口闭，去汗黄芩二分，干姜二分，芍药二分，厚朴二分。右九味，桑根皮以上三味，烧灰存性，勿令灰过，各别杵筛，合治之为散，服方寸匕，小疮即粉之，大疮但服之，产后亦可服。如风寒，桑东根勿取之，前三物皆阴干百日。”

《金匮要略方论本义》云：“桑根白皮寒，同王不留行、蒴藋细叶烧灰存性者，灰能入血分止血也，为金疮血流不止者设也。小疮，则合诸药为粉以敷之，大疮则服之，治内以安外之。产后亦可服者，行瘀血也。风寒之日，桑根勿取者，恐过于寒也。”

桑白皮现代用量 10～15g**。生用利水消肿；蜜炙用止咳平喘。**

注：蒴藋，即陆英，为忍冬科植物陆英 *Sambucus javanica* Reinw. 的根及全草。其性温，味甘酸，入肝经。功用为祛风除湿，活血散瘀。可治疗风湿疼痛，肾炎水肿，脚气浮肿，痢疾，黄疸，慢性支气管炎，风疹瘙痒，丹毒疮肿，跌打损伤，骨折等。

注意：陆英，是《千金要方》中“独活寄生汤”中一味重要药物，现在教科书中“独活寄生汤”无此药。

医籍选论

主治伤中，续经脉也。五劳，志劳，思劳、烦劳、忧劳、恚（hui，音会，生气，愤激）劳也。六极，气极、血极、筋极、骨极、肌极、精极也。羸瘦者，肌肉消减。崩中者，血液下注。脉绝者，脉络不通。桑皮禀阳明土金之气，刈而复茂，生长之气最盛，故补续之功如此。

——清·张志聪《本草崇原》

中者中州脾也，脾为阴气之原，热则中伤；桑皮甘寒，故主伤中。五劳者，五脏劳伤真气也；六极者，六腑之气虚极也。脏腑俱虚，所以肌肉削而羸瘦也。其主之者，桑皮甘以固脾气而补不足，寒以清内热而退火邪，邪气退而脾阴充，脾主肌肉，自然肌肉丰而劳极愈矣。崩中者，血脱也，脉者，血之府，血脱故脉绝不来也，脾统血而为阴气之原；甘能益脾，所以主崩中绝脉也。火与元气，势不两立，气寒清火，味甘益气，气益火退，虚得补而气受益矣。

——清·叶天士《本草经解》

今人以补养之药，误认为清肺利水之品，故用多不效。且谓生用大泻

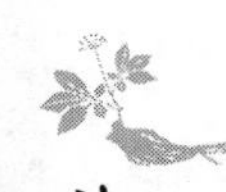

肺气，宜涂蜜炙之。然此药忌火，不可不知。

——清·陈修园《神农本草经读》

桑根白皮，味甘、涩、辛，微寒，入手太阴肺经。清金利水，敛肺止血。

桑根白皮甘辛敛涩，善泻湿气而敛营血。其诸主治，清肺火，利气喘，止吐血，断崩中，通小便，疗水肿，消痰饮，止吐泄，理金疮，敷石痈，生眉发，泽须鬓，去寸白虫，涂鹅口疮。

汁搽口疮，沥搽疥疮。三月三日采东南根，阴干百日。

——清·黄元御《长沙药解》

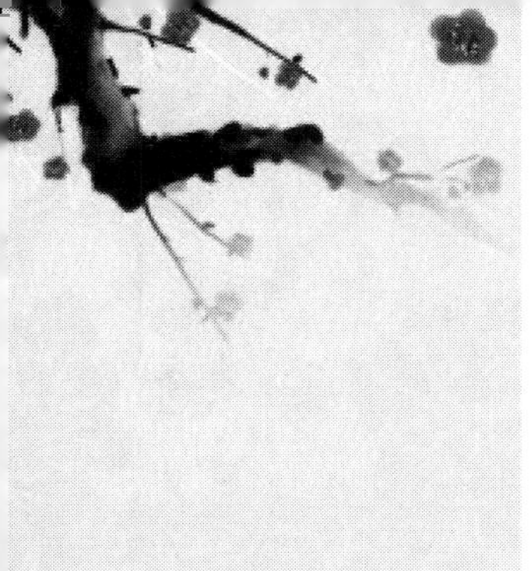

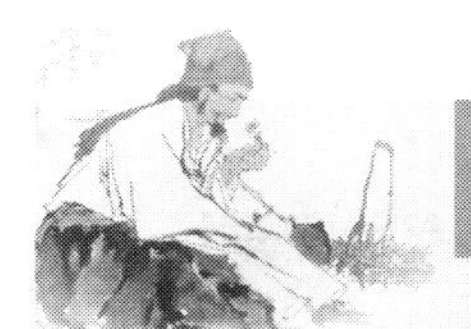

桑叶 Sangye

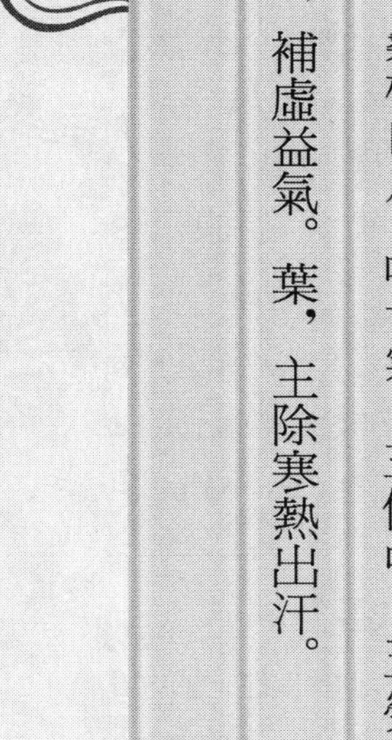

桑根白皮，味甘寒。主傷中，五勞六極，羸瘦，崩中，脈絕，補虛益氣。葉，主除寒熱出汗。

【处方用名】桑叶——桑科 Moraceae.

【经文】桑根白皮，味甘寒。主伤中，五劳六极，羸瘦，崩中，脉绝，补虚益气。叶，主除寒热出汗。

桑叶在《神农本草经》列为中品，附于桑根白皮项中："叶，主除寒热出汗。"且所述桑根白皮之功效，亦包括桑寄生、桑耳、桑椹等。

本经要义

寒热：参"甘草"本经要义之"寒热"解。

出汗：此处指自汗、盗汗，并非指桑叶能发汗解。

药物解读

《中华人民共和国药典》2015 年版一部收载：桑叶，为桑科植物桑 *Morus alba* L. 的干燥叶。

【性味归经】性寒，味甘、苦。归肺、肝经。

【功能主治】疏散风热，清肺润燥，清肝明目。用于风热感冒，肺热咳嗽，头晕头痛，目赤昏花等。

【鉴别要点】

药材鉴别　药材呈皱缩、破碎。完整叶具叶柄，叶片呈宽卵形。先端渐尖，其部截形或心形，叶缘有锯齿，有的可见不规则分裂。表面黄绿色至黄棕色，可见小疣状突起。叶背面颜色稍浅，叶脉突出，小脉网状，叶脉被疏毛。质脆。

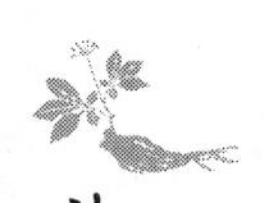

饮片鉴别　饮片呈宽丝状或不规则破碎状，黄绿色，可见叶柄，叶脉和叶柄基部及叶脉基部可见疏毛。叶缘可见锯齿，质薄，易碎。气微，清香，味淡、微苦涩。

【拓展阅读——关于桑叶入药品种问题】

历史上和现今，作为桑叶入药的品种有桑科植物鸡桑 *Morus austrlis* Poir.、蒙桑 *Morus mongolica* Schneid.、华桑 *Morus cathayana* Hemsl 等的叶。这和李时珍所言：白桑、鸡桑、子桑、山桑等相类同。

【临床医师、临床药师注意事项——《神农本草经》原文断句问题】由于古代文献无标点符号，对其中某些药物之功效认识有误。

孙本："桑根白皮，味甘寒。主伤中，五劳六极，羸瘦，崩中，脉绝，补虚益气。叶，主除寒热出汗。桑耳黑者，主女子漏下，赤白汁，血病，癥瘕积聚，阴补阴阳，寒热，无子。五木耳名檽，益气，不饥，轻身强志。生川谷。"

曹本："桑根白皮，味甘寒。主伤中五劳六极，羸瘦，崩中脉绝，补虚益气。叶，主除寒热，出汗。桑耳，黑者，主女子漏下，赤白汁，血病，癥瘕积聚腹痛，阴阳寒热，无子。五木耳，名檽，益气不饥，轻身强志。生川谷。"

尚志钧辑复本："桑根白皮，味甘、寒。主治伤中，五劳，六极，羸瘦，崩中，脉绝，补虚，益气。叶：主除寒热，出汗。桑耳：黑者，主女子漏下赤白汁。血病癥瘕积聚，腹痛，阴阳寒热，无子。五木耳，名檽，益气，不饥，轻身，强志。生山谷。"

【临床医师、临床药师注意事项——桑叶止汗，由来已久】

桑叶为中医常用药物，现代教科书归类为辛凉解表药，性味甘、寒，归肺、肝经，功能疏风散热、清肝明目，常用于外感风热症。而桑叶之止汗功效却被忽略，且误解为发汗。清·张志聪《本草崇原》载："桑叶是止盗汗之药，非发汗之药。"

张志聪引宋·洪迈《夷坚志》云："严州山寺有一游僧，形体羸瘦，饮食甚少，每夜就枕，遍身汗出，迨旦，衣皆湿透，如此二十年无药能疗，期待尽耳。监寺僧曰：吾有药绝验，为汝治之，三日宿疾顿愈，其方单用桑叶一味，乘露采摘，焙干碾末，每用二钱，空腹温米饮调服。或值桑落时，干者亦堪用，但力不如新采者，桑叶是止盗汗之药，非发汗药。《本经》盖谓桑叶主治能除寒热，并除出汗也，恐人误读作发汗解，故表而明之。"

历史上有人误读为发汗。被称为金元四大家之一的名医朱震亨在《丹

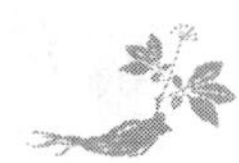

溪心法》中云："经霜桑叶研末，米饮服，止盗汗。"明末清初名医傅青主，擅长用桑叶止汗，他拟定的止汗方剂如止汗神丹、遏汗丸、止汗定坤丸等，均选用桑叶为主，并称桑叶为"收汗之妙品"。清·陈其瑞在《本草撮要》中云："以之代茶，采去经霜者，常服止盗汗，洗眼去风泪。"

医籍选论

桑叶，甘所以益血，寒所以凉血，甘寒相合，故下气而益阴，是以能主阴虚寒热及因内热出汗。其性兼燥，故又能除脚气水肿，利大肠，除风。经霜则兼清肃，故又能明目而止咳。

——明·缪希雍《本草经疏》

桑叶……以之代茶，取经霜者，常服治盗汗，洗眼去风泪。

——清·陈其瑞《本草撮要》

桑叶乃手、足阳明之药，汁煎代茗，能止消渴。

——明·李时珍《本草纲目》

桑叶，气寒，味苦甘，有小毒，出汗。桑叶气寒，禀天冬寒之水气，入足太阳寒水膀胱经，味苦甘有小毒，得地中南火土之味，而有燥湿之性，入手少阴心经、足太阴脾经。气味降多于升，阴也。

太阳者，行身之表，而为一身之外藩者也，太阳本寒标热；所以太阳病，则发寒热，桑叶入太阳，苦能清，甘能和，故除寒热。汗者心之液，得膀胱气化而出者也；桑叶入膀胱而有燥湿之性，所以出汗也。

——清·叶天士《本草经解》

按：叶氏认为桑叶有小毒，功效为发汗，值得深究。按李时珍所云："古本草言桑根见地上者名马领，有毒杀人。旁行出土者名伏蛇，亦有毒而治心痛。故吴淑《事类赋》云：伏蛇疗疾，马领杀人。"应指马桑（*Coriaria nepalensis* Wall.）的叶子，有毒，一般很少内服，多作外用。非桑叶有毒。说明古代桑根皮和桑叶有误用现象。按李时珍在《本草纲目》所列举桑的种类："有白桑，叶大如掌而厚；鸡桑，叶花而薄；子桑，先椹而后叶；山桑，叶尖而长。"临床工作中，中药临床人员应引起注意。

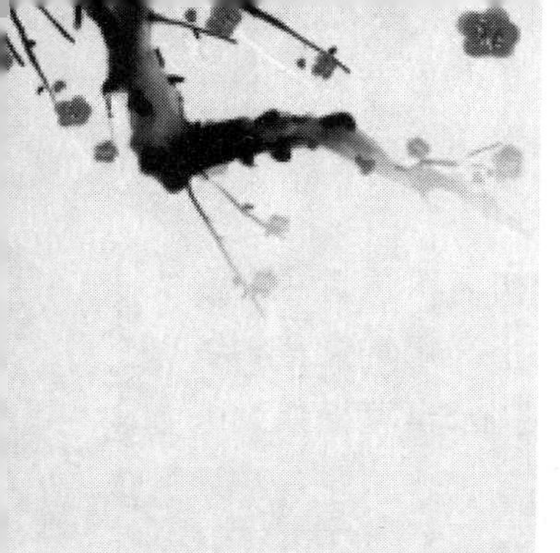

蛇床子，味苦平。主婦人陰中腫痛，男子陰痿，濕癢。除痹氣，利關節，癲癇惡創。久服輕身。一名蛇米。生川谷及田野。

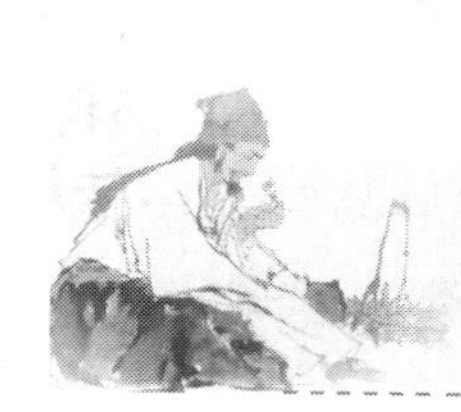

蛇床子 Shechuangzi

【处方用名】蛇床子——伞形科 Umbelliferae.

【经文】蛇床子，味苦平。主妇人阴中肿痛，男子阴痿，湿痒。除痹气，利关节，瘨痫恶创。久服轻身。一名蛇米。生川谷及田野。

本经要义

味苦平：《本经》言：蛇床子，性平，味苦。《中华人民共和国药典》和现行教科书《中药学》言：蛇床子，性温，味辛、苦；有小毒。古今认识有较大差异。

阴中肿痛：指妇人专属性疾病。如阴蚀，阴道感染性疾病和外阴瘙痒等疾病。《诸病源候论》卷四十·妇人杂病诸候·阴肿候："阴肿者，是虚损受风邪所为，胞经虚而有风邪客之，风气乘于阴，与血气相搏，令气血否涩，腠理壅闭，不得泄越，故令阴肿也。"《诸病源候论》卷四十·妇人杂病诸候·阴痒候："妇人阴痒是虫食所为，三虫九虫在肠胃之间，因脏虚虫动，作食于阴，其虫作势，微则痒，重则乃痛。"《诸病源候论》卷四十·妇人杂病诸候·阴痛候："阴痛之病，由胞络伤损致脏虚受风邪，而三虫九虫，因虚动作，食阴则痛者，其状成疮，其风邪乘气冲击而痛者，无疮但疼痛而已。"

阴痿：男子专属性疾病，病证名。即男子阳痿病。《灵枢》卷一·邪气脏腑病形第四："大甚为阴痿，微大为石水，起脐已下至小腹腄腄然。"指男子

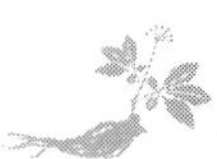

未到性功能衰退时期，出现阳事不举，或举而不坚、不久的病证。多因房事过度，或误犯手淫，命门火衰所致。亦有因肝胃虚火，心脾受损，抑郁伤肝所致。多见头晕神倦，腰足痿软，若是思虑损伤心脾，或恐惧伤肾者，每见胆怯多疑，睡眠不安等，治宜温肾补元，滋阴降火，疏肝解郁，培养心脾等法。

湿痒：此处指男子阴囊湿疹、湿癣等湿热下注所致皮肤病，亦包括阴虱性瘙痒症。《诸病源候论》卷三十五·疮病诸候·湿癣候："风癣是恶风冷气，客于皮，折于血气所生，亦作圆文匡郭，但抓搔顽痹，不知痛痒，其中亦有虫。"《诸病源候论》卷四·虚劳阴下痒湿候："大虚劳损，肾气不足故阴冷，汗液自泄，风邪乘之则瘙痒。"

除痹气："痹"，病证名。泛指邪气闭阻肢体、经络、脏腑所引起的多种疾病。《素问》卷十二·痹论篇第四十三："风寒湿三气杂至，合而为痹也。""痹气"，指阳气虚，内寒盛，使营卫之气失调，血行不畅而致气血闭阻不通的病理。《素问》卷九·逆调论篇第三十四："帝曰：人身非衣寒也，中非有寒气也，寒从中生者何？岐伯曰：是人多痹气也，阳气少，阴气多，故身寒如从水中出。"

利关节：风、寒、湿三种邪气混杂在一起，侵犯人体形成弊病，导致肢体关节各种疼痛：行痹，使肢体关节酸痛，痛处游走不定处；痛痹，使肢体关节疼痛剧烈，痛有定处，得热而痛减；着痹，使肢体关节沉重酸痛，关节肿胀，痛有定处，伸屈不便，肌肤麻木不仁等。蛇床子，味苦平而温，具有明显的燥湿之性，能除湿痰在筋骨关节，治弊病，故言"利关节"。

瘨痫恶创："瘨痫"，病证名。"瘨"，dian，音癫，《说文·疒部》："瘨，病也。"《广韵·先韵》："瘨，病也。癫，同瘨。""瘨病"即"癫痫"病。癫证和痫证的合称。癫，指精神错乱一类疾病；痫，指发作性的神志异常疾病。

《诸病源候论》卷四十五·小儿杂病诸候："十岁已上为癫，十岁已下为痫。"《备急千金要方》卷十四·风癫第五："黄帝问曰：人生而病癫疾者，安所得之？岐伯对曰：此得之在母腹中时，其母有所数大惊也。气上而不下，精气并居，故令子发为癫疾。"

"恶创"，"创"通"疮"。恶创，即恶疮。凡疮疡表现为焮肿痛痒，溃烂后浸淫不休，经久不愈者，统称为恶疮。《诸病源候论》卷三十五·疮病诸候·诸恶疮候："诸疮生身体，皆是体虚受风热。风热与血气相搏，故发疮。若

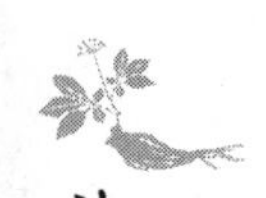

风热挟湿毒之气者，则疮痒痛焮肿，而疮多汁，身体壮热，谓之恶疮也。”

久服轻身：蛇床子在《本经》中分属上品，又其燥湿有关。《神农本草经百种录》云：“蛇床子，味苦平，主妇人阴中肿痛，男子阴痿湿痒，皆下体湿毒之病，除痹气，利关节，除湿痰在筋骨之证，癫痫，除湿痰在心之证，恶疮亦湿毒所生，久服轻身，湿去则体轻。”

药物解读

《中华人民共和国药典》2015 年版一部收载：蛇床子，为伞形科植物蛇床 *Cnidium monnieri*（L.）Cuss. 的干燥成熟果实。

【性味归经】 性温，味辛、苦；有小毒。归肾经。

【功能主治】 燥湿祛风，杀虫止痒，温肾壮阳。用于阴痒带下，湿疹瘙痒，湿痹腰痛，肾虚阳痿，宫冷不孕。

【药材鉴别要点】 蛇床子为双悬果，呈椭圆形，长 2～4mm，直径 2mm。表面灰黄色或灰褐色，由 2 个分果合成，顶端有 2 枚向外弯曲而又开叉的花柱残基，基部偶有细果梗。分果半圆形至椭圆形背面有薄而突起的纵棱 5 条，纵沟四条，接合面平坦，有 2 条棕色略突起的纵棱线。直达基部，中央略凹，果皮松脆，揉搓后果皮易脱落，种子细小，灰棕色，显油性。气香，味辛凉，有麻舌感。

【临床药师、临床医师注意事项——目前市面上常见伪品蛇床子】

伞形科植物野胡萝卜 *Daucus carota* L. 的干燥成熟果实。又名鹤虱。鉴别要点：两个分果合生，长 3～4mm，直径 1.5～2.5mm，表面棕黄色至淡绿棕色，顶端可见残留的花柱，主棱不明显，背隆起，具 4 条突起的棱翅，沿棱线密生黄白色的钩刺，长约 1.5mm，分果接合而平坦，具三条白色脉纹，并有柔毛。

伞形科植物窃衣 *Torilis japonica*（Houtt.）DC. 的干燥成熟果实。外表棕黄色。顶端有残留的花柱，基部圆形，主棱呈线稍隆起，次棱槽内散生钩毛，分果接合而有 3 条白色脉纹，并具柔毛。

医籍选论

蛇床子苦而辛甘，阴中之阳，益阴分中阳逆。故主男子阴痿不起，妇人阴中肿痛，令子藏热，敛阴汗、阴间湿痒，温中下气，除痹气，利关节，癫痫，

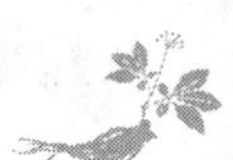

恶疮。浴男女阴，去风冷，益阳事。大风身痒，煎汤浴妙。又疗齿痛，小儿惊痫，扑损淤血，腰胯疼，四肢顽痹，赤白带下，缩小便。

——明·皇甫嵩《本草发明》

蛇床子气味苦辛，其性温热，得少阴君火之气。主治男子阴痿湿痒，妇人阴中肿痛，禀火气而下济其阴寒也。除痹气，利关节，禀火气而外通其经脉也。心气虚而寒邪盛，则癫痫。心气虚而热邪盛，则生恶疮。蛇床味苦性温，能助心气，故治癫痫恶疮。久服则火土相生，故轻身。心气充盛，故好颜色。

李时珍曰：蛇床子，《神农》列之上品，不独助男子，且有益妇人，乃世人舍此而求补药于远域，且近时但用为疮药，惜哉。

——清·张志聪《本草崇原》

蛇床子。味苦、辛、温。入足太阴脾、足厥阴肝、足少阴肾经。暖补命门，温养子宫，兴丈夫玉麈痿弱，除女子玉门寒冷。治妇人阴寒，蛇床子温肝而暖肾，燥湿而去寒也。

蛇床子温燥水土，暖补肾肝，壮阳宜子，男女皆良。疗前阴寒湿肿痛，理下部冷痹酸疼，断赤白带下，收溲尿遗失，浴疥癣疬癞，熏痔漏顽疮，打扑、惊痫、脱肛、脱阴并效，漱牙痛、吹听耳，浴男子阳痿绝佳。

——清·黄元御《长沙药解》

蛇床生阴湿卑下之地，而芬芳燥烈，不受阴湿之气，故入于人身，亦能于下焦湿气所归之处，逐其邪而补其正也。

——清·徐大椿《神农本草经百种录》

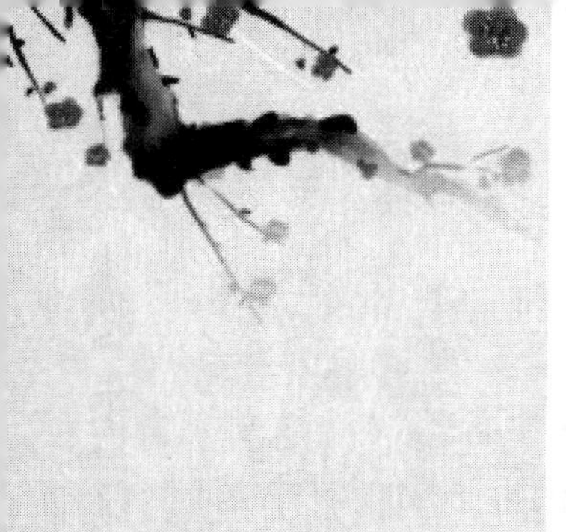

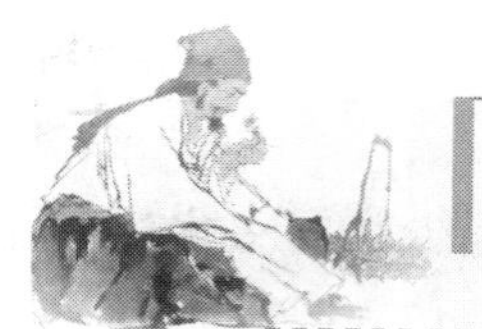

石斛 Shihu

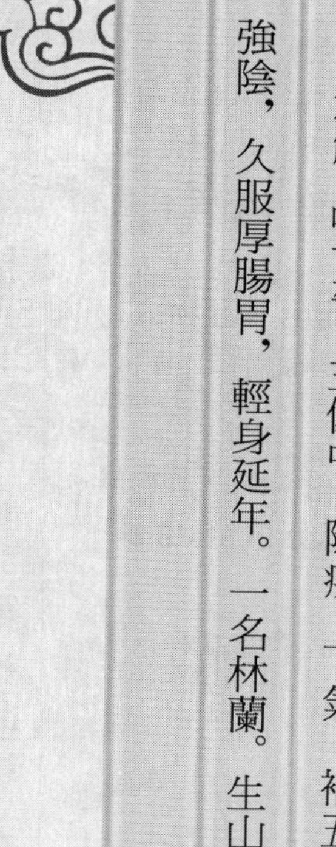

【处方用名】石斛——兰科 Orchidaceae.

【经文】石斛，味甘平。主伤中，除痹，下气，补五脏虚劳，羸瘦，强阴，久服厚肠胃，轻身延年。一名林兰。生山谷。

本经要义

伤中：泛指内脏损伤，或指脾胃损伤。《素问》卷二十四·阴阳类论篇第七十九："阴阳之类，经脉之道，五中所主，何脏最贵？雷公对云：春甲乙青，中主肝，治七十二日，是脉之主时，臣以其脏最贵。"王冰注："五中谓五脏。"

按：经文言石斛伤中，当指脾胃之阴，非指脾胃之气。而一般所言伤中，是指脾胃之气，当注意。因石斛味甘，性平，具有养阴而不腻滞，治疗脾胃虚证最为常用。

生地黄，《本经》亦言："主伤中。"石斛配伍生地黄为药对，石斛滋养肺胃阴而清虚热，生地黄甘、苦、寒，清热生津，二者同气相求，相须为用，发挥清胃生津作用，故言生地黄、石斛均为"主伤中"。《神农本草经》言"主伤中"药物，尚有地黄、薯蓣、麦冬等。

除痹："痹"，痹证名。泛指邪气闭阻肢体、经络、脏腑所引起的多种疾病。《素问》卷十二·痹论篇第四十三："黄帝曰：痹之安生？岐伯对曰：风寒

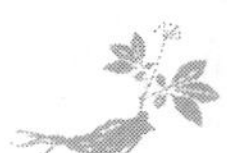

湿三气杂至，合而为痹也。其风气胜者为行痹，寒气胜者为痛痹，湿气胜者为著痹也。帝曰：其有五者何也？岐伯曰：以冬遇此者为骨痹（冬天与肾相应，肾主骨），以春遇此者为筋痹（春天与肝相应，肝主筋），以夏遇此者为脉痹（夏天与心相应，心主血脉），以至阴（长夏）遇此者为肌痹（长夏与脾相应，脾主肌肉），以秋遇此者为皮痹（秋天与肺相应，肺主皮毛）。"

按：曹元宇云："石斛专补脾胃，除虚热，生津液，又入足少阴、手太阴、手足阳明经。补虚劳，疗皮肤邪热，脚膝疼冷痹弱，强阴益精，大有殊功。盖补益后天，诸脏皆强也。"张志聪云："《本经》上品，多主除痹，不曰风寒湿，而但曰痹者，乃五藏外合之痹也，盖皮者肺之合，脉者心之合，肉者脾之合，筋者肝之合，骨者肾之合。故除痹即所以治五藏之虚劳羸瘦，是攻邪之中，而有补益之妙用。"《本经》言"除痹"，能治以上诸痹证也。

下气：指石斛具有降气之功效，张志聪云："治伤中即所以下气，是补益之中，而有攻邪之神理也。""下气"之义可详参"薏苡仁"之本经要义"下气"经义。

补五脏虚劳，羸瘦，强阴：石斛为补阴药，具有养胃阴，滋肾阴，养肝阴，补肺气，又能治消渴，故有"补五脏虚劳，羸瘦，强阴之功"。

"羸瘦"，指身体瘦薄虚弱。"羸"：①指瘦瘠。《说文·羊部》："羸，瘦也。"②指衰弱。《玉篇·羊部》："羸，弱也。"《诸病源候论》卷三·虚劳病诸候上·虚劳羸瘦候："夫血气者，所以荣养其身也，虚劳之人，精髓萎竭，血气虚弱，不能充盛肌肤，此故羸瘦也。"

"强阴"，又称坚阴，即强盛阴器。指中医学固肾精，平阴火的方法。《本经》言"强阴"药物尚有肉苁蓉等。

厚肠胃：即对肠胃的滋补强壮作用。

轻身延年：石斛性平，味甘、微苦。其性清润，清中有补，补中有清，即能清脏腑之热，又能补脏腑之阴，中医临床用其滋养胃阴，清虚热而生津液，特别是治疗肾阴亏损所致之腰膝、视物昏花等，被世人誉为"生津而不寒凉，扶正兼可祛邪"，故《本经》言"轻身延年"之功。现代药理研究证实：金钗石斛具有抗肿瘤、延缓衰老、抗辐射、增强机体免疫、提高生育能力、抗高血压、扩张血管及抗血小板凝集等作用。

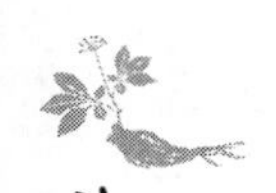

药物解读

《中华人民共和国药典》2015年版收载：石斛，为兰科植物金钗石斛 *Dendrobium nobile* Lindl.、鼓槌石斛 *Dendrobium chrysotorum* Lindl.、流苏石斛 *Dendrobium fimbriatum* Hook. 的栽培品及其同属植物近似种的新鲜或干燥茎。

【性味归经】性微寒，味甘。归胃、肾经。

【功能主治】益胃生津，滋阴清热。用于热病津伤，口干烦渴，胃阴不足、食少干呕，病后虚热不退，阴虚火旺，骨蒸劳热，目暗不明，筋骨痿软等。

【鉴别要点】

1. 药材鉴别

金钗石斛：呈扁圆柱形，长20～40cm，直径0.4～0.6cm，节间长2.5～3cm。表面金黄色或黄中带绿色，有深纵沟。质硬而脆，断面较平坦而疏松。气微，味苦。嚼之“化渣”。

鼓槌石斛：呈纺锤形，中部直径1～3cm，具3～7节。表面光滑，金黄色，有明显凸起的棱。质松而松脆，断面呈海绵状，气微，味淡，嚼之有黏性。

流苏石斛：呈长圆柱形，长20～150cm，直径0.4～1.2cm，节明显，节间长2～6cm，表面黄色至暗黄色，有深纵槽，质疏松，断面平坦或呈纤维性，味淡或微苦，嚼之有黏性。

2. 饮片鉴别

饮片呈扁圆柱形或圆柱形的段，表面金黄色、绿黄色或棕黄色，具光泽，有深纵沟或纵棱，有的可见棕褐色的节。切面黄白色至黄褐色，有多数散在的筋脉点。气微，味淡或微苦，嚼之有黏性，“化渣”者为佳。

【拓展阅读——铁皮石斛】

《中华人民共和国药典》2015年版一部同时收载：兰科植物铁皮石斛 *Dendrobium officinale* kimura. et Migo. 其性味功效同石斛。

饮片鉴别要点：皮石斛呈圆柱形的段，长短不等，气微，味淡，嚼之有黏性。

铁皮枫斗：呈螺旋状或呈弹簧状，习称耳环石斛，通常为3～5个旋纹，极少6个旋纹。茎拉直后长为3～8cm，直径0.2～0.4cm，表面黄绿色或略带金黄色，有细纵皱纹，节明显，节上可见残留的灰白色叶鞘。一端可见茎

基部留下的须根茎。质坚实，易折断，断面平坦，灰白色至灰绿色，略呈角质状。气微，味淡，嚼之有黏性。

【拓展阅读——中药饮片鉴别专用术语】

“化渣”：特指中药材或中药饮片鉴别时，用口嚼而无残渣，或残渣极少。

“枫斗”：特指铁皮石斛，剪去须根后，边炒（加热）变软扭成螺旋状或弹簧状或耳环状，再烘干，习称“枫斗石斛”“耳环石斛”。

【临床药师、临床医师注意事项】

在古代，传统中医应用石斛方法有久煎、酒浸、熬膏、榨汁等，现代药理学研究表明，金钗石斛中含有生物碱（苦味成分）难溶于水，经酒浸后则易溶出，所以临床上使用本品作汤剂时，常规煎煮很难煎出其有效成分，故《中华人民共和国药典》规定“另包”，先煎 30 分钟。故本品作汤剂宜“先煎”“久煎”，或酒炙后入汤剂，或汤剂中加适量黄酒作药引煎煮为宜。

医籍选论

斛乃量名，主出主入，治伤中者，营运其中土也。除痹者，除皮脉肉筋骨五脏外合之痹证也。夫治伤中则下气，言中气调和，则邪气自下矣。除痹则补五脏虚劳羸瘦，言邪气散除，则正气强盛矣，脾为阴中之至阴，故曰强阴。肾主藏精，故曰益精。久服则土气营运，水精四布，故厚肠胃。

《本经》上品，多主除痹，不曰风寒湿，而但曰痹者，乃五脏外合之痹也。盖皮者，肺之合。脉者，心之合。肉者，脾之合。筋者，肝之合。骨者，肾之合。故除痹即所以治五脏之虚劳羸瘦，是攻邪之中而有补益之妙用。治伤中即所以下气，是补益之中而有攻邪之神理云。

——清·张志聪《本草崇原》

石斛气平入肺，石斛气平入肺，味甘无毒入脾。甘平为金土之气味，入足阳明胃、手阳明大肠。阴者，中之守也；阴虚则伤中，甘平益阴，故主伤中。

痹者，脾病也；风、寒、湿三气而脾先受之，石斛甘能补脾，故能除痹。上气，肺病也；火气上逆则为气喘，石斛平能清肺，故能下气。五脏皆属于阴，而脾名至阴，为五脏之主。石斛补脾而荫及五脏，则五脏之虚劳自复，而肌肉之消瘦自生矣。阴者宗筋也；精足则阴自强。精者，阴气之精华也；

纳谷多而精自储。肠者，手阳明大肠也；胃者，足阳明胃也；阳明属燥金，久服甘平清润，则阳明不燥，而肠胃厚矣。

——清·陈修园《神农本草经读》

阴者中之守也，阴虚则伤中，甘平益阴，故治伤中。痹者，闭也，血枯而涩，则麻而痹，甘平益血，故又除痹。肺主气，肺热则气上，气平肺清，所以下气。五脏藏阴者也，阴虚则五脏俱虚，而不胜作劳，劳则愈伤其元气矣。五脏之阴，脾为之厚，脾主肌肉，故五脏虚劳，肌肉消瘦也，甘平益阴，所以主虚劳而生肌肉也。

阴者，宗筋也，太阴阳明之所合也，石斛味甘益脾胃，所以强阴。精者，阴气之精华也，甘平滋阴，所以益精。肠者手阳明大肠也，胃者足阳明胃也，手足阳明属燥金，燥则阳明薄矣，久服甘平清润，则阳明不燥，而肠胃厚矣。

——清·叶天士《本草经读》

石斛……世谓之金钗石斛，折之有肉而实，咀之有腻涎黏齿，味甘淡，此为最佳……无味即为淡，淡者五味之所从出，即土之正味也，故味之淡者，皆属土。石斛味甘而实淡，得土味之全，故其功专补脾胃，而又和平不偏也。

——清·徐大椿《神农本草经百种录》

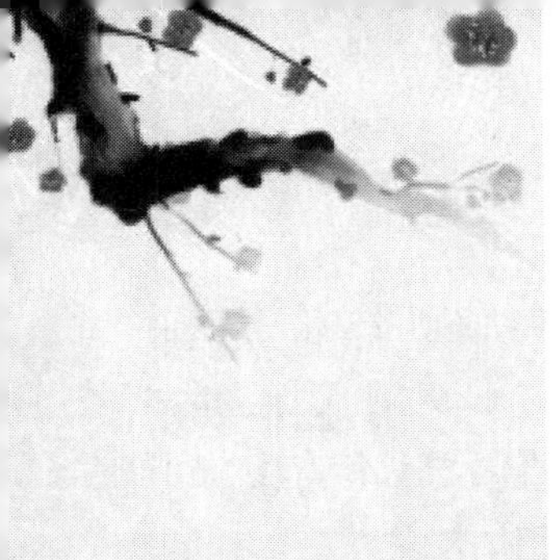

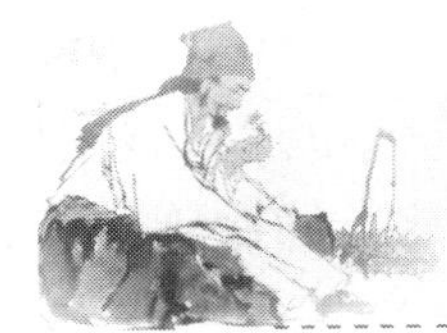

石菖蒲 Shichangpu

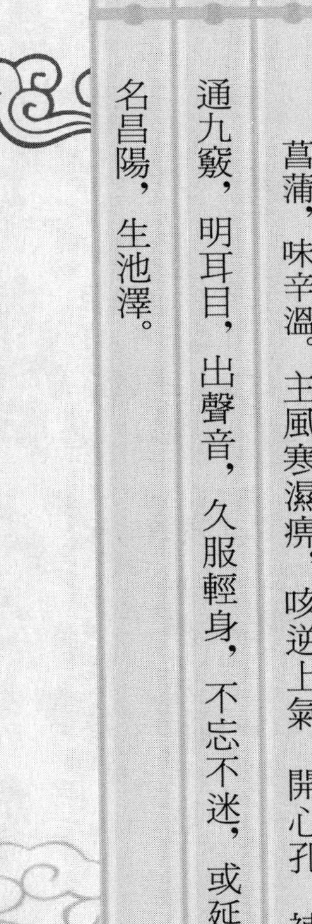

【处方用名】石菖蒲——天南星科 Araceae.

【经文】菖蒲，味辛温。主风寒湿痹，咳逆上气，开心孔，补五脏，通九窍，明耳目，出声音，久服轻身，不忘不迷，或延年。一名昌阳，生池泽。

本经要义

风寒湿痹：痹证名。因风、寒、湿三邪气杂至，致气血郁滞而成弊病。症见身重而痛，四肢拘挛，甚则走注疼痛，或手足麻木等。

痹，闭阻不通之意。泛指邪气闭阻躯体或脏腑经络而引起的病证，通常多指风、寒、湿三种邪气，侵犯人体肌表经络关节，发生关节或肌肉疼痛、肿大和重着等一类疾病。临床上主要为“风痹”“寒痹”“热痹”。如风湿性关节炎、类风湿关节炎等。痹，《说文解字》：“痹，湿痛也。”《素问》卷十二・痹论篇：“黄帝曰：痹之安生？岐伯对曰：风寒湿三气杂至，合而为痹也。其风气胜者为行痹，寒气胜者为痛痹，湿气胜者为着痹也……所谓痹者，各以其时，重感于风寒湿气也。”

风寒湿痹，又称“诸痹”。《素问》痹论篇：“诸痹不已，亦益内也，其风气胜者，其人易已也……”而治疗风寒湿之医者，古称“痹医”。《史记》扁鹊仓公列传：“过洛阳，闻周人爱老人，即为耳目痹医。”

咳逆上气：同咳逆，即咳喘。《诸病源候论》卷十四·咳嗽病诸候："肺虚感微寒而成咳，咳而气还聚于肺，肺则胀，是为咳逆也。邪气与正气相搏，正气不得宣通；但逆上咽喉之间，邪伏则气静，邪动则气奔上，烦闷欲绝，故谓之咳逆上气也。"又咳嗽短气候："肺虚为微寒所伤，则咳嗽，嗽则气还于肺间，则肺胀。肺胀则气逆，而肺本虚，气为不足，复为邪所乘，壅否不能宣畅，故咳逆短乏气也。"《本经》所言"咳逆上气"药物，还见于当归等。

开心孔：即开心窍。心主神志，神志不清，则心窍闭塞。"开心窍"当与"益心智"相关。"心孔"即"心窍"。《本经》在人参条有"开心益智"，在《伤寒论》中又有"开心下"，指胃脘之说。如"心下急"，即指胃脘部急迫微痛，胀满不舒之感觉。"心下满"，指胃脘间痞闷胀满等，均可应用石菖蒲来治疗。

补五脏：《仙经》称石菖蒲为"水草之精英，神仙之灵药"，补人体五脏也。

五脏，指心、肝、脾、肺、肾五个脏器，脏是指胸腹腔能充实致密，并能贮存、分泌或制造精气的脏器。《素问》卷一·五脏别论篇："所谓五脏者，藏精气而不泻也，故满而不能实。六腑者，传化物而不藏，故实而不能满也……"《灵枢》本脏篇："五脏者，所以藏精神血气魂魄者也；六腑者，所以化水谷而行津液者也。"

五脏是人体表里活动之中心，精神意识活动分属五脏，加上六腑的配合，把人体表里的组织器官联系起来，构成一个有机统一的整体。

九窍：指人体头部七窍以及前、后二阴的合称。即阳窍眼、耳、鼻、口加阴窍前后二阴。

声音：亦作"音声"。石菖蒲，用于痰蒙清窍，神志昏迷。本品芳香清冽，化痰湿，辟秽浊之邪，展清阳而开窍，化痰浊而省迷，为豁痰开窍之品。治疗中风痰迷心窍，神志昏乱，舌强不能语，能开音窍。故《本经》言出声音。

药物解读

《中华人民共和国药典》2015 年版一部收载：石菖蒲，为天南星科植物石菖蒲 *Acorus tatarinowii* Schott 的干燥根茎。

【性味归经】性温，味辛、苦。归心、胃经。

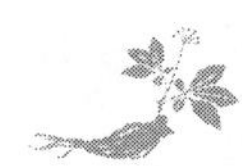

【功能主治】开窍豁痰,醒神益智,化湿开胃。用于癫痫,健忘失眠,耳鸣耳聋,脘痞不饥,噤口下痢等。

【鉴别要点】

药材鉴别　药材呈扁圆柱形,常有分枝,多弯曲,长3～20cm,直径0.3～1cm。表面棕褐色或灰棕色,粗糙,有疏密不匀的环节,节间长0.2～0.8cm,具细纵纹,一面残留须根或圆点状根痕;叶痕呈三角形,左右交互排列,有的其上有毛鳞状的叶基残余。质硬,断面纤维性,类白色或微红色,内皮层环明显,可见多数维管束小点及棕色油细胞。气浓香,味苦辛。

饮片鉴别　饮片呈扁圆形或长条形厚片。外表皮棕褐色至灰棕色,可见环节及根痕。切面类白色或略带浅红色,呈纤维性,有明显筋脉点即油室点。气味浓烈,味苦、辛。

【拓展阅读——中药经验鉴别专用术语】

筋脉点　筋脉指根茎类药材组织内的纤维或维管束。药材折断后,其纤维或维管束呈参差不齐的丝状,犹如身体的筋脉,又称"筋"。饮片切面上所表现出点状痕迹称之为"筋脉点"。较大之维管束痕则称之为"筋脉纹"。

【拓展阅读——商品流通中菖蒲的品种解读】

石菖蒲为天南星科 Araceae 菖蒲属 Acorus 植物石菖蒲 *Acorus tatarinowii* Schott 的根茎。天南星科植物有110属2000多种,我国分布有25属130余种,其中菖蒲属植物有6种,我国均产。目前商品药材中,菖蒲入药主要为石菖蒲和水菖蒲(*Acorus calamus* L.)。水菖蒲在民间广为应用,2015年版《中华人民共和国药典》以"藏菖蒲"之名收载。其他均为民间或地方用种:金钱蒲 *Acorus tatarinoii* Soland. var. pusillus(Siob.)Engl.、茴香菖蒲 *Acorus macrospediceus* (Yamamoto)F. N. Wei et Y. K. Li、宽叶菖蒲 *Acorus latifolius* Z. Y. Zhu、和香叶菖蒲 *Acorus xiangyeus* Z. Y. Zhu。

石菖蒲有一别名,叫"九节菖蒲",多指石菖蒲"惟石上生者,根条嫩黄,紧硬节稠,一寸九节者,是真也",为菖蒲之最佳品。**在商品流通中有一种"米菖蒲"**(系毛茛科植物阿尔泰银莲花 *Anemone altaica* Fisch. ex C. A. Mey. 的根茎),**亦习称"九节菖蒲",具有神经药理毒性,不能作为芳香开窍药使用。**

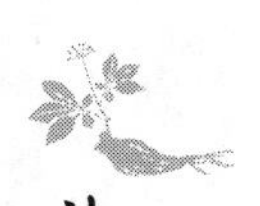

医籍选论

菖蒲处处有之，种类不一。其生流水中，根茎络石，略无沙土，稍有泥滓即易凋萎，此种入药为良。李时珍曰：菖蒲凡五种，生于水石之间，根细节密者，名曰石菖蒲，可入药，余皆不堪。

太阳之气，生于水中，上与肺金相合而主表，与君火相合而主神。菖蒲生于水石之中，气味辛温，乃禀阳寒水之气，而上合于心肺之药也。

主治风寒湿痹，咳逆上气者，太阳之气，上与肺气相合而出于肌表也。开心孔者，太阳之气，上与心气相合而运其神机也。五脏在内，九窍在外，肝开窍于二目，心开窍于二耳，肺开窍于二鼻，脾开窍于口，肾开窍于前后二阴。菖蒲禀寒水之精，能濡五脏之窍，故内补五脏，外通九窍，明耳目，出音声，是通耳目口鼻之上窍也。又曰：主耳聋、痈疮者，言耳不能听而为耳痈、耳疮之证。菖蒲并能治之。温肠胃，止小便利，是通前后二阴之下窍也。菖蒲气味辛温，性唯上行，故温肠胃而止小便之过利。久服则阳气盛，故轻身。心气盛，故不忘。寒水之精，太阳之阳，标本相合，故不迷惑而延年。益心智者，菖蒲益心，心灵则智生，高志不老者，水精充足，则肾志高强，其人能寿而不老。

——清·张志聪《本草崇原》

菖蒲性用略同远志，但彼苦而此辛，且生于水石之中，得太阳寒水之气。其味辛，合于肺金而主表；其气温，合于心包络之经，通于君火而主神。其主风寒湿痹，咳逆上气者，从肺驱邪之解表也。开心窍至末句，皆言补心之效，其功同于远志。声音不出，此能入心，而转舌入肺以开窍也。痈疮为心火，而此能宁之。心火下济而光明，故能温肠胃而止小便利也。但菖蒲秉水精之气，外通九窍，内濡五脏，其性自下以行于上，与远志自上以行于下者有别。

——清·陈修园《神农本草经读》

风、寒、湿三者，合而成痹，痹则气血俱闭，菖蒲入肝，肝藏血；入肺，肺主气，气下能行，味辛能润，所以主之也。辛润肺，润则气降，而咳逆上气自平。辛温为阳，阳主开发，故开心窍。辛润肺，肺主气，温和肝，肝藏血，血气调和，五脏俱补矣。通九窍者，辛温开发也。辛温为阳，阳气出上窍，故明耳目。肺主音声，味辛润肺，故出音声。主耳聋，即明耳目之功也。治痈疮者，辛能散结也。肠胃属于手足阳明经，辛温为阳，阳充则肠胃温也。膀

胱寒，则小便不禁，菖蒲辛温温肺，肺乃膀胱之上源，故止小便利也。久服轻身，肝条畅也。不忘不迷惑，阳气充而神明也。延年，阳盛则多寿也。益心智、高志，辛温为阳，阳主高明也。不老温能活血，血充面华也。

——清·叶天士《本草经解》

 水菖蒲 Shuichangpu

【处方用名】藏菖蒲——天南星科 Araceae.

《中华人民共和国药典》2015 年版一部收载：藏菖蒲，为天南星科植物藏菖蒲 *Acrus calamus* L. 的干燥根茎。系藏族习用药材。民间以"水菖蒲"之名入药。

【性味归经】性温，味苦、辛。归心、胃经。

【功能主治】温胃，消炎止痛。用于补胃阳，消化不良，食物积滞，白喉，炭疽等。

【鉴别要点】

药材鉴别　本品呈扁圆柱形，略弯曲，长 4～20cm，直径 0.8～2cm，表面灰棕色至棕褐色，节明显，节间长 0.5～1.5cm，具纵皱纹，一面具密集圆点状根痕；叶痕呈斜三角形，左右交互排列，侧面茎基痕周围常残留有鳞片状叶基和毛发状须根。质硬而韧，断面淡棕色，内皮层环明显，可见众多棕色油细胞小点。气浓烈而特异，味苦、辛。

饮片鉴别　饮片呈扁圆形或不规则长条形厚片，外表面灰棕色，可见明显环节及根痕。直径 0.8～1cm 或更大。切面平坦，类白色，纤维性；可见明显的环纹（筋脉点）和油室小点。气特异浓烈，味辛、苦。

【临床药师、临床医师注意事项】

★ 石菖蒲的品种鉴定与临床疗效。

★ 注意石菖蒲别称"九节菖蒲"的品种鉴别与临床作用，并注意处方书写用名。

★ 石菖蒲与藏菖蒲均为《中华人民共和国药典》收载品种，但临床疗效有差异，处方用名与药房调配要注意区别。

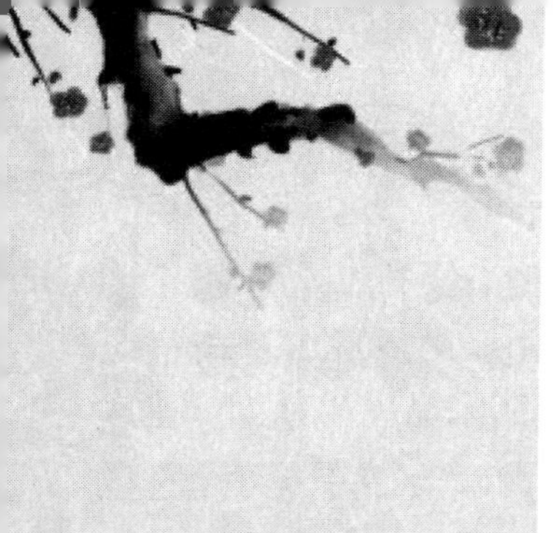

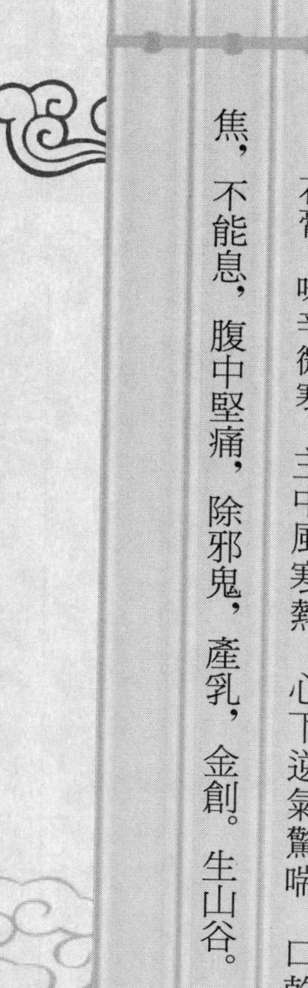

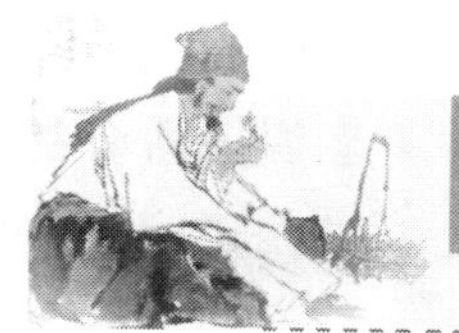

石膏 Shigao

【处方用名】石膏——Gypsum fubrosuum.

【经文】石膏，味辛微寒。主中风寒热，心下逆气惊喘，口干，苦焦，不能息，腹中坚痛，除邪鬼，产乳，金创。生山谷。

药用石膏为硫酸盐类矿物硬石膏族石膏，主含含水硫酸钙($CaSO_4 \cdot 2H_2O$)。

本经要义

中风：病名。①亦称卒中。突然昏仆，不省人事，或突然口眼㖞斜，半身不遂，言语謇涩的病证。《灵枢》卷一·邪气脏腑病形第四："黄帝曰：五脏之中风，奈何？岐伯曰：阴阳俱感，邪乃得往。"《金匮要略》卷上·中风历节病脉证并治第五："风之为病，当半身不遂，或但臂不遂者，此为痹。脉微而数，中风使然。正气引邪，㖞僻不遂。邪在于络，肌肤不仁；邪在于经，即重不胜；邪入于腑，即不识人；邪入于脏，舌即难言，口吐涎。"猝然昏仆，不省人事者，又有闭证和脱证之分。②指外感风邪的病证，是太阳表证的一个类型。《伤寒论》卷二·辨太阳病脉证并治法上第五："太阳病，发热，汗出，恶风，脉缓者，名曰中风。"

中风寒热：指外感中风之恶寒发热。

心下逆气：心下，指胃脘部。逆气，冲逆上气，指反向而行。心下逆气，泛指胃脘部有气向上而欲

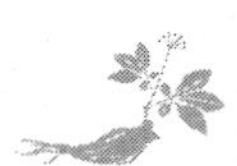

呕吐。

《素问》卷九·逆调论篇第三十四："人有逆气不得卧而息有音者，有不得卧而息无音者……不得卧而息有音者，是阳明之逆也，足三阳者不行，今逆而上行，故息有音也。"《素问》卷十六·骨空论篇第六十："冲脉为病，逆气里急；督脉为病，脊强反折。"

惊喘：指惊风。如小儿惊风症。《诸病源候论》卷一·风病诸候·风惊悸候："风邪搏于心，则惊不自安；惊不已，则悸动不定，其状目睛不转，而不能呼，诊其脉，动而弱者，惊悸也，动则为惊，弱则为悸。""喘"，呼吸急促。《说文解字》："喘，疾息也。""疾"，快速之意；"息"，一呼一吸为息。疾息，即表示呼吸次数比正常人多。惊喘，即惊风喘息。

口干，苦焦：感受外邪之高热症状。外感之邪入里化热，热邪充斥气分而表现为气分实热证，出现口渴、口干、口苦、舌焦等症状。

不能息：息，呼吸时进出的气，气息。《说文解字》心部："息，喘也。"但前经文已有"惊喘"之喘息，故经文不再为呼吸、喘息之意。此处经文之息，应为安定、安宁之意。《广雅》释诂一："息，安也。"《左传》昭公八年："臣必致死礼，以息楚。"杜预注："息，宁静也。"故此文为不得安宁之意。

腹中坚痛：《金匮要略》卷中·五脏风寒积聚病脉证并治："热在上焦者，因咳为肺痿；热在中焦者，则为坚；热在下焦者，则尿血，亦令淋秘不通。"《金匮要略心典》："胃热则实而硬，脾热则燥而闭，皆为坚也。"

邪鬼：邪，即邪气，泛指六淫七情等各种致病因素。鬼，指鬼气，为侵害人体之怪异邪气，亦指致病之邪气；邪气与鬼气并称，皆为致病因素。

产乳：产，人或动物生子。《说文解字》生部："产，生也。"乳，生子。《说文解字》："乳，人及鸟生子曰乳，兽曰产。"《广雅》释诂一："乳，生也。"**"产"和"乳"为同义词连用。**

《金匮要略》卷下·妇人产后病脉证治二十一："竹皮丸。生竹茹二分，石膏二分，桂枝（肉桂）一分，甘草七分，白薇一分。治疗妇人乳中虚、烦乱、呕逆、安中益气。"

张锡纯在《医学衷中参西录》石膏项批评，有些人不认真读懂《神农本草经》"产乳"之经意，误解为石膏治妇人无乳和乳患疾病，指出"妇人乳中虚，乳中者，生之时也"。并告诫后人要领会"产乳"的真正经义。

金创：指古代金戟刀剑所致外伤肿痛。煅石膏具有收敛、止血、生肌之

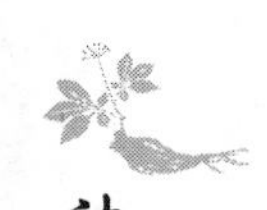

功。清·张锡纯《医学衷中参西录》云："《神农本草经》谓石膏治金疮，是外用以止其血也。愚尝用煅石膏细末，敷金疮出血者甚效。盖多年壁上石灰，善治金疮出血，石膏经煅与石灰相近，益见煅石膏之不可内服也。"

药物解读

《中华人民共和国药典》2015年版一部收载：石膏系硫酸盐类矿物硬石膏族石膏(Gypsum)的矿石，主含含水硫酸钙($CaSO_4 \cdot 2H_2O$)，采挖后，除去杂石和泥沙。

【性味归经】 性大寒，味甘、辛。归肺、胃经。

【功能主治】 清热泻火，除烦止渴。用于外感热病，高热烦渴，肺热喘咳，胃火亢盛，头痛，牙痛。

【鉴别要点】 本品为纤维状的集合体，呈长块状、板块状或不规则块状。白色、灰白色或淡黄色，有的半透明。体重，质松，易纵向断裂，可见纤维状结晶，纵断面具纤维状纹理，显绢丝样光泽，无臭气微，味淡。目前医院所用石膏多为饮片企业粉碎成的粗粉。

【拓展阅读——石膏古今临床应用解读】

石膏是一味古老的矿物类中药，对其来源、质量，在古代就有争议（详见《〈神农本草经〉药物古今临床应用解读》一书）。

一个值得思考和研究的问题。

医圣张仲景善用石膏，温病学派也多善用石膏。纪晓岚《阅微草堂笔记》卷七中记载：1793年春夏之间京城多疫，群医均以张仲景法治之，十死八九。以吴又可法治之，也不管用。这时大儒冯星实之小妾患上疫病，呼吸将绝。有"桐城一医"，以重剂石膏治之，"应手辄痊"，在京城引起轰动。医者纷纷效仿，救治者无数。当时使用的石膏汤剂，一剂石膏用至八两，即便是寒凉派的刘河间、攻下派的张子和也"未敢至是"。

《温病条辨》作者吴鞠通也善用石膏，《吴氏医案》载：吴鞠通治疗一位因"误服热药，手足拘挛"的何姓老人，每剂白虎汤中石膏八两，一连服用50余天，共计用石膏20余斤。吴氏又治留饮，上泛作喘，每剂重用石膏至12两，有一剂用至一斤，前后共百余斤，其病治愈。

医圣张仲景《伤寒杂病论》中使用石膏有详尽的用法描述。凡是有壮热、烦躁、口渴、喘呕等症者石膏均为首选。如白虎汤、大青龙汤、白虎加人

参汤、麻杏石甘汤、竹叶石膏汤等，但是，在明代以前之古人用药，作为石膏入药的可以是软石膏、长石、方解石、理石，甚至是寒水石。直至元代，朱丹溪始才断然以软者为石膏(现时所用石膏)。张仲景是用何种石膏，有待研究。

【拓展阅读——《伤寒杂病论》用石膏汤方】

白虎汤(《伤寒论》) 石膏一斤，知母六两，炙甘草二两，粳米六合。治疗气分热盛之证，症见壮热面赤，烦渴引饮，汗出恶热，脉洪大有力。

本方配伍特点：清热与生津配伍，以清热为主。本方善资胃府之津，以清阳明之热。现代常用于治疗大叶性肺炎、流行性乙型脑炎、流行性出血热、牙龈炎、糖尿病等。

竹叶石膏汤(《伤寒论》) 竹叶二把，石膏一斤，半夏半升，麦门冬一升，人参二两，炙甘草二两，粳米半升。清热生津，益气和胃。本方为治疗热病后期气阴耗伤之常用方剂。临床上多用于治疗身热多汗，气逆欲呕，烦渴喜饮，舌红少津等。

本方配伍特点：清热药与益气养阴药同用，清而不寒，补而不滞。

越婢汤(《金匮要略》) 麻黄六两，石膏半斤，生姜三两，甘草二两，大枣十五枚。治疗风水夹热证。张志聪云："越婢汤，石膏配麻黄，发越在内之邪，从中土以出肌表，盖石膏质重则能入里，味辛则能发散，性寒则清热。其为阳明之宣剂、凉剂者。"

医籍选论

石膏质坚色白，气辛味淡，纹理如肌腠，坚白若精金，禀阳明金土之精，而为阳明胃府之凉剂、宣剂也。中风寒热者，风乃阳邪，感阳邪而为寒为热也。金能制风，故主治中风之寒热。心下逆气惊喘者，阳明胃络上通于心，逆则不能上通，致有惊喘之象矣。口干舌焦，不能息，腹中坚痛者，阳明之上，燥气治之，口干舌焦，燥之极也。不能息，燥极而阳明之气不和于上也。腹中坚痛，燥极而阳明之气不和于下也。石膏质重性寒，清肃阳明之热气，故皆治之。禀金气则有肃杀之能，故除邪鬼。生产乳汁，乃阳明胃府所生。刀伤金疮，乃阳明肌肉所主。石膏清阳明而和中胃，故皆治之。

——清·张志聪《本草崇原》

石膏气微寒，禀天初冬寒水之气，入足太阳寒水膀胱经。味辛无毒，得

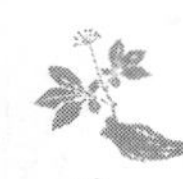

地西方燥金之味入手太阴肺经、足阳明燥金胃、手阳明燥金大肠经。气味降多于升，阴也。

中风者，伤寒五种之一也。风为阳邪，中风病寒热，而心下逆气惊喘，则已传阳明矣。阳明胃在心之下，胃气本下行，风邪挟之上逆，乘肺则喘，闻木声则惊，阳明火烁津液，致口干舌焦，不能呼吸，故用石膏辛寒之味，以泻阳明实火也。

腹中大肠经行之地，大肠为燥金，燥则坚痛矣。其主之者，辛寒可以清大肠之燥火也。阳明邪实，则妄言妄见，如有神灵，若邪鬼附之。石膏辛寒清胃。胃火退而邪妄除，故云除邪鬼也。

产乳者，产后乳不通也。阳明之脉，从缺盆下乳。辛寒能润，阳明润则乳通也。（按：此解是望文生义。产乳者，应为产中，非乳汁不通，《金匮要略》"竹皮大丸"有详解。《医学衷中参西录》更有精辟论述，可详见之。）

金疮热则皮腐。石膏气寒。故外糁合金疮也。

——清·叶天士《本草经解》

石膏气微寒，禀太阳寒水之气。味辛无毒，得阳明燥金之味。风为阳邪，在太阳则恶寒发热，然必审其无汗烦躁而喘者，可与麻桂并用；在阳明则发热而微恶寒，然必审其口干舌焦大渴而自汗者，可与知母同用。

曰心下气逆，即《伤寒论》气逆欲呕之互词；曰不能息，即《伤寒论》虚羸少气之互词；然必审其为解后里气虚而内热者，可与人参、竹叶、半夏、麦冬、甘草、粳米同用。

腹中坚痛，阳明燥甚而坚，将至于胃实不大便之症。邪鬼者，阳明邪实，妄言妄见，或无故而生惊，若邪鬼附之，石膏清阳明之热，可以统治之。

阳明之脉，从缺盆下乳，石膏能润阳明之燥，故能通乳。（按：此条解读错矣，望文生义，与叶天士犯同样之错误，误解经文"产乳"之意。）

阳明主肌肉，石膏外糁，又能愈金疮之溃烂也。但石品见火则成锻石，今人畏其寒而用，则大失其本来之性矣。

——清·陈修园《神农本草经读》

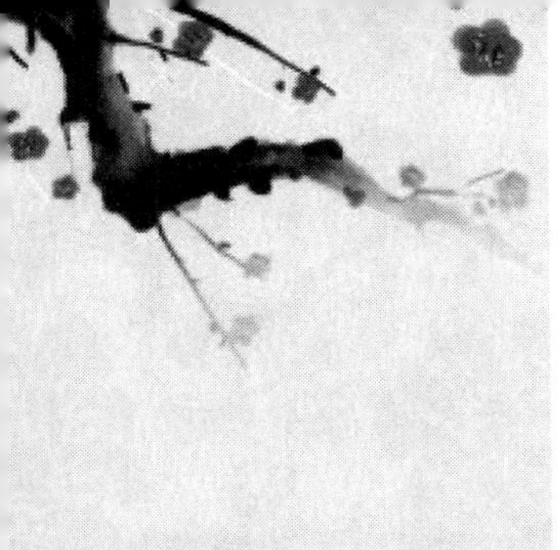

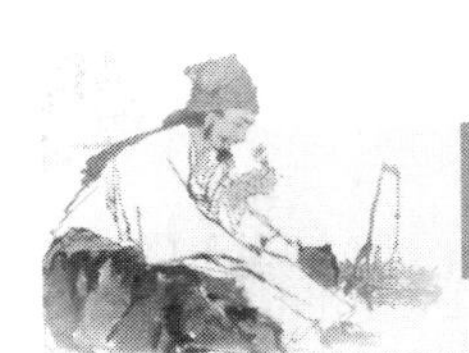

山药 Shanyao

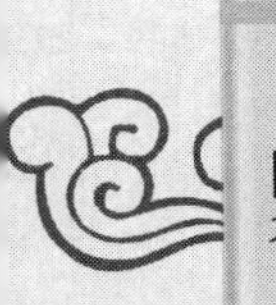

署豫，味甘溫。主傷中，補虛羸，除寒熱邪氣，補中益氣力，長肌肉，久服耳目聰明，輕身不饑，延年。一名山芋。生山谷。

【处方用名】山药——薯蓣科 Dioscoreaceae.

【经文】署豫，味甘温。主伤中，补虚羸，除寒热邪气，补中益气力，长肌肉，久服耳目聪明，轻身不饥，延年。一名山芋。生山谷。

本经要义

署豫：署豫，又作薯蓣。现称山药。

关于薯蓣改名山药的事由：署豫，又名薯蓣，因唐代一位皇帝名叫李豫，避讳蓣，改为薯药。宋代一位皇帝叫赵曙，避讳薯，改薯药为山药。沿用至今。

伤中：中，一指五脏，二专指脾胃。脾胃谓中州，山药能补脾土，健脾胃，长肌肉，补养虚劳，令人强壮。

补虚羸：虚羸，即虚劳羸瘦。《本经》石斛条："补五脏虚劳，羸瘦。"山药能补气健脾，脾主肌肉，脾健则肉生，虚羸得治。《诸病源候论》卷三·虚劳病诸候·虚劳羸瘦候："夫血气者，所以荣养其身也。虚劳之人，精髓萎竭，血气虚弱，不能充盛肌肤，此故羸瘦也。"

寒热邪气：寒热，参阅甘草"本经要义"之"寒热"解。"邪气"，与人体正气相对而言，指风、寒、暑、湿、燥、火六淫和疫疠之气等致病因素，因从外入侵人体，故称之外邪。《素问》卷九·评热病论篇

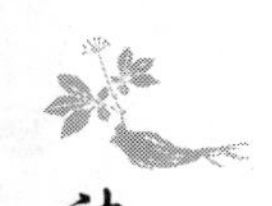

第三十三："邪之所凑，其气必虚。""今邪气交争于骨肉而得汗者，是邪却而精胜也，精胜则能食而不复热。复热者，邪气也。"《本经》所载甘草亦"主寒热邪气"，可互参。

补中益气力："补中"，滋补五脏，五脏又以脾胃为中。补脾土，补脾益气。山药之功效以滋补脾胃为主，使机体强壮，故补中能益气力。

长肌肉：山药补脾土，能增长肌肉，使人健壮。

耳目聪明：山药能补肾固精。肾开窍于耳，肝开窍于目。故久服能使耳目聪明，肝肾不足，则耳聋目暗。

轻身不饥，延年：山药健脾、益气，使人强健。故轻身不饥，延年。山药药食两用，养身健体。

药物解读

《中华人民共和国药典》2015 年版一部收载：山药，为薯蓣科植物薯蓣 *Dioscorea opposita* Thunb. 的根茎。

【性味归经】性平，味甘。归脾、肺、肾经。

【功能主治】补肾养胃，生津益肺，补肾涩精。用于脾虚食少，久泻不止，肺虚喘咳，肾虚遗精，带下，尿频，虚热消渴。

【鉴别要点】

1. 药材鉴别

商品中药材，由于加工方法不同分为毛山药和光山药。

毛山药：外观形状不一，多为扁圆形，略弯曲之柱体状，长 15～30cm，直径 1.5～6cm，表面灰白色至黄白色，有明显的皱缩及栓皮未除尽的痕迹，或有小疙瘩，两头不齐。质坚脆，易折断，断面白色，粉性足，显颗粒性。气微，味甘淡而微酸。

光山药：呈圆柱形，长 10～20cm，直径 1.5～3cm，洁白光滑，粗细均匀，两端平齐。质坚硬，不易折断，断面白色，粉质。气微，味淡，微酸，嚼之发黏。

2. 饮片鉴别

饮片为横切或斜切厚片，切片呈类圆形至椭圆形，表面类白色至淡黄白色，无木心，无髓，质脆，易折断，断面类白色，富粉性，有滑腻感，气微，味淡，微酸，嚼之发黏。

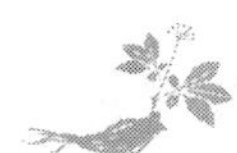

“粉性”解：又称粉质，粉状。指中药材内部或断面质地的一种描述，主要指药材细胞中含较多的淀粉，干燥后呈细粒状或细沙状，折断面有粉尘飞出。

【拓展阅读——常见非正品、伪品山药品种】

1. 常见非正品山药品种

（1）薯蓣科植物脚板苕 *Dioscorea Battaglia* f. flobella Makino. 的干燥块茎。块茎呈脚板状或不规则的团块，表面残留干净的棕黄色栓皮，呈凹凸不平，质坚体重，饮片呈不规则厚片，粉质，白色，味淡而微涩。

（2）薯蓣科植物日本薯蓣 *Dioscorea japonica* Thunb. 的干燥根茎，呈长圆柱形或有分枝团块状，表面白色至淡黄色，有表皮及须根残留。质坚实，断面类白色，粉性强，气微，味淡微酸。

（3）薯蓣科植物山薯 *Dioscrea forddii* Prain et Burk. 的干燥块茎。呈类圆形或椭圆形块片，外表残存浅黄色斑块，具凹凸纹及纵条纹，切片白色，显粉性，气微，味淡，微酸涩。

2. 常见伪品山药品种

大戟科植物木薯 *Manihot esculenta* Crontz. 的块根。常切成横片、斜切片，极似山药饮片。切片表面乳白色、粉性强，近边缘处可见形成层环纹，中央部位可见明显筋脉点，或突起中心小点，有的饮片可见裂隙，味淡，嚼之有纤维性感觉。

【拓展阅读——张仲景应用山药情况】

仲景用山药共计 3 方，且皆为丸剂。

肾气丸（《金匮要略》方） 干地黄八两，薯蓣四两，山茱萸四两，泽泻三两，茯苓三两，牡丹皮三两，桂枝（肉桂）、附子（炮）各一两。功能温补肾阳。治疗因肾阳不足而致之腰酸脚软，少腹拘急，小便不利，或少便反多、消渴等。近现代用于治疗慢性肾炎、糖尿病等。《金匮要略》：“问曰：妇人病，饮食如故，烦热不得卧，而反倚息者，何也？师曰：此名转胞，不得溺也。以胞系了戾，故致此病，但利小便则愈，宜肾气圆（丸）主之。”

栝楼瞿麦丸（《金匮要略》方） 栝楼根二两，茯苓、薯蓣各三两，附子一枚（炮），瞿麦一两。治疗下焦阳虚，小便不利，有水气，口若渴，腹中冷等。《金匮要略》：“小便不利者，有水气，其人若渴，栝楼瞿麦丸主之。”

薯蓣丸（《金匮要略》方）薯蓣三十分，当归、桂枝（肉桂）、曲、干地黄、豆

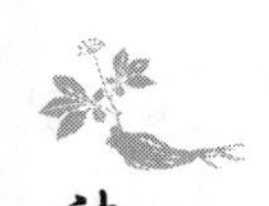

黄卷各十分，甘草二十八分，人参七分，川芎、芍药、白术、麦冬、杏仁各六分，柴胡、柴胡、桔梗、茯苓各五分，阿胶七分，干姜三分，白蔹二分，防风六分，大枣百枚。功能补虚祛风。治疗虚劳，头目眩晕，心中烦郁，身重少气，羸瘦纳减，骨节腰背烦疼，风气诸病等。《金匮要略》："虚劳诸不足，风气百疾，薯蓣丸主之。"

【临床药师、临床医师注意事项】

★ 山药为药食两用品，性平，味甘淡，作用缓和，滋补而不骤，剂量宜大方显其效。本品又因质地滋润，凡脾胃有湿热和滞者应慎用，以防养阴而助湿。

★ 山药健脾补气宜炒用，养阴润肺宜生用。若与碱性药物共煎过久，所含淀粉酶被破坏而减效，故治疗婴幼儿腹泻，宜研成细粉，煮成稀粥喂服为宜。

医籍选论

薯蓣即今山药，因唐代宗名豫，避讳改为薯药；又因宗英宗名曙，避讳改为山药。山药气味甘平，始出中岳，得中土之专精，乃补太阴脾土之药，故主治之功皆在中土。治伤中者，益中土也。补虚羸者，益肌肉也。除寒热邪气者，中土调和，肌肉充足，则寒热邪气自除矣。夫治伤中，则可以补中而益气力。

补虚羸，则可以长肌肉而强阴。阴强，则耳目聪明。气力益，则身体轻健。土气有余，则不饥而延年。

——清·张志聪《本草崇原》

山药气温平，禀天春升秋降之和气，入足厥阴肝经、手太阴肺经。味甘无毒，禀地中正之土味，入足太阴脾经。气升味和，阳也。

脾为中州而统血，血者阴也，中之守也。甘平益血，故主伤中。脾主肌肉，甘温益脾，则肌肉丰满，故补虚羸。

肺主气，气虚则寒邪生。脾统血，血虚则热邪生，气温益气，味甘益血，血气充，而寒热邪气除矣。脾为中州，血为中守，甘平而益脾血，所以补中。脾主四肢，脾血足，则四肢健。肺气充，则气力倍也。阴者宗筋也，宗筋属肝。气温禀春生之阳，所以益肝而强阴也。

久服，气温益肝，肝开窍于目，目得血则明。气平益肺而生肾，肾开窍

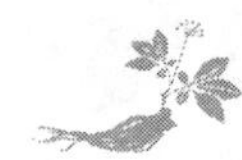

于耳，耳得血则聪。味甘益脾，脾气充则身轻，脾血旺则不饥，气血调和，故延年也。

——清·叶天士《本草经解》

山药气平入肺，味甘无毒入脾。脾为中州而统血，血者阴也，中之守也。惟能益血，故主伤中。伤中愈，则肌肉丰，故补虚羸。

肺主气，气虚则寒邪生；脾统血，血虚则热邪生；血气充而寒邪热气除矣。脾主四肢，脾血足则四肢健；肺主气，肺气充则气力倍也。且此物生捣，最多津液而黏稠，又能补肾而填精，精足则强阴。目明、耳聪、不饥，是脾血之旺；轻身是肺气之充；延年是夸其补益之效也。

——清·陈修园《神农本草经读》

薯蓣，味甘，气平。入足阳明胃、手太阴肺经。养戊土而行降摄，补辛金而司收敛，善息风燥，专止疏泄。

——清·黄元御《长沙药解》

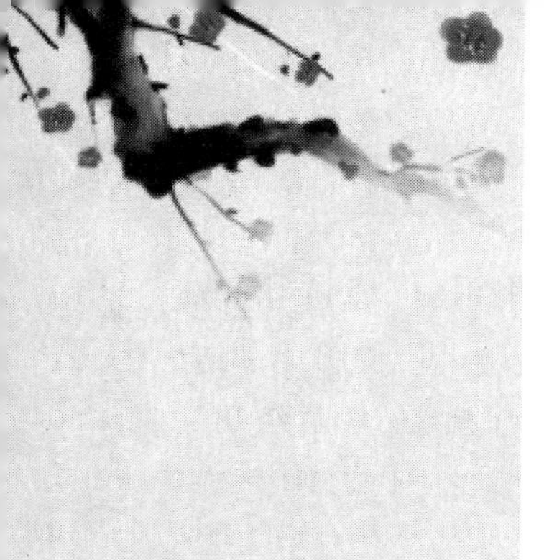

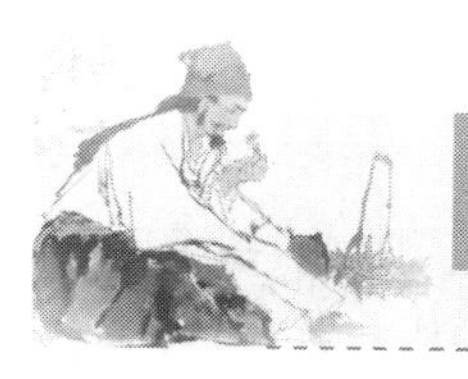

酸枣 Suanzao

酸棗，味酸辛。主心腹寒熱，邪結氣聚，四肢酸疼，濕痹。久服安藏，輕身延年，生川澤。

【处方用名】 酸枣仁——鼠李科 Rhamnaceae.

【经文】 酸枣，味酸辛。主心腹寒热，邪结气聚，四肢酸疼，湿痹。久服安藏，轻身延年，生川泽。

经文与句读。由于版本不同，经文有所差异。

曹元宇辑本："酸枣，味酸平。主治心腹寒热邪结气，四肢酸疼，湿痹。久服安五藏，轻身延年。"

尚志钧辑本："酸枣，味酸，平。主治心腹寒热，邪结气，四肢酸疼湿痹。久服安五藏，轻身，延年。生川泽。"

唐·苏敬《新修本草》："酸枣，味酸，平，无毒。主心腹寒热，邪结气聚，四肢酸疼湿痹。烦心不眠、脐上下痛、血转、火泄、虚汗、烦渴、补中、益肺气、坚筋大骨，助阴气，令人肥健。久服安五脏，轻身延年。"

谨案："此即樲（er，即酸枣）枣实也，树大如大枣，实无常形，但大枣中味酸者是。《本经》惟用实，疗不得眠，不言用仁。今方用其仁，补中益气。自补中益肝已下，此为酸枣仁之功能。"

《新修本草》（上虞罗氏后书钞阁藏日本森氏旧藏影写卷子本）："酸枣，味酸平，无毒。主心腹寒热邪结气，四肢酸疼，湿痹，烦心不得眠，脐上下痛，血转久洩（泄），烦渴补中，益肝气，坚筋大骨，助阴气，令人肥健。久服安藏，轻身延年。生河东川泽，八月採实阴干卅日成。"

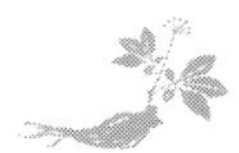

本经要义

酸枣：为鼠李科植物酸枣 *Ziziphus jujube* Mill. var. spinosa（Bunge）Hu ex H. F. Chou. 的果实，其种子为“酸枣仁”。（《中国高等植物图鉴》第二册，科学出版社，1972 年版，第 753 页 3236 图，酸枣的学名误订为 *Ziziphus jujube* Mill. 为大枣学名。）

酸枣，古称樲或樲枣。味酸可食，亦可入药。并非指其种子“酸枣仁”。宋·寇宗奭在《本草衍义》中云：“酸枣。经不言用仁，仍疗不得眠，天下皆为之。”清·邹澍《本经疏证》：“《本经》酸枣主治，是酸枣之功能，非酸枣仁之功能。酸枣仁自治不眠，故本经于酸枣气味上，并不著仁字，而隐居亦不言噉其仁，可见别录主治，乃酸枣仁之主治，即其味甘而不酸可证也。”

味酸平：《本经》言酸枣，味酸平。

《临床中药学》：酸枣仁，性平，味甘。归心、肝、胆经。功用：养心益肝，安神，敛汗。

《中华人民共和国药典》2015 年版：酸枣仁，性平，味甘，酸。归肝、胆、心经。功用：养心补肝，宁心安神，敛汗，生津。

按：《本经》为酸枣果实入药，言酸，理正。全国统编教材《临床中药学》言：酸枣仁，性平，味甘，亦理正。《中华人民共和国药典》2015 年版，酸枣仁，性平，味甘酸和所治病证，应为酸枣性效，非酸枣仁性效。正如邹澍所言：酸枣仁应性平，味甘才是。

李时珍：“酸枣实味酸，性收，故主肝病，寒热结气，酸痹久泄，脐下满痛之证。其仁甘而润，故熟用疗胆虚好眠，皆足厥阴、少阴药也。今人专以为心家药，殊昧此理。”

按：认真研读《经典》，还酸枣和酸枣仁真实性效。

心腹寒热：“心腹”。包括心、肺、胃、肠、肝、胆、胰等脏器。“寒热”：参阅白芷“本经要义”寒热内容。

邪结气聚：“邪”，即邪气，与人体正气相对而言，泛指各种致病因素及病理损害。亦指风、寒、暑、湿、燥、火六淫和疫疠之气等致病因素。《素问》卷九·评热病论篇第三十三：“邪之所凑，其气心虚。”《素问》卷八·通评虚实论篇第二十八：“邪气盛则实，精气夺则虚。”“结气”，亦称“气结”，即气滞。“聚”，即聚集，聚结之义，与结同义，“邪结气聚”，泛指各种邪气结聚致病。

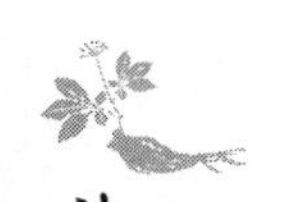

四肢酸痛,湿痹:即湿痹所致之四肢酸痛,《诸病源候论》卷一·风病诸候上·风湿痹候:"风湿痹病之状,或皮肤顽厚,或肌肉酸痛。风寒湿之气杂至,合而成痹,其风湿气多,而寒气少者,为风湿痹也。由血气虚,则受风湿而成此病。久不瘥,入于经络,搏于阳经,亦变令身体手足不随"。《诸病源候论》卷一·风病诸候上·风湿候:"风湿者,是风气与湿气,共伤于人……湿者,水湿之蒸气也。若地下湿,复少霜雪,其山水气蒸,兼值暖服退。人腠理开,便受风湿。其状令人懈惰,精神昏愦。若经久,亦令人四肢缓纵不随……"

久服安藏:"藏"指心、肝、脾、肺、肾五藏。"安藏",即补益五藏。

按:久服安脏,系指酸枣之功,非酸枣仁之能。《经》言:酸枣,久服安脏,酸枣系大枣同科同属近种,故有近似大枣之功能,补益五脏。

轻身延年:是古代道家的养生思想,而枣类能补养身体,身体强壮,故可轻身延年。

按:酸枣仁配伍少量大枣肉,如同酸枣之功用临床医师可参考。

药物解读

《中华人民共和国药典》2015 年版收载:酸枣仁,为鼠李科植物酸枣 *Ziziphus jujuba* Mill. var. spinosa (Bunge) Hu ex H. F. Chou 的干燥成熟种子。

【性味归经】性平,味甘、酸。归肝、胆、心经。

【功能主治】养心补肝,宁心安神,敛汗,生津。用于虚烦不眠,惊悸多梦,体虚多汗,津伤口渴。

【鉴别要点】本品呈扁圆形或扁椭圆形,长 5～9mm,宽 5～7mm,厚约 3mm。表面紫红色或紫褐色,平滑有光泽,有的有裂纹。有的两面均呈圆隆状突起,多数一面较平坦,中间有 1 条隆起的纵线纹;另一面稍凸起。一端凹陷,可见线形种脐;另端有细小凸起的合点。种皮较脆,胚乳白色,子叶 2,浅黄色,富油性。气微,味淡。

【拓展阅读——张仲景使用酸枣仁仅 1 方】

酸枣汤(《金匮要略》方):酸枣仁二升,甘草一两,茯苓二两,川芎二两,知母二两。治疗虚劳虚烦,不得眠。

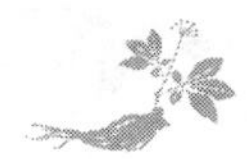

医籍选论

酸枣肉味酸，其仁味甘而不酸。今既云酸枣仁，又云气味酸平，讹也，当改正。

枣肉味酸，肝之果也。得东方木味，能达肝气上行，食之主能醒睡。枣仁形圆色赤，禀火土之气化。火归中土，则神气内藏，食之主能寤寐。《本经》不言用仁，而今时多用之。心腹寒热，邪结气聚者，言心腹不和，为寒为热，则邪结气聚。枣仁色赤象心，能导心气以下交，肉黄象土，能助脾气以上达，故心腹之寒热邪结之气聚可治也。土气不达于四肢，则四肢酸痛。火气不温于肌肉，则周身湿痹。枣仁禀火土之气化，故四肢酸痛，周身湿痹可治也。久服安五脏，轻身延年。言不但心腹和平，且安五脏也。五脏既安，则气血日益，故又可轻身延年。（祝按：应为酸枣之功也。）

——清·张志聪《本草崇原》

心者，胸臆之分，手厥阴心包络脉起之处；腹者，中脘之分，足厥阴肝经行之地。心包络主热，肝主寒，厥阴主散，不能散则寒热邪结气聚矣。枣仁味酸（祝按：酸枣味酸，枣仁味甘），入厥阴，厥阴和，则结者散也。四肢者手足也，两厥阴经行之地也，酸痛湿痹，风湿在厥阴络也。枣仁味酸益血（祝按：枣仁味甘益血），血行风息，气平益肺，肺理湿行，所以主之也。心包络者，心之臣使也，代君行事之经也，肝者生生之脏，发荣之主也。久服枣仁，则厥阴阴足，所以五脏皆安。气平益肺，所以轻身延年也。

——清·叶天士《本草经解》

味甘、酸，入手少阴心、足少阳胆经。宁心胆而除烦，敛神魂而就寐。

枣仁酸收之性，敛摄神魂，善安眠睡。而收令太过，颇滞中气，脾胃不旺，饮食难消者，当与建中燥土、疏木达郁之品并用，不然则土木皆郁，腹胀吞酸之病作矣。其诸主治，收盗汗，止梦惊。生用泄胆热多眠，熟用补胆虚不寐。

——清·黄元御《长沙药解》

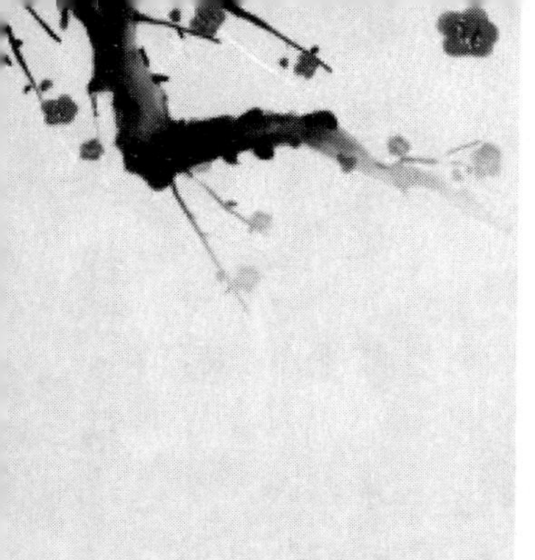

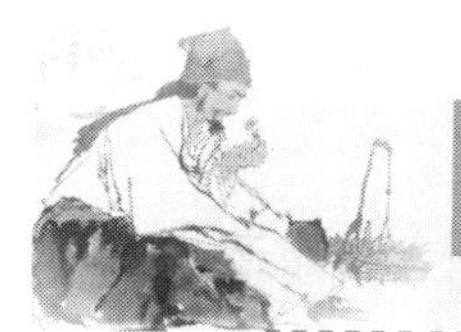

王不留行 Wangbuliuxing

【处方用名】王不留行——石竹科 Caryophyllaceae.

【经文】王不留行，味苦平。主金创，止血逐痛，出刺，除风痹内寒。久服，轻身耐老，增寿。生山谷。

王不留行古今入药部位不同，性效有别。

《本经》：王不留行，性平，味苦。未描述其入药部位。

梁代《本草经集注》是《神农本草经》的最早注释本。陶氏云："王不留行，味苦、甘，平；无毒。主治金疮，止血，逐痛，出刺，除风痹内寒。止心烦，鼻衄，痈疽，恶疮，瘘乳，妇人难产。久服轻身，耐老增寿。生太山山谷。"二月、八月采。很明显：二月、八月采者为全草入药。

五代《蜀本草》："王不留行，治发背，游风风疹，妇人血经不匀及难产。根、苗、花、籽并通用。又名禁宫花，煎金花。"明确指其入药部位：根、苗、花、籽，即全草入药。

宋代《图经本草》："王不留行，苗、茎俱青，高七八寸以来。根黄色如荠根，叶尖如钥头，亦有似槐叶者，四月开花、黄紫色，随茎而生，如菘子状，又似猪盐花。五月内采苗叶，小疮粉其中，大疮但服之，产妇亦服。"明确指出，张仲景时代、宋代所用王不留行应是全草入药，其性味亦是如此。

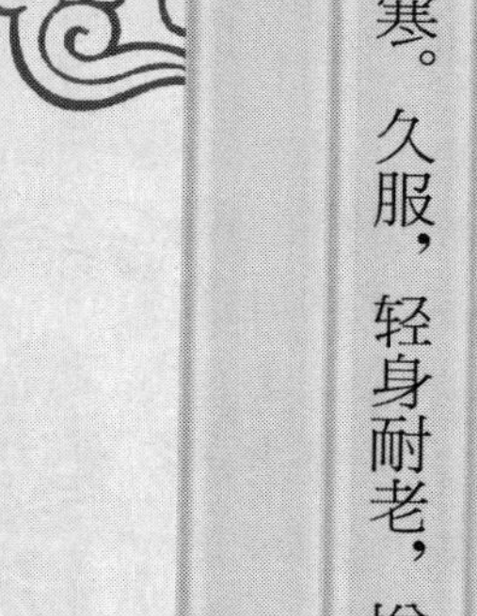

王不留行，味苦平。主金创，止血逐痛，出刺，除风痹内寒。久服，轻身耐老，增寿。生山谷。

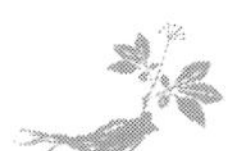

唐代《新修本草》："王不留行，味苦、甘、平；无毒。主金疮，止血，逐痛出刺，除风痹内寒。止心烦，鼻衄、痈疽、恶疮、瘘乳，妇人难产。久服轻身，耐老，增寿。生太山山谷。二月、八月采。"《新修本草》是唐朝政府颁布的国家级"药典"，明确指出八月采收全草入药。

《本草纲目》载："王不留行，多生麦地中……苗、子皆入药。"

明代《本草发明》："王不留行，俗名剪金花。此能治风毒，通血脉。故《本草》主金疮止血、逐痛出刺、止鼻衄、除心烦、风痹风痉、内寒、消痈疽乳痈、恶疮外肿，又治女科催产调经，其治风毒、通血脉之功见矣。凡使酒蒸，仍用浆水浸一宵，焙干用。叶尖如小匙头，子如黍壳，黑圆，三月采根茎，五月取花子。"

明·卢之颐《本草乘雅半偈》："王不留行……三月收苗，五月摘子，根苗子通风。"

清代《本草求真》："王不留行……但古人表著治功，多有如些立说，以留后人思议，不可不细审焉。花如铃铎，实如灯笼子，壳五棱，取苗子蒸，浆水浸用。"亦是指用全草入药。

清·黄元御《长沙药解》："王不留行……八月八采苗，阴干百日用。"

王不留行历来以全草入药，现今只用其种子，根、茎、叶、花未用，实为可惜，且临床疗效主要在其茎叶，应做进一步研究，还《本经》药物本来。其性味古今有别，《本经》言：味苦平，系指其全草。现今教科书《中药学》和《中华人民共和国药典》言：王不留行，性平，味苦，系指其种子。

本经要义

金创："创"通"疮"。古代所谓金创，是指由金属器刃损伤肌体所致，创伤肿痛或感染之中医外科疮疡疾病。在古代，箭毒伤人、猎兽、战将中刀、箭落马、猎物中箭倒地等均是乌头碱箭毒侵入肌体所致。古代之"金创"应作金属箭毒解。

《诸病源候论》卷三十六·金疮初伤候："被金刃所伤，其疮多有变动。"《诸病源候论》卷三十六·毒箭所伤候："被弓弩所伤，若箭镞有药，入人皮脉，令人短气，须臾命绝。"《诸病源候论》卷三十六·箭镞金刃入肉即骨不出候："箭镞金刃中骨，骨破碎者，须令箭镞出……"此经文亦包括肢体毒疮。《诸病源候论》卷三十五·疮病诸候·诸恶疮候："诸疮生身体，皆是体

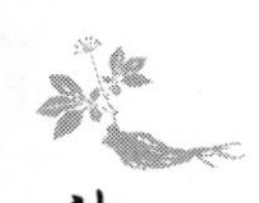

虚受风热，风热与血气相搏，故发疮。若风热挟湿毒之气者，则疮痒痛焮肿而疮多汁。身体壮热，谓之恶疮也。”“诸久疮者，内热外虚，为风湿所乘，则头面身体生疮，其藏内热实气盛；热结肌肉，其热留滞不歇，故疮经久不瘥。”

止血逐痛：即王不留行具有凉血、止血、活血止痛效果。

出刺：就是使刺在肌体肌肤的竹木一类的异物退出。李时珍在《本草纲目》中云：“竹木针刺在肉中不出，疼痛。以王不留行为末，熟水调服方寸匕，兼以根傅，即出。”

风痹内寒：“风痹”，痹证之一种。指风寒湿邪侵袭肢节、经络，其中又以风邪为甚的一种痹证。又称之为行痹、走注。症见四肢肢节疼痛，游走不定。《素问》卷十二·痹论篇第四十三：“风寒湿三气杂至，合而为痹也。其风气胜者为行痹，寒气胜者为痛痹，湿气胜者为著痹也。”对于风痹（即行痹），治宜祛风为主，兼祛寒利湿，参以补血。“内寒”：指阳气虚弱，脏腑功能衰退而引起水液运化障碍，浊阴潴留的病证。阳虚则阴盛，阴盛则内寒。脾主运化水湿，肾主水液调节，肾阳为人身阳气之本，故本证实有脾肾阳虚所致。《素问》卷二十二·至真要大论篇第七十四：“诸病水液，澄彻清冷，皆属于寒。”说明风痹也同属于寒痹。

轻身耐老，增寿：道家思想，人无病一生轻，各种病邪得到治疗，故而轻身耐老而增寿。

药物解读

《中华人民共和国药典》2015 年版一部收载：王不留行，为石竹科植物麦蓝菜 *Vaccaria segetalis* (Neck.)Garcke. 的成熟干燥种子。

【性味归经】性平，味苦。归肝、胃经。

【功能主治】活血通经，下乳消肿，利尿通淋。用于经闭，痛经，乳汁不下，乳痈肿痛，淋证涩痛。

【鉴别要点】王不留行种子近球形，极少数呈不规则形，表面黑色，少数棕黑色，具光泽。表面布有颗粒状突起，种脐近圆形，下陷，其周围的颗粒状突起较细。种脐的一侧有一带形凹沟，沟内的颗粒状突起呈纵行排列。胚乳乳白色，胚弯曲成环状种子，质坚硬，气无，味淡，微苦涩。

炒王不留行，呈类球形爆花状，表面白色，质松脆，质量要求大多数爆

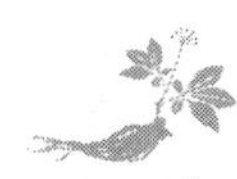

开白花，少数未爆者即可。

【临床医师药师注意事项——市场常见伪品】

★ 目前常见伪品王不留行种子：①豆科植物野豌豆 *Vicia sepium* L. 的种子。

②字花科植物油菜 *Brassica campestris* L. 的种子。③豆科植物救荒野豌豆 *Vicia sativa* L. 的种子。

其伪品王不留行种子均不具有正品王不留行的特征。

★ 常见伪品王不留行全草：①藤黄科植物元宝草 *Hypericum sampsonii* Hance. 的全草。②黄科植物田基黄 *Hypericum japonicum* Thub. 的全草，俗称小王不留行。

【临床医师、药师注意事项】

★《神农本草经》记载王不留行为全草与种子并用入药，现代中医临床只用其种子。

★ 王不留行性味与功用，古今有差异，其通淋作用是指全草之作用，其种子无此作用，注意鉴别应用。

【拓展阅读——仲景应用王不留行情况】

仲景用王不留行仅见于《金匮要略》王不留行散一方。《金匮要略》："问曰：寸口脉浮微而涩，法当亡血，若汗出，设不汗者云何？答曰：若身有疮，被刀斧所伤，亡血故也。病金疮，王不留行散主之。"

医籍选论

王不留行，味苦，入足厥阴肝经。疗金疮而止血，通经脉而行瘀。

王不留行通利经脉，善治金疮而止血。其诸主治，止鼻血，下乳汁，利小便，出诸刺，消发背痈疽。八月八日采苗，阴干百日用。

——清·黄元御《长沙药解》

王不留行能走血分，乃阳明冲任之药。俗有"穿山甲、王不留，妇人服之乳长流"之语。可见其性行而不往也。苗、子皆入药。竹木针刺在肉中不出，疼痛。以王不留行为末，熟水调服方寸匕，兼以根傅，即出。

——明·李时珍《本草纲目》

王不留行，甘苦而平。其性行而不住。能走血分，通血脉，乃阳明冲任之药。阳明多气多血，除风去痹，止血定痛，利便通经，催生下乳。气盛血

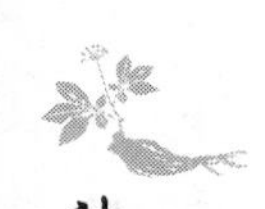

滞者，可暂用以行之，否则宜慎。治金疮。止血，痈疮疔疮。散血，出竹木刺。失血后、崩漏家及孕妇，并忌之。花如铃铎，实如灯笼，子壳五棱；取苗子蒸，浆水浸。

——清·吴仪洛《本草从新》

王不留行……苗子，气味苦甘平。阳中之阴，入足阴经。治风毒，通血脉，除风痹内塞，止心烦鼻衄，利小便，下乳汁，女子血经不匀及难产。疗痈疽恶疮，并金疮止血逐痛。王不留行禀土金火之气，故味苦甘平。平者辛也，其气应温。苦能泄，辛能散，甘入血，温能行。据其得名，似于行血为擅著。然细绎诸本草，应是和血而活血之，与行血有殊，且其功专于诸淋。可见散滞以活血，非以溃决为事者也。

——清·杨时泰《本草述钩元》

观《本经》《别录》取王不留行治金疮血出鼻衄，仍治妇人难产，可见其能使诸血不旁流逆出，其当顺流而下者，又能使之无所留滞，内而隧道，外而经脉，无不如之。则痈疽恶疮瘘乳，皆缘血已顺流，自然轻则解散，重则分消矣。血流于脉，风阻之为风痹；内塞血不流畅，血中之气内薄为心烦，能治之者，亦总由血分通顺，故并刻取效也。仲景用治金疮，义盖本此，后人仿此义用之治淋，亦大有见解。

——清·邹澍《本经疏证》

按：以上诸治，均为王不留行全草之功效，非王不留行子之效也。

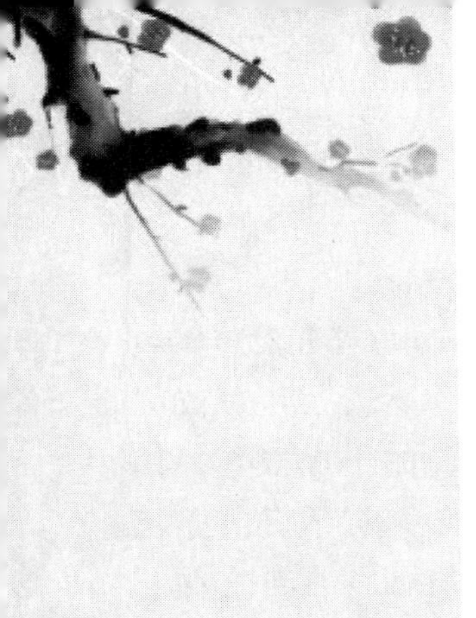

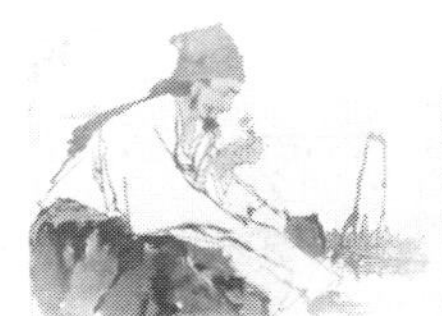

王孙 Wangsun

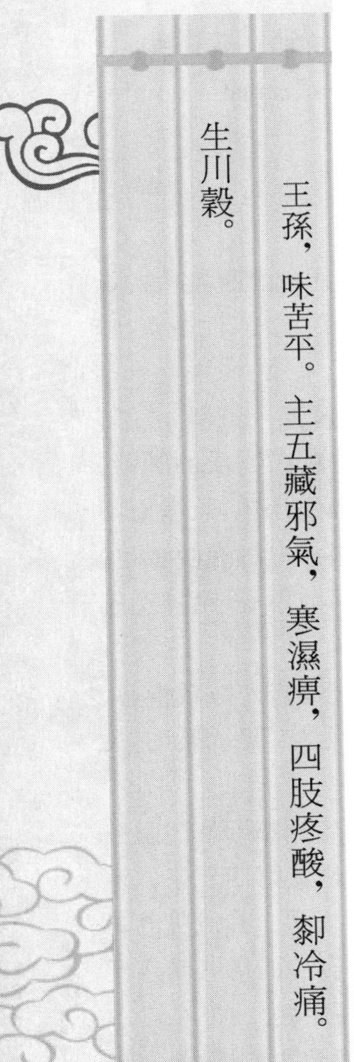

【处方用名】重楼——百合科 Liliaceae.

【经文】王孙，味苦平。主五藏邪气，寒湿痹，四肢疼酸，膝冷痛。生川谷。

在《本经》和医药文献中，直称王孙者有两种：轮叶王孙 *Paris quadrifolia* L. 和滇王孙 *Paris delavayi* Franch. 的根茎。

曹元宇《本草经》：王孙，味苦平无毒……为百合科植物 *Paris tetraphylla* A. Br 的根。

《中药大辞典》在蚤休项载蚤休为重楼属多种植物的根茎：轮叶重楼 *Paris quadrifolia* L.，滇王孙 *Paris delavayi* Franch.，金线重楼 *Paris chinensis* Franch.，毛脉蚤休 *Paris polyplla* Smith. var. pubescens Hand. Mazz.，狭叶蚤休狭叶重楼 *Paris polyphylla* Smith var. stenophylla Franch.，云南重楼 *Paris polyphylla* Smith var. yunnanensis（Franch.）Hand. -Mazz.

《中国高等植物图鉴》载重楼属植物种有：四叶重楼 *Paris quadrifolia* L.，巴山重楼 *Paris bashanensis* Wang. et Tang.，北重楼 *Paris verticillatta* M. Bieb.，白重楼 *Paris pabescens*（Hand-Mazz.）Wang. et Tang，花叶重楼 *Paris violacae* Levl.，球药隔重楼 *Paris fergesii* Franth.，长药重楼 *Paris thibetica* Franch.，中华重楼（七叶一枝花）*Paris polyphylla* Smith var. chinensis（Franch.）

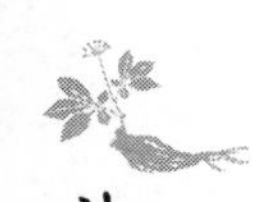

Hara.。其根茎均入药。

《中华人民共和国药典》2015 年版一部收载重楼为：云南重楼 *Paris polyphylla* Smith var. yunnanensis（Franch.）Hand.-Mazz.、七叶一枝花 *Paris polyphylla* Smith var，chinensis（Franch.）Hara. 的干燥根茎。其拉丁名“PARIPIS RHIZOMA”的意义为：“重楼属植物的根茎”入药。亦就是说，王孙的根茎等同重楼入药，重楼属植物全世界约有 20 种，我国有七种和多个变种，其根茎均可入药。

另：《中华人民共和国药典》2015 年版一部，重楼条，在非正品品种项收载了：金线重楼 *Paris petiolata* Bak. ex Forbes. var. membranacea wright. 的根茎。

本经要义

味苦平：《本经》言：王孙，味苦平无毒。《中华人民共和国药典》言：重楼，性微寒，味苦。有小毒。全国统编教材《中药学》亦言：重楼，性微寒，味苦，有小毒。

五藏邪气：“藏”同“脏”。“五藏”，即心、肝、脾、肺、肾五个脏器。“脏”是指胸腹腔内那些充实致密，并能贮存、分泌或者制造精微物质的脏器。《素问》卷三·五藏别论第十一：“所谓五藏者，藏精气而不泻也，故满而不能实。”《灵枢》卷七·本脏第四十七：“五脏者，所以藏精神血气魂魄者也；六腑者，所以化水谷而行液者也。”五脏是人体生命活动的中心，精神意思活动分属五脏（现代研究，应为六，因包括胰脏）。

“邪气”：参阅“远志”本经要义之“除邪气”解。“五藏邪气”，系指心、肝、脾、肺、肾五脏（应为心、肝、脾、胰、肺、肾六脏）感受风、寒、暑、湿、燥、火六淫和疫疠之气而致病。

寒湿痹：“痹”，闭也。闭阻不通。又称痹证。病证名，泛指邪气闭阻肢体、经络、脏腑所引起的多种疾病。《素问》卷十三·痹论篇第四十三：“黄帝问曰：痹之安生？岐伯对曰：风寒湿三气杂至，合而为痹也。其风气胜者为行痹，寒气胜者为痛痹，湿气胜者为著痹也”。“寒湿痹”，即指感受寒湿二气所致之痹证。临床表现肢体疼痛、麻木、伸屈不利等症状。

四肢疼酸：即手足酸痛，肢体因感受风寒湿三邪气所致之痹证，此文指肢体感受寒、湿二邪气，致使四肢酸痛，伸屈不利，麻木等症状。“疼”与水

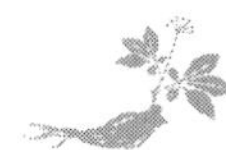

有关，水湿寒固，闭阻而疼痛。

厀冷痛：“厀”通“膝”。“冷”与“水湿”“寒湿”有关。膝关节部位感受寒湿邪气而致冷痛、受热而痛解之证。“冷痛”，痛处有冷感，局部喜热的症状，为生寒的表现。

关于重楼名称与重楼药材入药时间(年代)问题

现代教科书《中药学》，在重楼名称下标示出《神农本草经》，不对。《神农本草经》无重楼之名，重楼之名始见于唐代《新修本草》：“蚤休，味苦，微寒……今谓之重楼者是也，一名重台，南人名草甘遂，苗似王孙、鬼臼等，有二三层……”而重楼一药又确实首载于《神农本草经》，但是以蚤休、王孙之名所载，同属品种现全统称为重楼无疑。但其性味功效与现今有较大差异，如王孙、枳实、桂枝现象。现代临床中药学教学时应注意此类现象。

再则：唐·甄权《药性论》中之王孙，是指现今黄芪，《中国药物植物志》之王孙系指具柄重楼 *Paris fangesii* Franch. var. petiolata (Baker. ex C. H. Wright) Wang. et Tang.，《全国中草药汇编》中之王孙，则是北重楼。

在古代，由于科学技术水平及植物分类学知识欠缺，把重楼属不同种或相同种不同产地的植物描写成不同名称药物。

药物解读

《中华人民共和国药典》2015年版一部收载：重楼，为百合科重楼属植物华重楼 Paris polyphylla Smith var. chinenisi (Franch) Hara 、云南重楼 Paris polyphylla Smith var. yunnanensis (Franch.) Hand. -Mazz. 或七叶一枝花 Paris polyphylla Smith var，chinensis (Franch.) Hara 的干燥根茎。

【性味归经】味苦，微寒，有小毒。归肝经。

【功能主治】清热解毒，消肿止痛，凉肝定惊。用于疔疮痈肿，咽喉肿痛，毒蛇咬伤，跌扑伤痛，惊风抽搐。

【鉴别要点】本品呈结节状扁圆柱形，略弯曲，长5～12cm，直径1.0～4.5cm。表面黄棕色或灰棕色，外皮脱落处呈白色；密具层状凸起的粗环

纹，一面结节明显，结节上具椭圆形凹陷茎痕，另一面有疏生的须根或疣状须根痕。顶端具鳞叶及茎的残基。质坚实，断面平坦，白色至浅棕色，粉性或角质。无臭，味微苦、麻。

医籍选论

王孙能除风湿气，故主五藏邪气，寒湿痹，四肢酸痛，膝冷痛。疗百病，益气。又云：主金疮，破血，生肌肉，止痛，赤白痢，补虚益气，除脚肿。

——明·皇甫嵩《本草发明》

王孙，本经中品。王孙叶生颠顶，似紫河车叶。按神农及吴普本草，紫参一名牡蒙。陶弘景亦曰，今方家呼紫参为牡蒙。其王孙并无牡蒙之名，而陶氏于王孙下乃云，又名牡蒙，且无形状。唐·苏恭始以紫参、牡蒙为二物，谓紫参叶似羊蹄，王孙叶似及已。但古方所用牡蒙，皆为紫参。后人所用牡蒙，乃王孙非紫参也。不可不辨……盖紫参止治血证积聚疟痢，而王孙主藏邪气痹痛疗百病之文，自可推也。苏恭引小品方牡蒙所主之证，乃紫参，非王孙。

——明·李时珍《本草纲目》

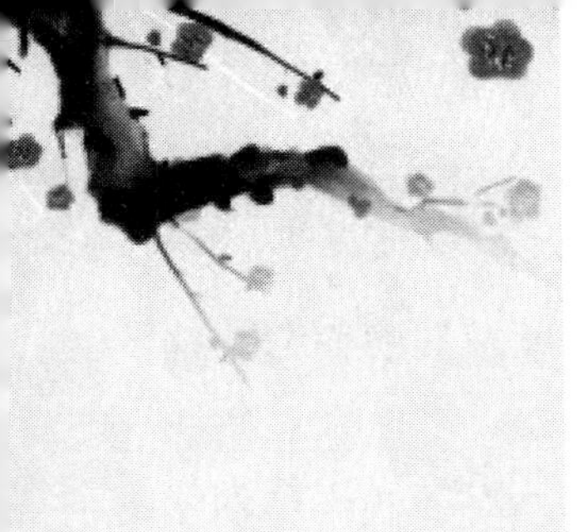

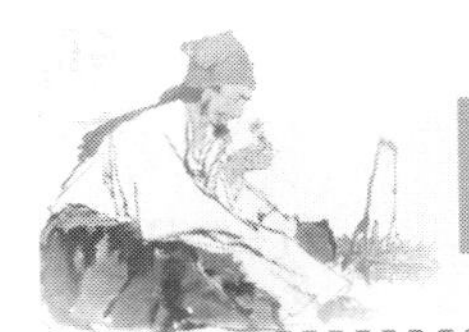

吴茱萸 Wuzhuyu

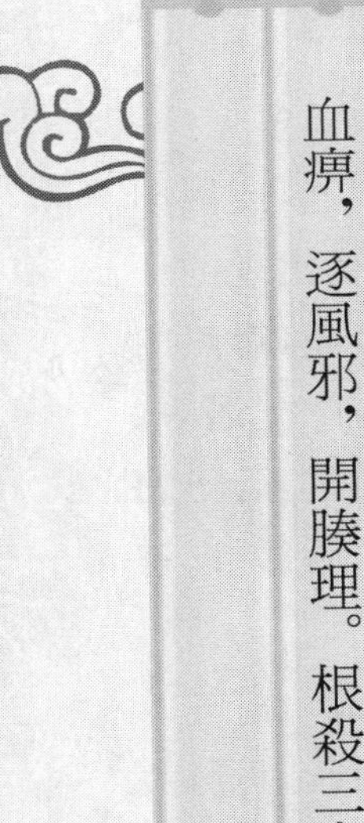

吴茱萸，味辛溫。主溫中，下氣，止痛，咳逆，寒熱，除濕血痹，逐風邪，開腠理。根殺三蟲。一名藙。生山谷。

【处方用名】吴茱萸——芸香科 Rutaceae.

【经文】吴茱萸，味辛温。主温中，下气，止痛，咳逆，寒热，除湿血痹，逐风邪，开腠理。根杀三虫。一名藙。生山谷。

本经要义

味辛温：经言吴茱萸，性温，味辛。全国统编教材《临床中药学》：吴茱萸，性热，味辛、苦。归肝、脾、胃经。《中华人民共和国药典》2015 年版：吴茱萸，性热，味辛、苦；有小毒。归肝、脾、胃、肾经。

温中：即温脾、胃、肠。脾、胃、肠位于人体之正中。“温中”，即温暖中焦，温暖脾胃。吴茱萸主治脾胃虚寒证，或肝胃虚寒证。吴茱萸为厥阴要药。

下气：病证名。①指肠胃郁结而排泄气体，即矢气。②指人体下部之气。《灵枢》卷五·口问第二十八：“……下气不足则乃为痿厥心悗。”（经文解：下焦之气不足，两足微弱无力而厥冷，心中窒闷。）③指平降气逆的一种治疗方法。吴茱萸。味苦而主降，能够降胃气而止呕，即下气之功。由于脾胃虚寒，气机上逆而致呕吐，呃逆，吴茱萸能治之。

止痛：吴茱萸，辛、温、热，入肝、脾、胃，擅治中焦寒证之胃痛、腹痛、疝痛、厥阴头痛等，并可治疗类风湿关节炎疼痛。《药性论》称之为：“疗遍身顽

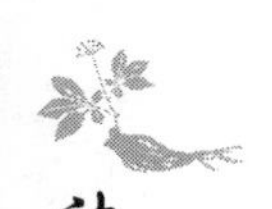

痹。"弊病为"风寒湿三气杂至"，吴茱萸能开发腠理，逐风寒湿痹而起止痛之效。

咳逆：指咳嗽气逆之症，也谓咳喘。《素问》卷二十一·六元正纪大论篇第七十一："寒来不杀，温病乃起，其病气怫于上，自溢目赤，咳逆头痛，血崩胁满，肤腠中疮。二之气，火反郁，白埃四起，云趋雨府，风不胜湿，雨乃零，民乃康。其病热郁于上，咳逆呕吐，疮发于中，胸嗌不利，头痛身热，昏愦脓疮。"《诸病源候论》卷十四·咳嗽病诸候·咳逆候："咳逆者，是咳嗽而气逆上也，气为阳，流行府藏，宣发腠理，而肺气之所主也。咳病由肺虚感微寒所成，寒搏于气，气不得宣，胃逆聚还肺，肺则胀满，气逆不下，故为咳逆。其状咳而胸满而气逆。"

寒热：经文所指，恶寒发热症状的简称。"寒证"：由寒邪引起，或因阳气衰弱，阴气过盛而致身体功能与代谢活动衰退，抵抗力减弱而出现的证候，如体温不足，面色苍白，精神萎顿，蜷卧，喜温怕冷，脘腹冷痛，得热则减，口不渴，或渴喜热饮，大便溏薄，小便清长，舌质淡苔白滑，脉沉迟等。"热证"：由热邪而致阳气亢盛，出现热的证候：身热，烦躁，面目红赤，不恶寒发恶热，口干咽燥，喜渴冷饮，唇红而干，大便秘结，小便短赤，舌质红，苔干黄或干黄，脉数等。

湿：又谓湿气。六淫之一。湿邪属阴，性质重浊而黏腻，它能阻滞气的活动，阻碍脾的运化。临床表现为外感湿邪，常见体重腰酸，四肢困倦，关节肌肉疼痛，湿浊内阻肠胃，常见胃纳不佳，胸闷不舒，小便不利，大便溏泄等症。

血痹：病证名。《金匮要略》上卷·血痹虚劳病脉证并治第六："血痹，阴阳俱微，寸口关上微，尺中小紧，外证身体不仁，如风痹状，黄芪桂枝五物汤主之。"因血气虚弱，邪入血分而成的弊病。由于当风睡卧，或因劳汗出，风邪乘虚侵入，使气血闭阻不通所致。症见身体不仁，肢节疼痛等。《诸病源候论》卷一·风病诸候上凡二十九论·血痹候："血痹者，由体虚邪入于阴经故也。血为阴，邪入于血而痹，故为血痹也。其状，形体如被微风所吹，此由忧乐之人，骨弱肤盛，因疲劳汗出，卧不时动摇，肌腠易开，为风邪所侵也。诊其脉，自微涩在寸口，而关上小紧，血痹也。"

风邪："风"，病因六淫之一。属阳邪，为外感疾病的先导，故外感病多有风证，并常与其他病邪结合而致病，如风寒、风热、风湿、风燥等。《素问》

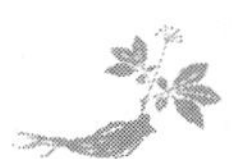

卷十二·风论篇第四十二："风气藏于皮肤之间，内不得通，外不得泄。风者善行而数变，腠理开则洒然塞，闭则热而闷。其寒也则衰食饮，其热也则消肌肉，故使人怢（怢，tu，音突）栗而不能食，名曰寒热""故风者百病之长也，至其变化乃为他病也，无常方，然致有风气也"。

腠理：泛指皮肤、肌肉、脏腑的纹理，以及皮肤、肌肉间隙交接处的结缔组织，分皮腠、肌腠、粗理、小理、膲理等，是渗泄体液、流通气血的门户，有抗御外邪内侵的功能。《素问》卷二·阴阳应象大论篇第五："清阳发腠理，浊阴走五脏。"《金匮要略》卷上·脏腑经络先后病脉证第一："……服食节其冷、热、苦、酸、辛、苦，不遗形体有衰，病则无由入其腠理。腠者，是三焦通会元真之处，为血气所注；理者，是皮肤脏腑之纹理也。"

"腠理"另解：汗孔，毛窍。《素问》卷十一·举痛论篇第三十九："实则腠理闭，气不行，故气收矣。炅[①]则腠理开，荣卫通，汗大泄，故气泄。"

藙：yi，即食茱萸 *Zanthoxyhum ailanthoides* Sieb. et Zucc.，又名樗叶花椒。《礼记·内则》："三牲用藙。"郑玄注："藙，煎茱萸也。《尔雅》谓之椴。"李时珍在《本草纲目》果部·食茱萸项"此即樘子也。蜀人呼为辣子，古人谓之藙及椴子"，非吴茱萸 *Evodia rutaecarpa*（Juss.）Benth.

药物解读

《中华人民共和国药典》2015年版一部收载：吴茱萸芸香科植物吴茱萸 *Evodia rutaecarpa*（Juss.）Benth.、石虎 *Evodia rutaecarpa*（Juss.）Benth. var. officinalis（Dode）Huang 或疏毛吴茱萸 *Evodia rutaecarpa*（Juss.）Benth. var. bodinieri（Dode）Huang 的干燥近成熟果实。

【性味归经】性热，味辛，苦；有小毒。归肝、脾、胃、肾经。

【功能主治】散寒止痛，降逆止呕，助阳止泻。用于厥阴头痛，寒疝腹痛，寒湿脚气，经行腹痛，脘腹胀痛，呕吐吞酸，五更泄泻等。

【鉴别要点】本品呈球形或略呈五角状扁球形，直径2～5mm。表面暗黄绿色至褐色，粗糙，有多数点状突起或凹下的油点。顶端有五角星状的

---

① 炅：jiong，音炯，热意。《素问·举痛论》："寒气稽留，炅气从上，则脉充大而血气乱，故痛甚不可按也""卒然而痛，得炅则痛立止。因重中于寒，则痛久矣。寒气客于经脉之中，与炅气相搏则脉满，满则痛而不可按也。"王冰注："炅，热也。"

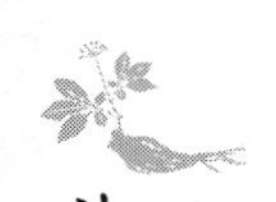

裂隙,基部残留被有黄色茸毛的果梗。质硬而脆,横切面可见子房5室,每室有淡黄色种子1粒。气芳香浓郁,味辛辣而苦。

【拓展阅读——临床常见吴茱萸炮制品】

甘草汁炮炙:目的在于降低毒性。辅料比:吴茱萸每千克用甘草0.06kg熬汁炙。

黄连汁炮炙:目的在于增强止呕作用,抑制吴茱萸燥性,辅料比:吴茱萸每千克用黄连0.1kg熬汁炮炙。

盐水炮炙:目的在于增强入肾作用。辅料比:吴茱萸每千克用盐0.02kg。

醋炙吴茱萸:目的在于增强入肝作用。辅料比:吴茱萸每千克用醋0.125kg。

【拓展阅读——张仲景应用吴茱萸情况】

张仲景用吴茱萸汤方共4方。用量最大为两升,最小剂量一两。现今常用剂量2～5g,仲景在汤方吴茱萸后均注明“洗”。《奇效良方》解释为“水洗去毒”,《长沙药解》“热水洗数次用”,《本草求真》曰“泡去苦烈汁用”。

吴茱萸汤(《伤寒论》方)吴茱萸一升,人参三两,生姜六两,大枣十二枚。功能:温肝暖胃,降逆止呕。治疗阳明胃寒,食谷欲呕,胃脘作痛,吞酸嘈杂,少阴吐利,手足厥冷,烦躁欲死,厥阴头痛,干呕吐涎等。

温经汤(《金匮要略》方)当归、阿胶、芍药、川芎、桂枝、丹皮、人参、甘草、干姜各二两,半夏、麦冬各一升,吴茱萸三两。功能:温经养血,活血调经。治疗瘀血阻滞,致经水淋漓不止,暮即发热,少腹里急,腹满,手掌烦热,唇干燥;妇人少腹寒,久不受胎,或月水过多,及至期不来等。

当归四逆加吴茱萸生姜汤(《伤寒论》方)当归、芍药、桂枝、通草各三两,细辛、甘草各二两,大枣十五枚,吴茱萸一升,生姜半斤。治疗内有久寒,手足厥寒,脉细欲绝,及受寒腹痛,痛经等症。

《金匮要略》在杂疗方第二十三:救猝死客忤死还魂汤主之方下,又方(无方名):韭根一把,乌梅二七个,吴茱萸半升。右(上)三味,以水一斗煮汁,以病人栉内中,三沸,栉浮者生,沉者死。煮取三升,去滓(渣)分饮之。

【临床药师、临床医师注意事项】

★ 吴茱萸来源于三个植物种,(一个正种,两个变种)其药材与饮片很难区分,均同等入药。

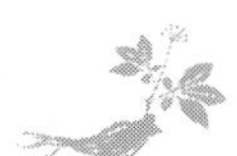

★ 吴茱萸治痛，具有双向性作用，关键在于用量：量轻，1～5g 止痛；10～12g 反而造成强烈头痛，眩晕，腹痛，腹泻，视力障碍，错觉，脱发，胸闷，皮疹等，且孕妇易流产，这可能就是古人认为吴茱萸之“毒”性。

★ 吴茱萸生品含“N，N-二甲基-5 甲氧基色胺”，为致幻剂，临床一般不宜用生品，否则易产生不良反应，经炮制后，不良反应消失。

医籍选论

（吴茱萸）禀火气，故主温中。禀木气，故主下气。中焦温而逆气下，则痛自止矣。湿血痹者，湿伤肌腠，致充肤热肉之血，凝泣为痹。少阳炎热之气，行于肌腠，肝主冲任之血，淡渗皮肤，则湿血痹可除矣。又曰：逐风邪者，言湿痹可除，而风邪亦可逐也。气味辛温，故开腠理。腠理开，则肺病之咳逆，皮肤之寒热皆治矣。

——清・张志聪《本草崇原》

吴萸气温，禀春气而入肝。味辛有小毒，得金味而入肺。气温能祛寒，而大辛之味，又能俾肺令之独行而无所旁掣；故中寒可温，气逆可下，胸腹诸痛可止；皆肺令下行，坐镇而无余事。仲景取治阳明食谷欲呕症，及干呕吐涎沫症，从《本经》而会悟于言外之旨也。

肺喜温而恶寒，一得吴萸之大温大辛，则水道通调而湿去。肝藏血，血寒则滞而成痹，一得吴萸之大辛大温，则血活而痹除。风邪伤人，则腠理闭，而为寒热咳逆诸症，吴萸大辛大温，开而逐之，则咳逆寒热诸证俱平矣。

然犹有疑者，仲景用药悉遵《本经》，而“少阴病吐利，手足逆冷，烦燥欲死者，吴茱萸汤主之”二十字，与《本经》不符。而不知少阴之脏，皆本阳明水谷以资生，而复交于中土。若阴阳之气不归中土，则上吐而不利；水火之气不归中土，则下燥而上烦；中土之气内绝，则四肢逆冷而过肘膝，法在不治。仲景取吴茱萸大辛大温之威烈，佐人参之冲和，以安中气，姜、枣之和胃，以行四末；专求阳明，是得绝处逢生之妙。张隐庵、叶天士之解俱浅。

——清・陈修园《神农本草经读》

中者脾也，太阴经也，肺主气，亦太阴也，气温则肺气下行。而太阴亦暖，所以温中下气也，寒邪客于胸腹，则真气不通而痛矣；辛温则流行和散，所以止痛也。辛温暖肺，肺气通行，则水道通调。故又除湿。血泣则成痹。肝藏血，血温则活，故主血痹，辛温为阳，则能发散，故逐风邪。肺主皮毛而

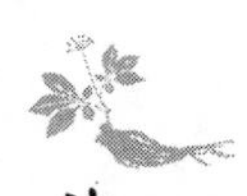

司腠理，辛温疏散，腠理自开，形寒饮冷则伤肺，肺伤则气不下降，而火反上逆，咳逆寒热之症生焉。吴茱萸辛温暖肺，肺气下降，而寒热咳逆之症自平也。

——清·叶天士《本草经解》

吴茱萸。味辛、苦，性温，入足阳明胃、足太阴脾、足厥阴肝经。温中泻湿，开郁破凝，降浊阴而止呕吐，升清阳而断泄利。

吴茱萸辛燥之性，泻湿驱寒，温中行滞，降胃逆而止呕吐，升脾陷而除泄利，泻胸膈痞满，消脚膝肿痛，化寒痰冷饮，去嗳腐吞酸，逐经脉关节一切冷痹，平心腹胸首各种寒痛，熨胁腹诸癥，杀脏腑诸虫，医霍乱转筋，疗疝气痛坠。

——清·黄元御《长沙药解》

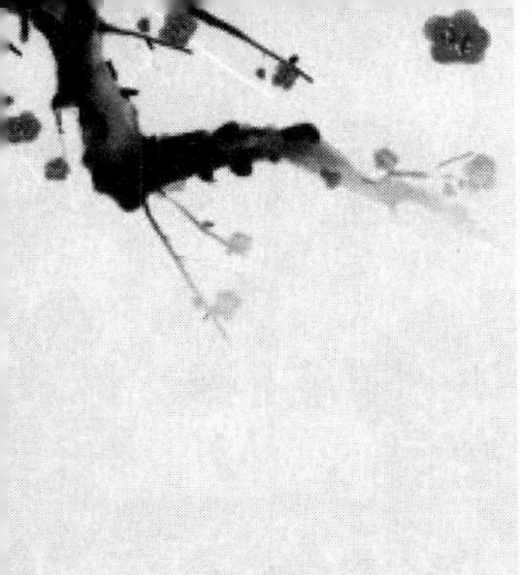

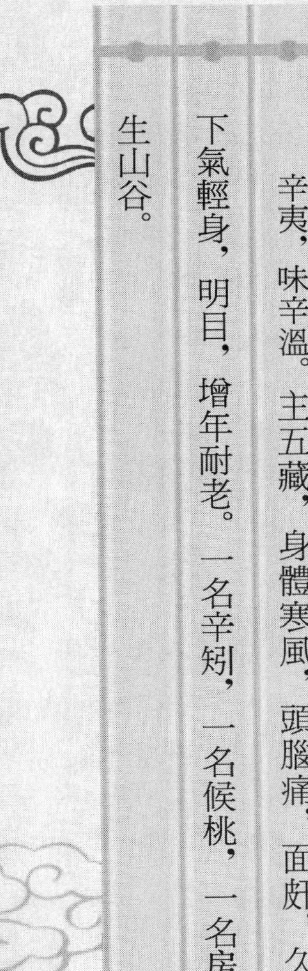

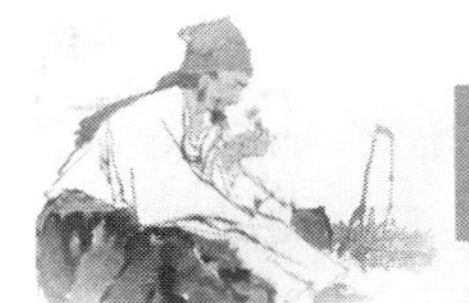

辛夷 Xinyi

【处方用名】辛夷——木兰科 Magnoliaceae.

【经文】辛夷，味辛温。主五藏，身体寒风，头脑痛，面皯，久服，下气轻身，明目，增年耐老。一名辛矧，一名候桃，一名房木。生山谷。

本经要义

五藏：即心、肝、脾、肺、肾五个脏器之合称。“藏”，系指胸腹腔内那些组织充实，并能贮存、分泌或制造精气的脏器。

《素问》卷三·五脏别论篇第十一：“所谓五脏者，藏精气而不泻也，故满而不能实。六腑者，传化而不藏，故实而不能满也。”

《灵枢》卷七·本脏第四十七：“五脏者，所以藏精神血气魂魄也；六腑者，所以化水谷而行津液者也。”根据脏象学说，五脏是人体生命活动的中心，精神意思活动分属五脏，加上六腑的配合，把人体内外表里的组织器官联系起来，构成一个统一的整体。辛夷主五脏病变之身体寒热，头脑痛。

寒风：“寒”，病因六淫之一，属阴邪，易伤及阳气。寒邪外束，与卫气相搏，阳气不得宣泄，症见恶寒、发热、无汗等证。

《素问》卷九·热论篇第三十一：“今夫热病者，皆伤寒之类也……人伤于寒，则为热……”身体伤于寒，即寒气侵入人体，阻滞气血活动，成为头身病

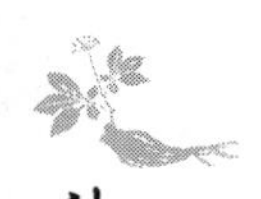

原因之一。

《素问》卷十二·痹论篇第四十三："痛者，寒气多也，有寒故痛也。""风"，病因六淫之一，属阳邪，为外感疾病的先导，外感病多有风邪。并常与其他病邪相结合而致病，如风寒、风热、风湿、风燥等。

《素问》卷十二·风论篇第四十二："风之伤人也，或为寒热，或为热中，或为寒中，或为疠风，或为偏枯，或为风也，其病各异，其名不同，或内至五脏六腑……故风者百病之长也，至其变化乃为他病也，无常方，然致有风气也。"辛夷，对于风寒所致之病证可用以治疗。

头脑痛：即头痛。头为诸阳之会，精明之府，五脏六腑之气血皆上会于此。凡六淫外感，脏腑受伤，导致阳受阻塞，浊气上踞，肝阳上亢，精髓气血亏损，经络运行失常等，均能导致头痛。《经文》中头痛，多指外感头痛，即感冒头痛、厥阴头痛、风寒头痛、风热头痛、风湿头痛等。辛夷辛温发热，芳香通窍，其性上达，上行通于天，善通目鼻九窍，能祛风寒邪气，治疗鼻渊头痛目胀痛等。

"主五藏身体寒风头脑痛"的断句情况

孙本："主五藏，身体寒风，头脑痛。"（魏·吴普等述，孙星衍，孙冯翼辑．神农本草经．北京：人民卫生出版社，1963：42）。

曹本："主治五藏身体寒热，风头脑痛。"（曹元宇辑注．本草经．上海：上海科学技术出版社，1987：224）。

尚志钧："主治五藏身体寒风，风头脑痛。"（尚志钧．中医八大经典全注．北京：华夏出版社，1994：182）。

黄奭："主五藏身体寒风头脑痛。"（清·黄奭．神农本草经．北京：中医古籍出版社，1982：112）。

据明·卢之颐《本草乘雅半偈》："主五藏身体寒热，风头脑痛，面䵟。"（人民卫生出版社，1986：116）较为可信。

辛夷性温而主寒，风头与脑痛为相同病症之并称，示辛夷主治。

面皯："皯"（gan），皮肤黧（li），黑中带黄的颜色。《广雅·齐韵》："黧，黑而黄色。"（指人的脸面部之黑斑）黑枯槁。《说文·皮部》："皯，病也。"《楚辞·渔父》："颜色憔悴。"汪王逸注："皯微黑也。""面皯"，又作面䵟。

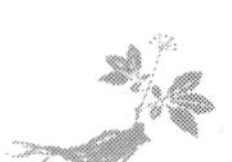

"皯"同"䵟"。《玉篇·黑部》:"䵟,黑色。"《广韵·旱韵》:"皯,面黑。䵟,面黑。䵟,同皯。"《千金翼方》米谷部:"……去黑皯。润泽皮毛。"

下气:即降气。①指病证名,指胃肠郁结而排泄气体,即矢气(放屁)。②指人体下部之气。《灵枢》卷五·口问第二十八:"故上气不足,脑为之不满,耳为之苦鸣,头为之苦倾,目为之眩。中气不足,溲便为之变,肠为之苦鸣,下气不足,则乃为痿厥心悗。"

明目,增年耐老:现代研究证实,辛夷含有的挥发油,具有镇静,镇痛,抗过敏,降血压,对各种致病菌有抑制作用,故能明目,增年耐老等。李时珍:"鼻气通于天,天者头也,肺也。肺开窍于鼻,而阳明胃脉环鼻而上行。脑为元神之府,而鼻为命门之窍。人之中气不足,清阳不升,则头为之倾,九窍为之不利。辛夷之辛温走气而入肺,其体轻浮,能助胃中清阳上行通于天。所以能温中,治头面目鼻九窍之病。"

药物解读

《中华人民共和国药典》2015年版一部收载:辛夷,为木兰科植物望春花 *Magnolia biondii* Pamp.、玉兰 *Magnolia denudata* Desv. 或武当玉兰 *Magnolia sprengeri* Pamp. 的干燥花蕾。

【性味归经】性温,味辛。归肺、胃经。

【功能主治】散风寒,通鼻窍。用于风寒头痛,鼻塞流涕,鼻鼽,鼻渊。

【鉴别要点】

根据不同品种可分为以下几种。

望春花:本品呈长卵形,似毛笔头,长1.2～2.5cm,直径0.8～1.5cm。基部常具短梗,长约5mm,梗上有类白色点状皮孔。苞片2～3层,每层2片,两层苞片间有小鳞芽,苞片外表面密被灰白色或灰绿色茸毛,内表面类棕色,无毛。花被片9,外轮花被片3,条形,约为内两轮长的1/4,萼片状,内两轮花被片6,每轮3,轮状排列。雄蕊和雌蕊多数,螺旋状排列。体轻,质脆。气芳香,味辛凉而稍苦。

玉兰:长卵形,似毛笔状,长1.5～3cm,直径1～1.5cm。基部枝梗较粗壮,皮孔浅棕色。苞片外表面密被灰白色或灰绿色茸毛。花被片9,内外轮同型。

武当玉兰:外形同玉兰,长2～4cm,直径1～2cm。基部枝梗粗壮,皮孔

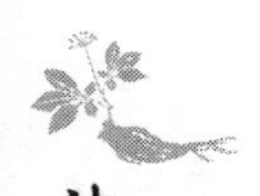

红棕色。苞片外表面密被淡黄色或淡黄绿色茸毛，有的最外层苞片茸毛已脱落而呈黑褐色。花被片 10～12(15)，内外轮无显著差异。

三种玉兰共性：长卵形，似毛笔头，苞片外密被灰白色或灰绿色有光泽的长茸毛。体轻，质脆。气芳香，味辛凉而微苦。

【拓展阅读——中药材经验鉴别专用术语】

“毛笔头” 特指中药材辛夷外形呈长卵形，外被长茸毛，形似毛笔之笔头。

【拓展阅读——关于辛夷临床功效】

《神农本草经》言辛夷性温，功用延续至今，得到后世医家认同，但其所载临床功效，已逐渐发展为鼻病专科用药。现有资料表明，在元代以前辛夷就已成为治疗鼻病的主要药物，而从明清之后至今，辛夷已成为鼻病专药了。而其他临床疗效被后世淡化，乃至遗忘，如疏肝气，醒脾胃，疗脸面黑斑等(其他药物更为如此，如蚯蚓、僵蚕、乌梅等)。

【临床药师、临床医师注意事项】

★ 临床工作中常有木兰科植物紫玉兰 *Magnolia liliflora* Desr.、黄山木兰 *Magnolis cylindrical* Wils. 等的花蕾亦当辛夷入药。

★ 辛夷表面密被长茸毛，入煎剂须用纱布包煎，防止茸毛落入汤液中，应用时刺激咽喉引起咳嗽、呕恶等不良反应。

★ 辛夷体质轻浮，辛香发散，用量不宜过大，成人用量不超过 10 克为宜，大剂量可致头昏、目赤等症。

医籍选论

辛夷味辛臭香，苞毛花白，禀阳明土金之气化也。阳明者土也，五脏之所归也。故主治五脏不和而为身体之寒热。阳明者金也，金能制风，故主治风淫头脑之痛。阳明之气有余，则面生光，故治面皯。皯，黑色也。《经》云：阳明者，胃脉也，其气下行，故久服下气，土气和平，故轻身。金水相生，故明目。下气轻身明目，则增年耐老。

——清 · 张志聪《本草崇原》

辛夷，辛，温轻浮。入肺、胃气分，能助胃中清阳上行，通于头脑。温中解肌，通九窍，利关节。主治鼻渊鼻塞，肺主鼻。胆移热于脑，则鼻多浊涕而渊，风寒客于脑则鼻塞。

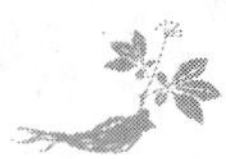

脑为元神之府，鼻为命门之窍。人之记性，皆在脑中。小儿善忘者，脑未满也；老人健忘者，脑渐空也。凡人外见一物，必有一形影留于脑中。昂按：今人每记忆往事，必闭目上瞪而思索之，此即凝神于脑之意也。去外皮毛，微炒用。

——清·汪昂《本草备要》

（辛夷）其性专于向上，故能升达清气。又得春气之最先，故能疏达肝气。又芳香清烈，能驱逐邪风头目之病。药不能尽达，此为之引也。

——清·徐大椿《神农本草经百种录》

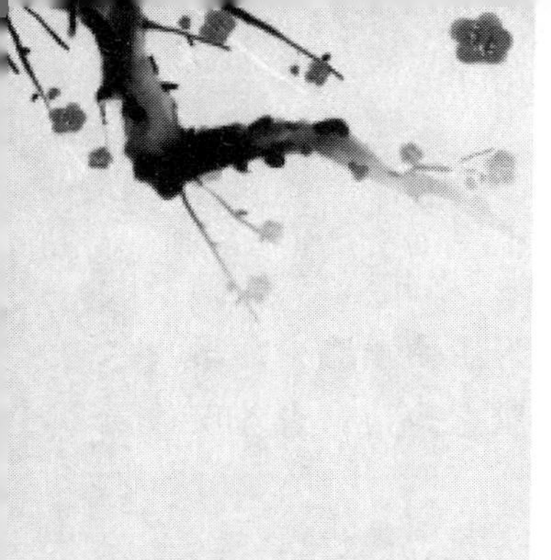

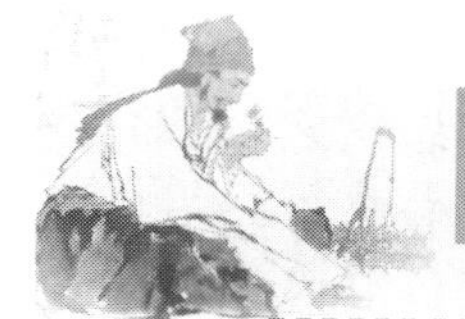

杏核仁 Xingheren

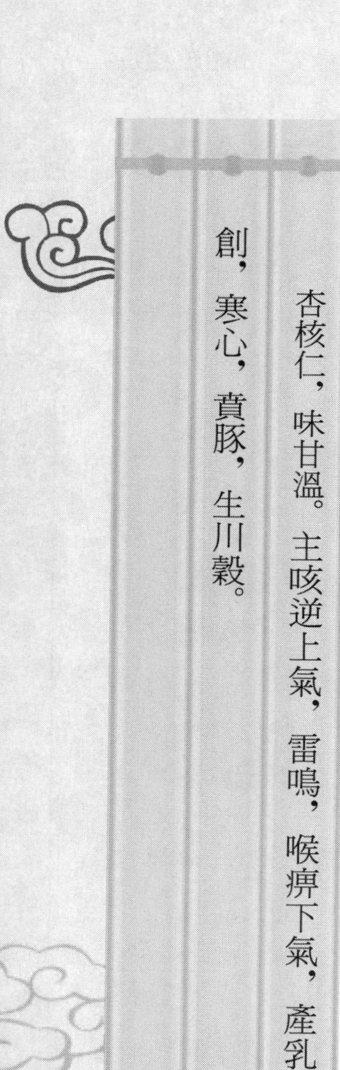

【处方用名】苦杏仁——蔷薇科 Rosaceae.

【经文】杏核仁，味甘温。主咳逆上气，雷鸣，喉痹下气，产乳，金创，寒心，贲豚，生川谷。

本经要义

杏核人：“人”即“仁”。杏核仁，今通称杏仁。处方用名：苦杏仁。段玉裁《说文解字注》云：宋以前本草方书，诗传记载，无不作人字，自成化本草后尽改为仁。

味甘温：经文言，杏核人，味甘温。《中华人民共和国药典》2015年版一部载：苦杏仁，苦，微温，有小毒。归肺、大肠经。张廷模主编《临床中药学》：苦杏仁，苦，辛，微温，有小毒。归肺、大肠经。

咳逆上气：“咳逆”，即咳喘，指咳嗽气逆之症。出自《素问》卷二十一·六元正纪大论篇第七十一：“寒来不杀，温病乃起，其病气怫（怫，fu，郁结，滞留之义。清·余祖望《重浚鄞三喉水道议》：久在湖中，则水性怫而不畅）于上，血溢目赤，咳逆头痛，血崩胁满，肤腠中疮……其病热郁于上，咳逆呕吐，疮发于中，胸嗌不利，头痛身热，昏愦脓疮。”《金匮要略》卷中·痰饮咳嗽病脉证并治第十二：“咳逆倚息，气短不得卧，其形如肿，谓之支饮。”另指哕之别称。《丹溪心法·咳逆》：“咳逆为病，古谓之哕（yue，呕吐），近代谓之呃（e，呃逆）。”

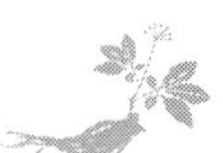

"上气"，指气逆上冲的证候，多由外感六淫，痰气凝结，肺逆壅塞所致，另指人体上部之气。《灵枢》卷五·口问第二十八："故上气不足，脑为之不满，耳为之苦鸣，头为之苦倾，目为之眩。中气不足，溲便为之变，肠为之苦鸣。下气不足，侧乃为痿厥心悗。""咳逆上气"见于《金匮要略》卷上·肺痿肺痈咳嗽上气病脉证治第七："咳逆上气，时时唾浊，但坐不得眠，皂荚圆（丸）主之。"

咳逆上气，又谓咳喘。指咳嗽气逆而喘的证候。因外感六淫或痰饮内停者，多属实证；因久病咳喘或大病耗伤元气者，多属虚证。其发病与肺脾肾密切相关，如肺气壅滞或虚耗，脾失健运，肾不纳气等，均可致病。迁延日久，并可导致心气虚衰等。《诸病源候论》卷十四·咳嗽病诸候·咳逆上气候："肺虚感微寒而成咳，咳而气还聚于肺，肺则胀，是为咳逆也。邪气与正气相搏，正气不得宣通，但逆上喉咽之间，邪伏则气静，邪动则气奔上，烦闷欲绝，故谓之咳逆上气也。"

雷鸣：一作"喘鸣"。《素问》卷二·阴阳别论篇第七："阴争于内，阳扰于外，魄汗未藏，回逆而起，起则熏肺，使人喘鸣。"喘鸣者，状如后世文献记载之声如曳（音 ye，牵引之意。曳锯，拉锯的声音）。"喘鸣"：指喘气时喉中有痰鸣声，声如拉锯之声。若痰盛而作喘，称之为"痰鸣"；痰喘而兼有咳嗽者，称之为"喘咳"。多见于慢性支气管炎、肺源性心脏病、支气管哮喘等疾病。《诸病源候论》卷十三·气病诸候·上气喉中如水鸡鸣候："肺病令人上气，兼胸膈痰满，气行壅滞，喘息不调，致咽喉有声，如水鸡之鸣也。"可参。

另作"肠鸣"解：即肠鸣音。以肠蠕动亢进所引起，以雷声比拟。《备急千金要方》卷二十六食治·杏核人："味甘苦温，冷而利，有毒。主咳逆上气，肠中雷鸣，喉痹下气。"可作旁证。"肠鸣"，又作"腹鸣"，病证名。出自《素问》藏气法时论等篇。指肠蠕动有声。因中虚，或邪在大肠所致。

经文言：雷鸣，应作喘鸣解。

喉痹：病名。出自《素问》卷二·阴阳别论篇第七："二阳结谓之消，三阳结谓之隔，三阴结谓之水，一阴一阳结谓之喉痹。""喉痹"，又作"喉闭"，为咽喉肿痛病证的统称。《灵枢》卷七·本脏第四十七："肺小则少饮，不病喘喝；肺大则多饮，善病胸痹、喉痹、逆气。"《诸病源候论》卷三十·喉心胸病诸候·喉痹候："喉痹者，喉里肿塞痹痛，水浆不得入也。人阴阳之气，出

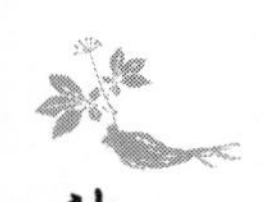

于肺，循喉咙而上下也。风毒客于喉间，气结蕴积而生热，故致喉肿塞而痹痛，脉沉者为阴，浮者为阳。若右手关上脉，阴阳俱实者，是喉痹之候也，亦令人壮热而恶寒。”

下气：一指病名，指肠胃郁结而排泄气体，即矢气。二指平降气逆的一种治疗方法。“降气”。经文言：下气，即指此文。

产乳：“产”，人或动物生子。《说文·生部》：“产，生也。”“乳”，生子。《说文》：“乳，人及鸟生子曰乳，兽曰产。从孚、从乙。乙者，玄鸟也。”经文言“产乳”，即生孩子，同义词连用。杏仁能使孕妇分娩。

金创：又名金疮、金伤、金刃伤、金疡等。指由金属器刃损伤人之肌体所致之创伤。亦有将伤后夹杂感染毒邪溃烂成疮者，称之为金疮或金疡。本病轻者皮肉破溃、疼痛、流血；重者伤筋，血流不止，疼痛难忍，并因出血过多，引起面色苍白、头晕、眼发黑等虚脱证候。《诸病源候论》卷三十六·金疮病诸候凡二十三论，对金刃、毒箭所伤之金疮论述颇为详细，可参阅隋·巢元方等《诸病源候论》。

寒心：传统中医认为，寒多与痛有关，心痛，多指胃脘痛。故“寒心”：多指胃脘疼痛，经文言：杏仁“主咳逆上气”，故“寒心”应指寒饮在心下之义。

贲豚：又作奔豚。“贲”，通“奔”。《说文通训定声·屯部》：“贲，段借为奔。”“豚”（音 tun），小猪，也泛指猪。《金匮要略方论》卷上·奔豚气病脉证治第八：“病有奔豚，有吐脓，有警怖，有火邪，此四部病，皆从警发得之”“奔豚病从少腹起，上冲咽喉，发作欲死，复还止，皆从惊恐得之”“奔豚，气上冲胸，腹痛，往来寒热，奔豚汤主之”。

“奔豚”，古病名。又谓奔豚气。出《灵枢》卷一·邪气藏腑病形第四：“肾脉急甚为骨癫疾（指病邪深入至骨，邪气壅闭而胀满，伴有汗出于外，烦闷于内等现象的病证），微急为沉厥奔豚，足不收，不得前后。”属五积（五脏积证）病之一，属肾之积。指肾脏和气，其病发自少腹，上至心下，似豚奔突，上下走窜，故名奔豚。症见：气从少腹上冲胸脘、咽喉，发时痛苦剧烈，或有腹痛，或往来寒热，病延日久，可见咳逆，骨痿，少气等症。多由肾脏阴寒之气上逆或肝经气火冲逆所致。

药物解读

《中华人民共和国药典》2015年版一部收载：苦杏仁，为蔷薇科植物山

杏（苦杏）*Prunus armeniaca* L. var. ansu Maxim.、西伯利亚杏（山杏）*Prunus sibirica* L.、东北杏 *Prunus mandshurica*（Maxim.）Koehne 或杏 *Prunus armeniaca* L. 的干燥成熟种子。

【性味归经】苦，微温，有小毒。归肺、大肠经。

【功能主治】降气止咳平喘，润肠通便。用于咳嗽气喘，胸满痰多，肠燥便秘。

【鉴别要点】药材呈扁心形，长1～1.9cm，宽0.8～1.5cm，厚0.5～0.8cm。表面黄棕色至深棕色，一端尖，另端钝圆，肥厚，左右不对称。中部膨大如肚鼓状。尖端一侧有短线形种脐，圆端合点处向上具多数深棕色的脉纹。种皮薄，子叶2，乳白色，富油性。无臭，味苦。

【拓展阅读——张仲景应用苦杏仁情况】

张仲景应用含苦杏仁汤文共计19方。

剂量：最大剂量为半升（苓甘五味姜辛半夏加杏仁汤：茯苓四两，甘草三两，五味半升，干姜三两，细辛三两，半夏半升，杏仁半升），小剂量为10个，最小剂量为一分（矾石丸：矾石三分、杏仁一分）。多数经方用量为20～70个（茯苓杏仁甘草汤：茯苓三两、杏仁五十个、甘草一两）。

炮制：仲景所用苦杏仁，其药后均角注“去皮尖”。亦有角注“炒”“熬”“研作脂”“炒黑”“去皮熬黑”等。

医籍选论

入药用苦杏。杏仁气味甘苦，其实苦重于甘，其性带温，其质冷利。冷利者，滋润之意，主治咳逆上气者，利肺气也。肺气利而咳逆上，气自平矣。雷鸣者，邪在大肠。喉痹者，肺窍不利。下气者，谓杏仁质润下行，主能下气。气下则雷鸣，喉痹皆愈矣。产乳者，产妇之乳汁也。生产无乳，杏仁能通之。金疮者，金刃伤而成疮也。金伤成疮，杏仁能敛之。寒心奔豚者，肾脏水气凌心而寒，如豚上奔。杏仁治肺，肺者金也，金为水之母，母能训子逆。又，肺气下行，而水逆自散矣。

——清·张志聪《本草崇原》

按：张氏言“产乳者，产妇之乳也。生产无乳，杏仁能通之”，错也。产乳系指孕妇分娩整个过程。“产乳”，即动物生子。

杏仁气味甘苦，其实苦重于甘，其性带湿，其质冷利（冷利者，滋润之意

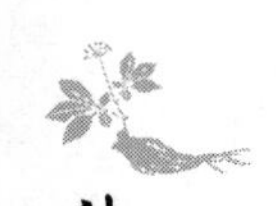

也），“下气”二字，足以尽其功用。

肺实而胀，则为咳逆上气；雷鸣喉痹者，火结于喉为痹痛，痰声之响，如雷鸣也，杏仁下气，所以主之。气有余便是火，气下即火下，故乳汁可通，疮口可合也。心阳虚，则寒水之邪，自下上奔犯于心位，杏仁有下气之功，伐寒水于下，即所以保心阳于上也。

——清·陈修园《神农本草经读》

按：陈氏言“气有余便是火，气下则火下，故乳汁可通……”，与张志聪同样认识“产乳者，产妇之乳也”之错误，因认真研读之。

肺为金脏，气上逆乘肺则咳逆，肺苦气逆，急食苦以泄之。杏仁苦而下泄，所以止咳也。

火结于喉，闭而不通，则为喉痹。雷鸣者，火结痰壅，声如吼也。杏仁温能散结，苦能下泄，甘可缓急，所以主之也。

杏仁味苦制肺，制则生化，则肺金下行，所以下气。肝藏血，血温则流行，故主产乳。血既流行，疮口亦合，故又主金疮也。心阳虚，则寒水之邪自下，如豚上奔冲犯心血矣，故为寒水奔豚。其主之者，杏仁火土之气，味苦能益心阳而伐水邪也。

——清·叶天士《本草经解》

按：一则，叶氏言“……肺若气逆，急实苦以泄之。杏仁苦而下泄，所以止咳也。”即临床用药，应以苦杏仁入药，疗效才佳。甜杏仁不入药，故处方用名必言“苦杏仁”也。

二则，“肝藏血，血温则流行，故主产乳。”叶天士同样将“产乳”解读为乳汁，不可信。

杏仁，味甘、苦。入手太阴肺经。降冲逆而开痹塞，泄壅阻而平喘嗽，消皮腠之浮肿，润肺肠之枯燥，最利胸膈，兼通经络。

肺主藏气，气降于胸膈而行于经络，气逆则胸膈闭阻，而生喘咳。脏病而不能降，因以痞塞，经病而不能行，于是肿痛。杏仁疏利开通，破壅降逆，善于开痹而止喘，消肿而润燥，调理气分之郁，无以易此。其诸主治，治咳逆，疗失音，止咯血，断血崩，杀虫逆，除䵟刺，开耳聋，去目翳，平努肉，消停食，润大肠，通小便。种种功效，缘其降浊消郁之能事也。

——清·黄元御《长沙药解》

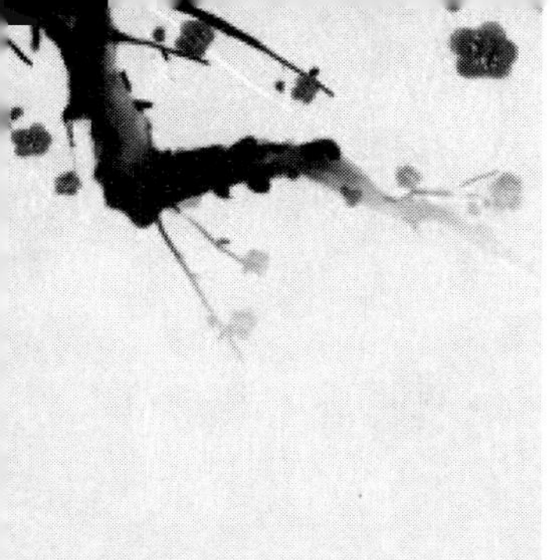

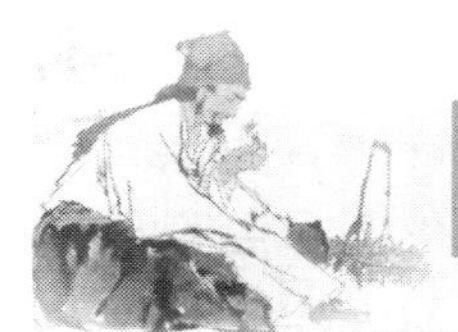

淫羊藿 Yinyanghuo

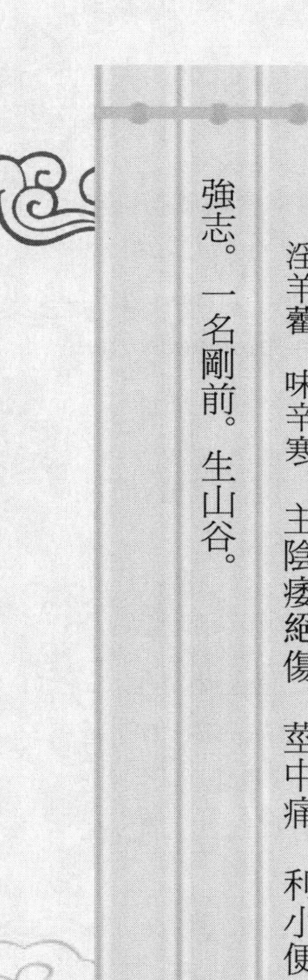

【处方用名】淫羊藿——小檗科 Berberidaceae.

【经文】淫羊藿，味辛寒。主阴痿绝伤，茎中痛，利小便，益气力，强志。一名刚前。生山谷。

本经要义

味辛寒：《经》言：味辛寒，与现今教科书和《中华人民共和国药典》记载出入较大。《临床中药学》：淫羊藿，性温，味辛、甘。《中华人民共和国药典》2015年版：淫羊藿，性温，味辛、甘，归肝、肾经。后世医家认为，淫羊藿应性温，非寒。如李时珍言："淫羊藿，味甘气香，性温不寒。能益精气，乃手足阳明、三焦，命门药也，真阴不足者宜之。"

阴痿：指男性阳痿。《素问》卷二・阴阳应象大论篇第五："年六十，阴痿，气大衰，九窍不利，下虚上实，涕泣俱出矣。""阴"，指男女生殖器官，此处指男子阴器。"阴痿"，指阴茎不举的病证，即"阳事不举"，多由性欲过度，耗伤精气，命门火衰，或思虑忧郁，损伤心脾；或恐惧过度，损伤肾气所致。

绝伤：泛指骨伤科跌打损伤等症。"绝"，断绝，不连接。《说文・系部》："绝，断丝也。"《广雅・释诂一》："绝，断也。""伤"，创伤，皮肉破损处。《说文・人部》："伤，创也。""绝伤"，即跌打损伤，断筋伤骨。

阳痿则不育，故《经》言："阳痿绝伤。"又指男、

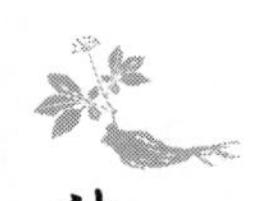

女不育不孕之症。

茎中痛：即阴茎疼痛。常见泌尿系统感染，前列腺炎等病证。

利小便：淫羊藿，性温入肾，温肾阳，能化肾气而以行水，故为利尿之功，用以治疗肾阳虚所致之水湿内停之小便不利。

益气力：淫羊藿，善补肾阳，振奋人体之阳气，即为益气力。

强志：即增强精神。淫羊藿补肾壮阳，治疗阳痿，又能益气安神，增强记忆力。"志"，即神志。《说文·心部》："志，意也。"

药物解读

《中华人民共和国药典》2015年版一部收载：淫羊藿为小檗科植物淫羊藿 *Epimedium brevicornum* Maxim.、箭叶淫羊藿 *Epimedium sagittatum* (Sieb. et Zucc.) Maxim.、柔毛淫羊藿 *Epimedium pubescens* Maxim.、巫山淫羊藿 *Epimedium wushanense* T. S. Ying 或朝鲜淫羊藿 *Epimedium koreanum* Nakai 的干燥叶。

【性味归经】性温，味辛、甘。归肝、肾经。

【功能主治】补肾阳，强筋骨，祛风湿。用于肾阳虚衰，阳痿遗精，筋骨痿软，风湿痹痛，麻木拘挛。

【鉴别要点】

1. 药材鉴别

淫羊藿：茎细圆柱形，表面黄绿色或淡黄色，具光泽。茎生叶对生，二回三出复叶；小叶片卵圆形，长3～8cm，宽2～6cm；先端微尖，顶生小叶基部心形，两侧小叶较小，偏心形，外侧较大，呈耳状，边缘具黄色刺毛状细锯齿；上表面黄绿色，下表面灰绿色，主叶脉7～9条，基部有稀疏细长毛，细脉两面突起，网脉明显；小叶柄长1～5cm。叶片近革质。

箭叶淫羊藿：一回三出复叶，小叶片长卵形至卵状披针形，长4～12cm，宽2.5～5cm；先端渐尖，两侧小叶基部明显偏斜，外侧呈箭形。下表面疏被粗短伏毛或近无毛。叶片革质。

柔毛淫羊藿：一回三出复叶，叶下表面及叶柄密被绒毛状柔毛。叶质较薄，纸质。

朝鲜淫羊藿：二回三出复叶，叶质较薄，纸质。小叶较大，长4～10cm，宽3.5～7cm，先端长尖。叶片较薄。

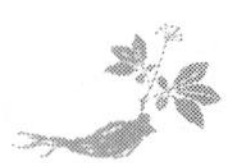

2. 饮片鉴别

饮片呈丝状，或茎、叶、段混合物，叶面绿色至黄绿色，或浅绿色。叶背面灰绿色，网脉明显，中脉及细脉凸出，边缘具黄色刺毛状细锯齿，近草质，气微，味微苦。

炙淫羊藿表面浅黄色显油亮光泽，微有羊脂油气微，羊脂炙，增强其温补肾阳的作用。

【临床中药师、临床中医师注意事项】

1. 临床中药师注意事项

淫羊藿属植物目前全世界有 23 种，我国有 13 种，《中华人民共和国药典》2015 年版一部收载 4 种，全国各省区地方标准和临床使用非正品品种有 10 种，本属植物鉴定较为困难，但均可药用，全国各地常用非正品品种有：①宽序淫羊藿 *E. sagit tatum*（Sieb. et Zuce）Maxim. var. pyram idale（Franch.）Stearn.；②光叶淫羊藿 *E. sagit tatum*（sieb. et. Zucc）Maxim. var. glabratumT. S. Ying；毛淫羊藿 *E. acum inatum* Franch；④四川淫羊藿 *E. satchuenense* Franch.；⑤宝兴淫羊藿 *E. davidi* Franch；⑥湖南淫羊藿 *E. Hunanense*（Hund. Mazz）Hand. Mazz；⑦川西淫羊藿 *E. eolngatum* Komar；⑧黔岭淫羊藿 *E. leptorrhizum* Stearn.

2. 临床医师注意事项

★ 淫羊藿性味，古代文献记载性寒，历代医案认为性温，根据临床应用，性温为正，现行教科书和《中华人民共和国药典》记载为性温，味辛、肝，归肝、肾经。

★ 淫羊藿入药，必须炙用：生品只能祛风除湿，用于风湿骨痛，周身麻木拘挛，炙用才有补肾阳、强筋壮骨之效。

★ 处方书写与调配应付：处方写淫羊藿，药房应调配炙淫羊藿；写生淫羊藿，药房调配生品。

医籍选论

西川北部有淫羊，一日百遍交合，盖食此藿所致，因以为名。《唐本草》名仙灵脾，有仙灵脾酒，益丈夫，兴阳，理腰膝冷。

羊为火畜，藿能淫羊，盖禀水中之天气，而得太阳阳热之气化也。禀水中之天气，故气味辛寒。得太阳之阳热，故主治阴痿绝伤。太阳合膀胱寒

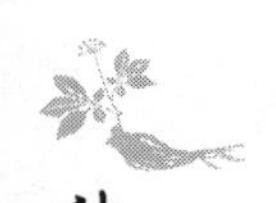

水之气，故治茎中痛，利小便。太阳之气，上合于肺，内通于肾，故益气力，强志。

——清·张志聪《本草崇原》

阴者宗筋也，水不制火，火热则筋失其刚性而痿矣。淫羊藿入肾而气寒，寒足以制火而痿自愈也。绝伤者，阴绝而精伤也，气寒益水，味辛能润，润则阴精充也。

茎，玉茎也，痛者火郁于中也，热者清之以寒，郁者散之以辛，所以主茎中痛也。小便气化乃出，辛寒之品，清肃肺气，故利小便。肺主气，肾统气，寒益肾，辛润肺，故益气力也。气力既益，内养刚大，所以强志，盖肾藏志也。

——清·叶天士《本经解读》

阴者，宗筋也。宗筋属于肝木，木遇烈日而痿，一得气寒这羊藿，即如得露而挺矣。绝伤者，脉络绝而不续也，《金匮》云"络脉者，阴精阳气所往来也"。羊藿气寒味辛，具水天之气，环转运行，而能续之也。

茎，玉茎也，火郁于中则痛。热者清之以寒，郁者散之以辛，所以主茎中痛也。小便主于膀胱，必假三焦气化而出，三焦之火盛，则孤阳不化，而为溺短、溺闭之症，一得淫羊藿之气寒味辛，金水相涵，阴气濡布，阳得阴而化，则小便利矣。

肺主气，肾藏志，孟夫子云"夫志，气之帅也"，润肺之功，归于补肾，其益气力，强志之训，即可于孟夫子善养刚大之训悟之也，第此理难与时医道耳！

——清·陈修园《神农本草经读》

淫羊藿，专入命门，兼入肝、肾。辛香甘温，诸书皆载能治男子绝阳不兴，女子绝阴不产，且能治冷风劳气，四肢麻木不仁，腰膝无力。盖因气味甘温，则能补火助阳，兼有辛香，则冷可除而风可散耳。至云久服无子，恐其阳旺多欲，精气耗散，无他故也。

——清·黄宫绣《本草求真》

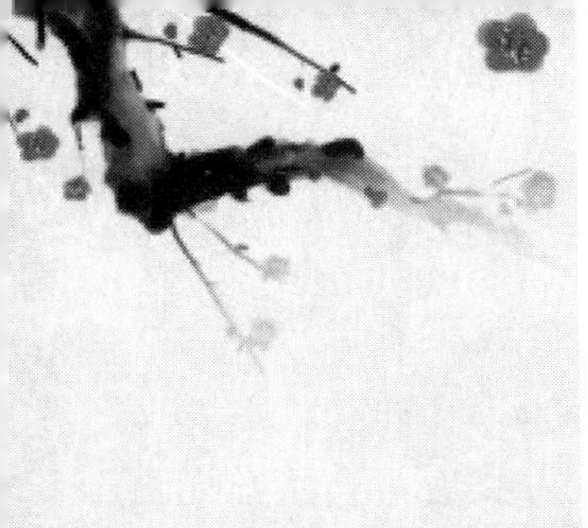

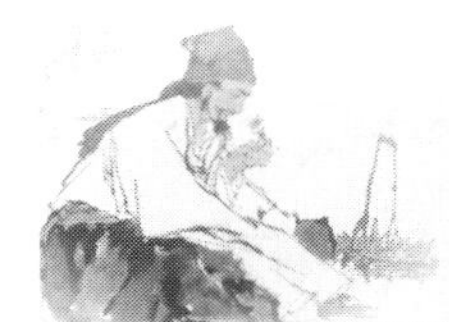

远志 Yuanzhi

遠志，味苦溫。主咳逆，傷中，補不足，除邪氣，利九竅，益智慧，耳目聰明，不忘，強志倍加。久服，輕身不老。葉名小草，一名棘菀，一名葽（腰）繞，一名細草。生川穀。

【处方用名】远志——远志科 Polygalaceae.

【经文】远志，味苦温。主咳逆，伤中，补不足，除邪气，利九窍，益智慧，耳目聪明，不忘，强志倍加。久服，轻身不老。叶名小草，一名棘菀，一名葽(腰)绕，一名细草。生川谷。

远志，《尔雅》："葽绕，蕀蒬（葽，音 yao，腰；蕀蒬，音棘冤）。"郭注云："今远志也，似麻黄，赤华，叶锐而黄，其上谓之小草。"《说文》："蒬，棘蒬也。"《广雅》："蕀苑，远志也，其上谓之小草。"《证类本草》本作"一名棘菀"。《御览》作"葽绕"，又作"要绕"。远志原植物有大叶、小叶之分，即李时珍所言："远志有大叶、小叶二种：陶弘景所说者小叶也，马志所说者大叶也，大叶者花红。"李时珍云："服之主益智强志，故有远志之称。"

本经要义

味苦、温：现代教科书和《中华人民共和国药典》言：性温，味苦、辛。归心、肾、肺经。

咳逆：出自《素问》卷二十一・六元正纪大论篇第七十："寒来不杀，温病乃起，其病气怫于上，血溢目赤，咳逆头痛……其病热郁于上，咳逆呕吐。""咳逆"，即咳嗽和咳喘，咳嗽气逆之症。《金匮要略》卷中・痰饮咳嗽病脉证并治第十二："咳逆倚息，气短不得卧，其形如肿，谓之支饮。"《诸病源候论》卷十

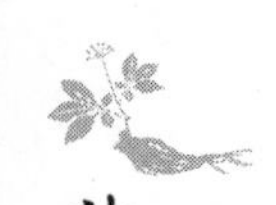

四·咳嗽病诸候凡十五论·咳嗽候："咳逆者，是咳嗽而气逆上也。气为阳，流行府藏，宣发腠理，而气肺之所主也。咳嗽病由肺虚感微寒所成，寒搏于气，气不得宣；胃逆聚还肺，肺则胀满，气逆不下，故为咳逆。其状咳而胸满，而气逆。"

伤中：指五脏损伤，或指脾胃损伤，此处指胃气所伤，《本经》言"伤中"药物尚有地黄、石斛、麦冬、山药等。

补不足：《本经》所言远志味苦温，其主治，应是手少阴心经与足少阳肾经药。明·李时珍、清·周岩则认为足少阴肾经药。周岩云："其功专于强志益心，令不健忘，精与志皆肾之所藏。"故此处言补不足，为补心肾之不足。

除邪气：与补不足同理。此处是指出心肾之邪气。"邪气"，出自《素问》卷八·通评虚实论篇第二十八："黄帝问曰：何谓虚实？岐伯对曰：邪气盛则实，精气夺则虚。"精气，即指正气。"邪气"，系指与人体正气相对而言，泛指各种致病因素（风、寒、暑、湿、燥、火六淫和疫气）及其病理损害。《素问》卷九·评热病论篇第三十三："邪之所凑，其气必虚。"此处邪气，当指痰邪。

利九窍："九窍"，即头部七窍（二眼、二耳、二鼻、口）及前阴道、后阴肛门。均为有形之窍。"利九窍"，即张氏所云："水精上濡空窍于阳，下行二便于阴也。"如远志可治疗耳聋。

益智慧：即远志能安神定志，如失眠、健忘等心神不安之属。

耳目聪明：不忘，强志倍加：言远志能补虚安神，定志，与"益智慧"相一致。

轻身不老：应为轻身耐老，为道家之养生思想。

药物解读

《中华人民共和国药典》2015年版一部收载：远志，为远志科植物远志 *Polygala tenuifolia* Willd. 或卵叶远志 *Polygala sibirica* L. 的干燥根。

【性味归经】性温，味苦、辛。归心、肾、肺经。

【功能主治】安神益志，交通心神，祛痰，消肿。用于心肾不交引起的失眠多梦，健忘惊悸，神志恍惚，咳痰不爽，疮疡肿毒，乳房肿痛等。

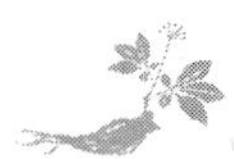

【鉴别要点】

药材鉴别　药材呈圆柱形，略弯曲，长3～15cm，直径0.3～0.8cm。表面灰黄色至灰棕色，有较密并深陷的横皱纹、纵皱纹及裂纹，老根的横皱纹较密且更深陷，略呈结节状。质硬而脆，易折断，断面皮部棕黄色，木部即远志心(又称"骨""心")黄白色，皮部易与木部剥离。剥离后的远志习称"远志肉"；有的不能剥离即不能抽取木心者，习称"远志棍"。气微，味苦、微辛，嚼之有刺喉感。

饮片鉴别　本品呈圆柱形的段，长4～8mm，外表皮灰黄色至灰棕色，有横皱纹。饮片切面棕黄色，中空。形如"鹅管"又称"鹅管志筒"。气微，味苦，微辛。嚼之有刺喉感。炙远志表面黄棕色，味微甜。

【拓展阅读——中药饮片鉴别专用术语】

皮(皮部)　指根及根茎类中药材的外部；指果实及种子类中药材的外表皮。常用粗细、色泽、厚薄、松紧等术语描述其形状。

肉　指根及根茎类中药材内部与"皮"相对应的部分，或外部与"心"(木质部)相对应之部分；指果实及种子类中药材的中果皮或种仁。

骨　泛指某些中药材的木质化程度较高的部分，如远志心，又称远志骨。

心　泛指中药材中央部位与边缘部位形态及质地不同的部分。

鹅管志筒　特指较粗之远志去木心后，所余皮部呈圆筒状或中空的长管状，形如鹅羽管而故名。

远志肉　特指远志药材去除木心后的皮部，多呈破开的筒状。

远志棍　特指远志药材过于细小，不能抽取木心者。

【临床中药师、临床医师注意事项】

★ 远志，味苦、辛，性温，主入心、肾，擅长安神益智，交通心肾，其次为祛痰等。故注意其炮制品作用。

★ 目前各医院药房炮制品配备多为蜂蜜炮制品，少见用甘草汁炮制品，临床医生处方书写炙远志，应调配付给甘草汁炮制品，不应调配蜜远志。

★ 传统中医应用远志，须去心用甘草汁制，否则令人呕吐，现代药理学证明，其远志肉和骨心临床作用相同，尤其是豁痰作用，且带心远志之宁心安神作用更强，故临床应用不必去心，但要炮制。

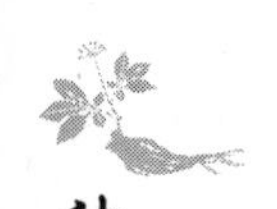

★ 远志用甘草汁炮制：甘草含甘草酸，使远志皂苷水解后生成具有良好临床作用的葡萄糖醛酸，可降低远志皂苷对胃黏膜的刺激，同时甘草可增强远志之豁痰镇咳之效，再则，甘草所含之皂苷和远志皂苷有协同作用。这可能是甘草能解百药毒之原因。

用蜂蜜炙远志，可增强其润肺止咳和安神宁志作用，因蜂糖含枸橼酸，可使远志皂苷皂化，分解成苷元和糖，而降低不良反应，增强其临床疗效。

★ 生远志祛痰开窍作用较强，多用于痰阻心窍之证；炙远志化痰止咳作用佳，多用于咳嗽痰多；制远志其燥性减缓，药性平和，安神定智作用好。

★ 远志配伍桔梗，易使人恶心呕吐，非远志骨心使人烦呕，临床医生要特别引起注意。

★ 远志为中医常用中药，西医西药亦用其制剂，如远志酊。远志性温，味苦、辛。药性平和，寒、热、虚实，兼可用之。除治疗心神不宁，心悸，失眠外，还能治疗“健忘”症。因远志入心经、肾经，肾藏志，志伤则健忘；心肾不交，心火不能下通于肾，肾水（阴）不能上济于心。远志则“交通心肾”，故可治疗健忘。另外，远志又入肺经，能通肺窍而祛痰开窍，故痰阻心窍也可用之。外用生品可治疗痈疮肿毒。

★ 远志地上部位同等入药，处方用名：小远志。

医籍选论

远志入足少阴肾经，非心经药也，其功专于强志益精，治善忘。益精与志，皆肾经之所藏也。肾精不足，则志气衰，不能上通于心，故迷惑善忘。

——明 • 李时珍《本草纲目》

远志气味苦温，根荄骨硬，禀少阴心肾之气化。苦温者，心也。骨硬者，肾也。心肾不交，则咳逆伤中。远志主交通心肾，故治咳逆伤中。补不足者，补心肾之不足。除邪气者，除心肾之邪气。利九窍者，水精上濡空窍于阳，下行二便于阴也。神志相通，则益智慧。智慧益，则耳目聪明。心气盛，则不忘。肾气足，则强志倍力。若久服，则轻身不老。

——清 • 张志聪《本草崇原》

远志，去心甘草汤浸晒干用。中者脾胃也，伤中，脾胃阴气伤也。远志味苦下气，气温益阳，气下则咳逆除，阳益则伤中愈也。补不足者，温苦之品，能补心肝二经之阳不足也。除邪气者，苦温之气味，能除心肝包络三经

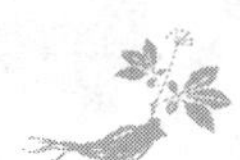

郁结之邪气也。

气温益阳，阳主开发，故利九窍，九窍者，耳目鼻各二，口前后阴各一也。味苦清心，心气光明，故益智慧。心为君主，神明出焉，天君明朗，则五官皆慧，故耳目聪明不忘也，心之所之谓之志，心灵所以志强。肝者敢也，远志畅肝。肝强故力倍。久服轻身不老者，心安则坎离交济，十二官皆安，阳平阴秘，血旺气充也。

——清·叶士天《本草经解》

远志气温，禀厥阴风木之气，入手厥阴心包；味苦，得少阴君火之味，入手少阴心。然心包为相火，而主之者心也。火不刑金，则咳逆之病愈；火归土中，则伤中之病愈。主明则下安，安则不外兴利除弊两大事，即“补不足，除邪气”之说也。

心为一身之主宰，凡九窍耳目之类，无一不待其使令，今得远志以补之，则九窍利，智慧益，耳聪目明，善记不忘，志强力壮，所谓天君泰，百体从令者此也。

又云“久服轻身不老”者，即《内经》所谓“主明则下安，以此养生则寿”之说也。夫曰养生，曰久服，言其为服食之品，不可以之治病，故经方中绝无此味。今人喜服药丸为补养，久则增气而成病。惟以补心之药为主，又以四藏之药为佐，如四方诸候，皆出所有以贡天子，即“乾纲克振，天下皆宁”之道也。诸药皆偏，唯专于补心则不偏。

——清·陈修园《神农本草经读》

远志气味苦辛，而芳香清烈，无微不达，故为心家气分之药。心火能养脾土，心气盛，则脾气亦和，故又能益中焦之气也。

——清·徐大椿《神农本草经百种录》

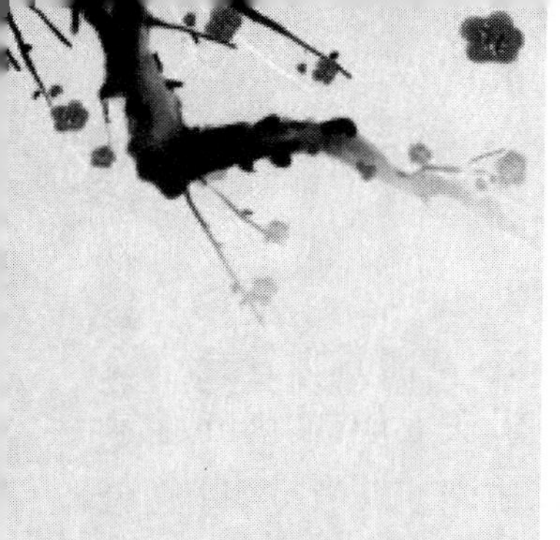

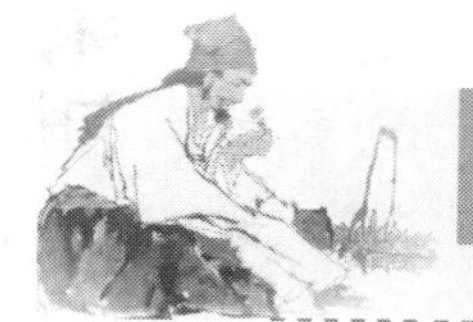

蚤休 Zaoxiu

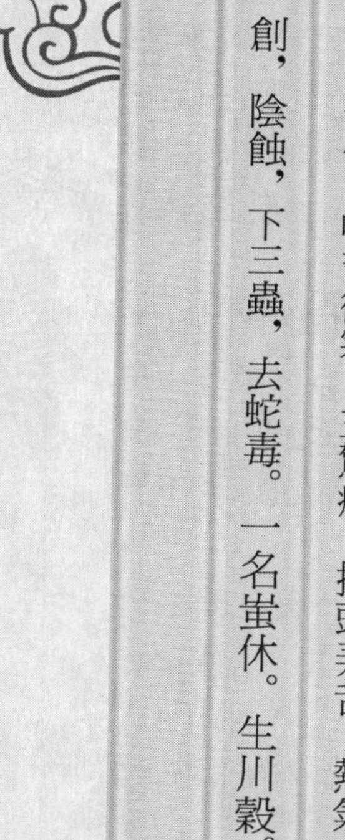

【处方用名】 重楼——百合科 Liliaceae.

【经文】 蚤休，味苦微寒，主惊痫，摇头弄舌，热气在腹中，瘨疾，痈创，阴蚀，下三虫，去蛇毒。一名蚩休。生川谷。

蚤休，《新修本草》蚤休条称重楼。《本草纲目》云：蚤休即为重楼，现今全国统编教材《中药学》明确指出，古之蚤休即现今重楼。肖培根主编《新编中药志》在重楼条指出："本品以蚤休之名始载于《神农本草经》，宋・苏颂《图经本草》谓：蚤休，即紫河车也，俗称金线重楼。"古代之蚤休即现今之重楼无疑。

本经要义

味苦微寒： 与现今之教科书和《中华人民共和国药典》相同。

惊痫： "惊"，原意指马因受突然来的刺激而精神紧张，行动失常。《说文・马部》："惊，马骇也。"《玉篇・马部》："惊，逸也。""逸"，逃跑，奔跑等义，又表恐惧、恐慌等。《尔雅・释诂上》"惊，惧也。"《诸病源候论》卷四十五・惊候："小儿惊者，由血气不和，热实在内，心神不定，所以发惊，其者掣所变成痫。""痫"，病名，发作时手足痉挛，意思消失，俗称羊痫风。《说文》："痫，病也。"《诸病源候论》卷四十五・小儿杂病诸候一・痫候："痫者，小儿病也，

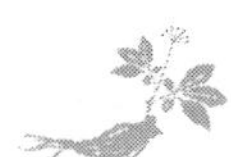

十岁以上为癫，十岁以下为痫。其发三状，或口眼相引，而目睛上摇，或手足掣纵，或背脊强直，或颈项反折。”“惊痫”，指小儿急惊风发作，泛指惊风。《诸病源候论》卷四十五·惊痫候：“惊痫者，起于惊怖大啼，精神伤动，气脉不定，因惊发作成痫也。”

摇头弄舌：即惊痫，高热，热极生风，肝风内动所致之手足痉挛，精神意思错乱神志异常等症。

热气在腹中：指上文“惊痫，摇头弄舌”之病因，是体内热邪所致，多为肝热生风及其他脏器热证。

瘨疾：“瘨”音 dian，癫。病名。《说文·疒部》：“瘨，病也。”《广韵·先韵》：“瘨，病也。癫，同瘨。”《神农本草经》蛇床子：“……除痹气，利关节，瘨痫恶疮。”“瘨疾”，即“癫痫”病，癫证和痫证的合称。癫，指精神错乱一类疾病；痫，指发作性的神志异常疾病。《诸病源候论》卷四十五·小儿杂病诸候：“十岁以上为癫，十岁以下为痫。”《备急千金要方》卷十四·风癫第五：“黄帝问曰：人生而病癫疾者，安所得之？岐伯对曰：此得之在腹中时，其母有所数大惊也。气上而不下，精气并居，故令子发为癫疾。”

痈创：“痈”，廱的简化体。表痈肿。《说文》：“廱，肿也。”由皮肤或皮下组织化脓性的炎症所引起。《灵枢》卷四·脉度第十七：“五藏不和则七窍不通，六腑不和则留为痈。”“创”，创伤。《说文》：“刅，伤也，从刃，从一。创，或从刃，仓声。”古代又称箭伤。“创”通“疮”，皮肤或黏膜上的溃烂处。《正字通·刀部》：“創，又疡也，通作疮。”“創”为“疮”的繁体字，指疮疡的简称。《素问》卷二十二·至真要大论篇第七十四：“阳明司天，燥淫所胜……疮疡痤痈，蜃虫来见，病本于肝。”凡发于皮肤浅表，有形、焮痒，破后糜烂的病统称为疮；疮面浅而面大者为痈。多由外感六淫，过食膏粱厚味，外伤箭刃所伤感染等，致营卫不和，邪热壅聚，气血凝滞而成。蚤休具有很强的清热解毒作用，善治热毒疮疡痈肿。

阴蚀：又名阴蚀。古病名。多因情志郁火，损伤肝脾，湿热下注，郁蒸尘虫，虫蚀阴部所致。症见外阴部生疮溃烂，形成溃疡，脓血淋漓，心烦少寐；或痛或痒，肿胀坠痛，多伴有赤白带下，小便淋漓等。《诸病源候论》卷四十·妇人杂病诸候·阴疮候：“阴疮者，由三虫九虫，动物侵食所为也，诸虫在人肠胃之间，若脏腑调和，气血充实，不能为害。若劳伤传络，肠胃虚损，则动作侵食于阴，轻者或痒或痛，重者生疮也。”治宜清热利湿，杀虫。

下三虫：“三虫”，泛指体内寄生虫。如蛔虫、蛲虫、绦虫等。《诸病源候

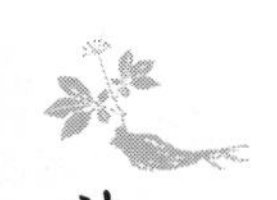

论》卷五十·小儿杂病诸候·三虫候："三虫者，长虫、赤虫、蛲虫，为三虫也。犹是九虫之数也。长虫，蚘虫也，长一尺，动则吐清水，而心痛，贯心即死。赤虫，状如生肉，动则肠鸣。蛲虫至细微，形如菜虫也，居胴肠内，多则为痔，剧为癞。因人疮处，以生诸痈疽癣瘘瘑疥，龋虫无所不为。此既九虫之内三者。而今则别立名，当以其三种偏发动成病，故谓之三虫也。"

去蛇毒："蛇毒"，即被毒蛇咬伤。民间常以蚤休捣烂外敷治疗毒蛇咬伤。

药物解读

《有毒中草药大辞典》载："蚤休，为百合科重楼属植物七叶一枝花、金线重楼、狭叶重楼等的根茎。用作蚤休药物的品种有：七叶一枝花 *Paris polyphylla* Smith.，金线重楼 *Paris chinensis* Franch.，狭叶重楼 *Paris polyphylla* Smith var. stenophylla Franch.，北重楼 *Paris verticillata* M. Bieb.，阔叶蚤休 *Paris polyphylla* Smith. var. platypetala Franch.，毛脉蚤休 *Paris polyphylla* Smith. var. pubescens Hand-Mazz.，云南重楼 *Paris polyphylla* Smith var. yunnanensis (Franch.) Hand. -Mazz.，轮叶王孙 *Paris quadrifolia* L. 等。

【性味归经】性寒，味苦。有小毒。归心、肝经。

【功能主治】清热解毒，止咳平喘，消肿散结，息风定惊。

【主治】慢性支气管炎，乙型脑炎，蛇毒咬伤，小儿惊风，白喉。

《中华人民共和国药典》2015年版一部收载：重楼，为百合科植物云南重楼 *Paris polyphylla* Smith var. yunnanensis (Franch.) Hand. -Mazz.、七叶一枝花 *Paris polyphylla* Smith var, chinensis (Franch.) Hara. 的干燥根茎。

【性味归经】性微寒，味苦。有小毒。归肝经。

【功能主治】清热解毒，消肿止痛，凉肝定惊。用于疔疮痈肿，咽喉肿痛，蛇虫咬伤，跌仆伤痛，惊风抽搐等。

【鉴别要点】

药材鉴别　重楼药材呈结节状扁圆柱形，略弯曲，长5～15cm，直径1～5cm。表面黄棕色或灰棕色，外皮脱落处呈白色，表面密具层状突起的粗环纹，一面结节明显，结节上具椭圆形凹陷茎痕，另一面有疏生的须根或疣状须根痕。顶端具鳞叶及茎的残基。质坚实，断面平坦，白色至浅棕色，粉性或角质。气微，味微苦、麻。

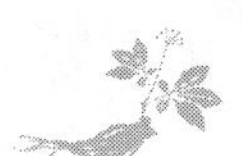

饮片鉴别　重楼饮片为横切薄片。表面黄棕色，饮片切面白色至淡棕黄色，粉性或角质样，质硬，易断裂。味微苦，麻。

【临床药师、临床医师注意事项】

★ 重楼在商品药材流通领域中，有些地方把蚤休、拳参混称混用：把王孙与重楼混称混用；把拳参、紫参、重楼混称混用。特别是拳参 *Polygonum bistorta* L. 为蓼科蓼属多种植物的根茎，其药材性状酷似蚤休，其干燥的根茎质较硬而脆，易折断，断面不平坦，断面为棕红色或红褐色，口嚼后吐出唾液为红色（一口血名称的由来），横断面近边缘有一圈维管束排列成的白色小点，味苦涩。而蚤休质地坚硬，不易折断，断面平坦，断面白色或黄白色，粉性或角质样，味微苦而后微麻。

★ 在历代医药文献，亦包括现今医药文献，王孙与蚤休、重楼常相混称混用。然，王孙之性味功能古今有别。王孙当蚤休应用，其性味功效为重楼性味功效所属，而古代王孙与现代认识之王孙，性味功效差别较大，应引起临床医师注意和临床临证研究。

医籍选论

蚤休《图经》名紫河车，《唐本草》名重楼……主治惊痫，摇头弄舌。惊痫而摇头弄舌，乃小儿胎惊胎痫也。胎惊胎痫，乃热毒之气得于母腹之中，故曰：热气在腹中。

——清・张志聪《本草崇原》

按：《日华本草》言：紫河车治胎风手足搐，故隐庵解：热气在腹中，谓热毒之气得于母腹弄舌，由小儿内热所致，不必作深一层解亦可。苏恭曰：醋磨敷痈肿蛇毒甚效。

蚤休苦寒，能除热毒，故《本草》主惊痫，摇头弄舌，热气在腹，癫疾及湿肿痈疮，除蚀，下三虫，去蛇毒诸毒，或摩酒饮或摩醋敷。又治胎风手足，能吐泻，瘰疬。

——明・皇甫嵩《本草发明》

蚤休。虫蛇之毒，得此治之即休，故有蚤休、螫休诸名。重台、三层，因其叶状也。金线重楼，因其花状也。甘遂，因其根状也。紫河车，因其功用也。紫河车，注厥阴经药也。凡本经惊痫、疟疾、瘰疬、痈肿者宜之。而道家有服食法，不知果有益否也？

——明・李时珍《本草纲目》

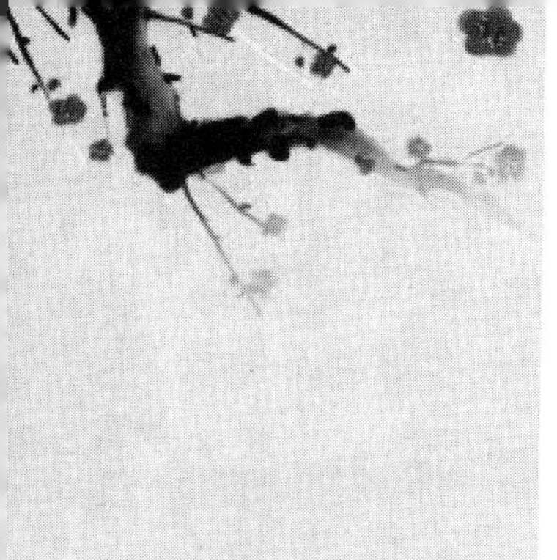

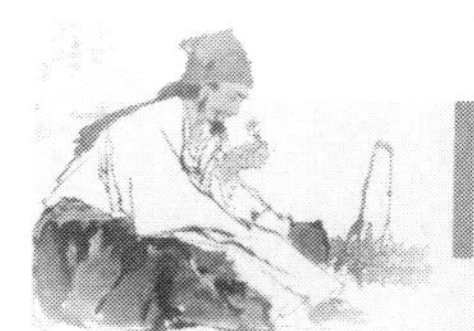

枳实 Zhishi

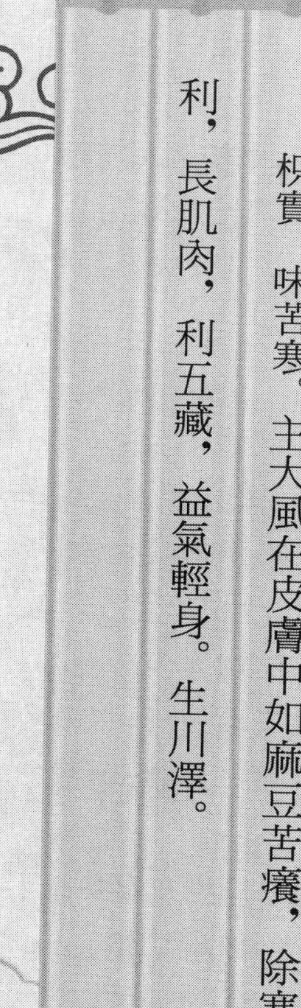

【处方用名】枳壳——芸香科 Rutaceae.

【经文】枳实，味苦寒。主大风在皮肤中如麻豆苦痒，除寒热结，止利，长肌肉，利五藏，益气轻身。生川泽。

曹元宇辑本：枳实，味苦寒。主治大风在皮肤中如麻豆苦痒，除寒热热结，止利，长肌肉，利五藏。生川泽。

枳实之名，始载于《神农本草经》。在医籍文献中，最早见于与《神农本草经》同时代的《辅行诀》。《伤寒杂病论》所用药物为《神农本草经》所载内容。据《名医别录》载："枳实……九月、十月采，阴干。"说明当时所用枳实为已经成熟的果实，并非幼果。《本草经集注》云："枳实，今处处有之，采破令干，用之除中核，微炙令香，亦如橘皮，以陈者为良。"据此，可证实所指枳实为枳壳，因为只有成熟果实才能有核可去。从以上文献说明《神农本草经》《伤寒杂病论》中枳实只能是枳壳。

枳实一药，单独用于临床，应始于唐宋时期。唐·甄权《药性赋》载："枳实……解伤寒结胸，入陷汤用。主上气咳喘，肾内伤冷。阴痿而有气，加而用之。枳壳……治遍身风疹，肌中如麻豆恶痒，主肠风痔疾……"很显然《药性赋》中之枳壳主疗即为《神农本草经》中之枳实主疗。

枳实、枳壳在古代常混称混用，故而造成临床

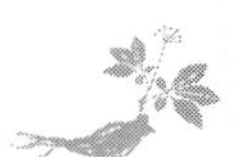

性效之混淆。枳实、枳壳虽然同基原,但因采收时间不同而临床性效有差异。如西青果与诃子、青皮与陈皮、黑胡椒与白胡椒等,其临床性效悬殊。

枳实、枳壳均为常用中药。李时珍说:"枳乃木名,实为其子,故名枳实。"由于枳实性烈而速,如"少年猛悍之将",又有利气宽胸之功,故《本草衍义补遗》谓之"枳实泻痰,能冲墙倒壁"。故古人赠以"破胸槌"之雅称。

为了弄清枳实与枳壳的区别点及正确认识其临床效用,北宋时代著名科学家、政治家、思想家沈括注重实践,蔑视儒家"读不破经"的禁条,指出《本经》中不正确的地方。在《梦溪笔谈》中注解:六朝(指我国唐代以前在建业建郡之吴、东晋、宋、齐、梁、陈六个朝代)以前医方,唯有枳实,无枳壳,故《本草》也只有枳实。后人用枳之小嫩者为枳实,大者为枳壳,主治各有所宜,遂别出枳壳一条,以附枳实之后。然两条主疗,亦相出入。古人言枳实者,便是枳壳,《本草》中枳实主疗,便是枳壳主疗。后人既别出枳壳条,便合于枳实条内摘出枳壳主疗,别为一条;旧条内只含留枳实主疗。后人以《神农本草经》不敢摘破,不免两条相犯,互有出入。予按《神农本草经》枳实条内称"主大风在皮肤中,如麻豆苦痒,除寒热结,止痢,长肌肉,利五脏,益气轻身,安胃气,止溏泄,明目"尽是枳壳之功,皆当摘入枳壳条。后来别见主疗,如通利关节,劳气,咳嗽,背膊闷倦,散瘤结,胸胁痰滞,逐水,消胀满,大肠风,止痛之类,皆附益之,只为枳壳条。旧枳实条内称:陈胸胁痰癖,逐停水,破结实,消胀满,心下急,痞痛,逆气,皆是枳实之功,宜存于本条,别有主疗亦附益之可也。如此,二条始分,各见所注,不至甚相乱。

本经要义

味苦寒:《本经》言:枳实,性寒,味苦。全国统编教材《中药学》言性温,味苦、酸;《临床中药学》和《中华人民共和国药典》2015年版:枳壳,性微寒,味苦、辛、酸。归脾胃经。

主大风在皮肤中如麻豆苦痒:"大风在皮肤中"指邪气为风邪,病位在皮肤肌表。"大风"又名疠风、癞病,大风恶疾、大麻风、麻风。此处指"疠风"。《素问》卷十二·风论篇第四十二:"风之伤人也,或为寒热,或为热中,或为寒中,或为疠风,或为偏枯,或为风也……"

"麻豆苦痒"中"麻"即麻疹,"豆"指天花。"苦痒"指皮肤瘙痒,难以忍受,皮肤瘙痒乃皮肤病之主症,皮肤瘙痒属风热结于肌肤,枳壳苦泄辛散,

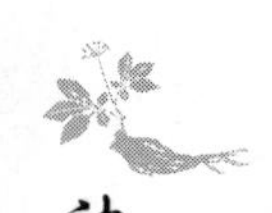

兼能引诸风药于肺脾两脏。肺主皮毛，脾主肌肉。祛风养血，乃治皮肤瘙痒之法，治风所需，风邪既散，则皮肤瘙痒等诸症皆愈。

除寒热结："寒热"见当归"本经要义"之"寒热"项。"结"，郁结也。"寒热结"此处指寒邪、热邪与有形之邪如痰饮、瘀血等邪气互结而形成的一类皮肤病症。枳壳具有行气作用，具有化痰之功，故能"除寒热结"。

止利："利"通"痢"。即腹泻、痢疾一类疾病。

长肌肉：脾主肌肉，脾旺则肌肉健壮，脾旺则气血化生。枳壳行气健脾，并能增强其他配伍药物之健脾之能，故能"长肌肉，益气轻身"。

利五脏：枳壳行气，通行五脏，促进五脏功能健运。故能长肌肉，益气轻身。

药物解读

枳壳

《中华人民共和国药典》2015 年一部收载：枳壳，为芸香科植物酸橙 *Citrus aurantium* L. 及其栽培变种的干燥未成熟果实。

【性味归经】性微寒，味苦、辛、酸。归脾、胃经。

【功能主治】理气宽中，行滞消胀。用于胸胁气滞，胀满疼痛，食积不化，痰饮内停，脏器下垂。

【鉴别要点】

药材鉴别　本品呈半球形，直径 3～5cm。外果皮棕褐色或褐色，有颗粒状突起，突起的顶端有凹点状油室；有明显的花柱残迹或果梗痕。切面中果皮黄白色，光滑而稍隆起(俗称鱼肚)，厚 0.4～1.3cm，边缘散有 1～2 列油室，瓤囊 7～12 瓣，少数至 15 瓣，汁囊干缩呈棕色至棕褐色，内藏种子。质坚硬，不易折断。气清香，味苦、微酸。

饮片鉴别 饮片呈不规则弧状条形薄片。切面外果皮棕褐色至褐色，中果皮黄白色至黄棕色，近边缘有 1～2 列点状油室，内侧有的有少量紫褐瓤囊。具清香气。

枳实

枳实，为芸香科植物酸橙 *Citrus aurantium* L. 及其栽培变种或酸橙 *Citrus sinensis* Osbeck. 的干燥幼果。

【性味归经】性微寒，味苦、辛、酸。归脾、胃经。

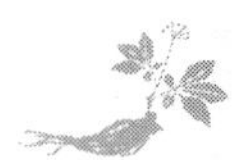

【功能主治】破气消积，化痰散痞。用于和滞内停，痞满胀痛，泻痢后重，大便不通，痰滞气阻，胸痹，结胸，脏器下垂。

【鉴别要点】

药材鉴别　药材呈半球形，少数为球形，直径 0.5～2.5cm。外果皮黑绿色或暗棕绿色，表面具颗粒状突起和皱纹，有明显的花柱残迹或果梗痕。切面中果皮略隆起，厚 0.3～1.2cm，黄白色或黄褐色，边缘有 1～2 列油室，瓤囊棕褐色。质坚硬。气清香，味苦、微酸。

饮片鉴别　饮片呈不规则弧形条形或圆形薄片，或大小不等的球形（鹅眼枳实）。切面外果皮黑绿色至暗棕绿。中果皮黄白色至黄棕色，近边缘有 1～2 列点状油室；条片内侧或圆片中央具棕色瓤囊。气清香，味苦，微酸。

【拓展阅读——中药材鉴别专用术语】

“瓤”　特指柑橘类果实内果皮和着生在内果上的囊状毛。

“鹅眼枳实”　特指枳实药材中，呈圆球形而小者，形状如鹅的眼睛。

“枪子枳实”　特指四川特产鹅眼枳实品种中最小者，形如打土枪用的铁砂子，故名。

【拓展阅读——关于品种问题解说】

★ 由于用药量增大，如果再如以前之单品种入药，则药源严重短缺，如陈皮，真正的橘皮，目前市场上基本找不到了。故请大家注意《中华人民共和国药典》对药物的来源文字叙述。

★ 目前作为枳实、枳壳、青皮、陈皮的品种有：香圆 *Citrus wilsonii* Tanaka.，酸橙 *Citrus aurantium* L.，橘 *Citrus reticulata* Blanco.，黄皮酸橙 *Citrus aurantium* ‘Huangpi’，代代花 *Citrus aurantium* ‘Daidai’.，朱栾 *Citrus anrantium* ‘Chuluan’，塘橙 *Citrus aurantium* ‘Tangcheng’，枸橘 *Poncirus trifoliate*（L.）Raf. 等。

【拓展阅读——枳实、枳壳、青皮、陈皮、橘红临床应用解读】

枳实、枳壳、青皮、陈皮、橘红，均为芸香科橘属植物的果实和果皮，为同基原或相近品种，为不同采收时间所为，不同的加工炮制方法的几种中药。在药性方面，按药物性质，均为性温，味苦、辛。入肺、脾、胃经。其功相同功效，均为行气，化痰。但唯独枳实在古代文献记载中为性微寒，入肝经，具有疏肝利胆，治疗疝气，乳房胀痛等作用。枳实与青皮行气作用较

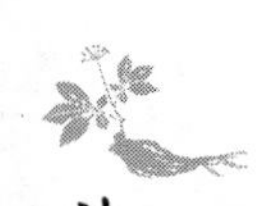

强，易耗气，属破气药。枳壳、陈皮、橘红化痰作用较之枳实、青皮缓和。另外，枳实与枳壳比较如同青皮与陈皮、橘红比较。未成熟幼果作用峻烈，而成熟果实药性缓和，但均能行气导滞、消胀，只是存在程度不同而已，在临床工作药疗使用中各有特长。

【临床药师、临床医师注意事项】

★ 注意枳实、枳壳一药的临床应用年代与名称出现的时间，古代汤方中枳壳与枳实的入药情况。

★ 枳实、枳壳，基原相同，采收时间不同。功效相近。然枳实性烈，偏于破气除痞，消积导滞，通便；枳壳性缓，偏于行血开胸，宽中除满，其临床作用较枳实缓和，偏于行气宽中除胀。

医籍选论

枳实，气味苦寒，无毒。主治大风在皮肤中，如麻豆苦痒，除寒热结，止痢，长肌肉，利五脏，益气，轻身。七八月采者为枳实，九十月采者为枳壳。实者乃果实之通称，言实壳亦在其中矣。

枳实气味苦寒，冬不落叶，禀少阴标本之气化，臭香形圆，花白多刺，瓤肉黄白。又得阳明金土之气化，主治大风在皮肤中。如麻豆苦痒者，得阳明金气而制风，禀少阴水气而清热也。除寒热结者，禀少阴本热之气而除寒，标阴之气而除热也。止痢，长肌肉者，得阳明中土之气也。五脏发原于先天之少阴，生长于后天之阳明，故主利五脏，得少阴之阴，故益气，得阳明之气，故轻身。

枳壳，气味苦酸，微寒，无毒。主治风痹、淋痹，通利关节，劳气咳嗽，背膊闷倦，散留结胸膈痰滞，逐水，消胀满，大胁风，安胃，止风痛。

上世本草只有枳实，至宋《开宝本草》，始分枳之小者为枳实，大者为枳壳。愚谓：小者其性藏密而气全，大者其性宣发而气散，或云：大者气足而力虚，小者气不足而力薄。不知气之足也，在于旺时，若过其时，则反薄矣。

又，李东垣云：枳壳缓而枳实速。王好古云：枳壳主高，枳实主下，高者主气，下者主血，未免臆说不经。后学遵而信之，宁无莫乎。须知实与壳，其种未始有殊也。种既无殊，则缓速气血之说，何可分乎？

——明・张志聪《本草崇原》

枳实气味苦寒，冬不落叶……仲祖本论，有大承气汤，用炙厚朴、炙枳

实；小承气汤，用生厚朴、生枳实。生熟之间，有意存焉，学者不可不参。

——清·陈修园《神农本草经读》

按：《本经》只有枳实，无枳壳，唐《开宝本草》始分之。然枳壳即枳实之大者，性宣发而气散，不如枳实之完结。然既是一种，亦不必过分。

枳实气寒，禀天冬寒之水气，入手太阳寒水膀胱经、手太阳寒水小肠经；味苦无毒，得地南方之火味，入手少阳相火三焦。气味俱降，阴也。

太阳主表，经行身表，为外藩者也，大风作皮肤中，如麻豆苦痒者，皮毛患大麻风也，其主之者，枳实入太阳，苦寒清湿热也，小肠为寒水之经，丙火之腑，寒热结者，寒热之邪结于小肠也，其主之者，苦以泄结也，小肠为受盛之腑，化物出焉，受物不化，则滞而成痢，枳实苦寒下泄，所以止痢，太阴脾主肌肉，乃湿土之脏也，土湿则脾困，而肌肉不生，枳实入小肠膀胱，苦寒湿热，所以脾土燥而肌肉长也，三焦人身一大腔子也，苦寒清三焦之相火，火息则阴足，而五脏皆安也。益气者，枳实泄滞气，而正气受益也。轻身者，邪去积消，则正气流通而身轻也。

枳壳，气微寒，味苦酸，无毒。主风痒麻痹，通利关节，劳气咳嗽，背膊闷倦，散留结胸膈痰滞，逐水消胀满，大肠风，安胃止风痛。枳壳气微寒……太阳经行身表，附皮毛而为卫者也，太阳为寒水，风入寒水，则风湿相搏，风痒麻痹矣。其主之者，酸可治风，苦可燥湿也。关节皆筋束之，太阳主筋所生病。苦寒清湿热，故利关节也。劳则伤少阳之气，于是相火刑金而咳嗽矣。枳壳味酸可以平少阳，味苦可以泻相火，火息木平而咳止矣。

背膊，太阳经行之地，火热郁于太阳，则背膊闷倦。苦寒下泄，可以泻火热也。手厥阴经起于胸中，厥阴为相火，火炎胸中，则痰涎滞结。枳壳寒可清火，苦可以泄胸膈之痰也，入小肠膀胱而性苦寒，故可以逐水消胀满。风为阳邪，入大肠阳经，两阳相烁，则血热下行而为肠风，心包乃风木之经，代君行事而主血。枳壳清心包之火，可以平风木而治肠风。胃为燥金，味苦能燥，所以安胃。《经》云：胃过于苦，胃气乃厚，益以苦能泄也。风入太阳，气壅而痛，枳壳味苦能泄，所以止痛也。

——清·叶士天《本草经解》

枳实，味苦、酸、辛，性寒，入足阳明胃经。泻痞满而去湿，消陈腐而还清。

枳实酸苦迅利，破结开瘀，泻痞消满，除停痰流饮，化宿谷坚癥。涤荡

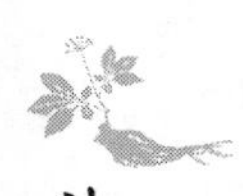

郁陈，功力峻猛，一切腐败壅阻之物，非此不消。麸炒黑，勿令焦，研用。

——清·黄元御《长沙药解》

枳，本经中品；并入开宝枳壳。枳乃木名，从只，谐声也。实乃其子，故曰枳实。后人因小者性速，又呼老者为枳壳。生则皮厚而实，熟则壳薄而虚，正如青橘皮、陈橘皮之义。枳实、枳壳气味功用俱同，上世亦无分别。魏、晋以来，始分实、壳用之。

——明·李时珍《本草纲目》

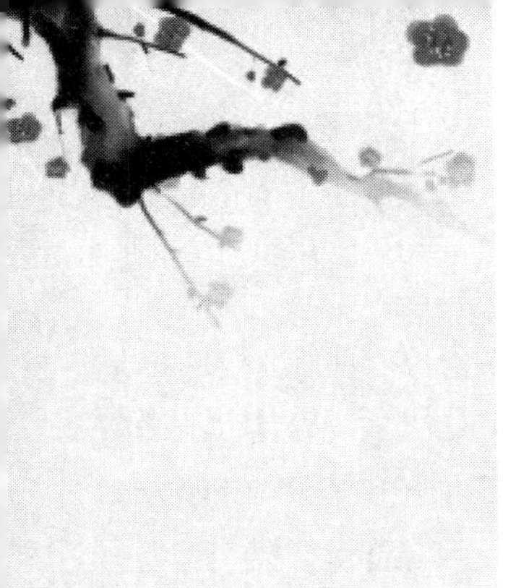

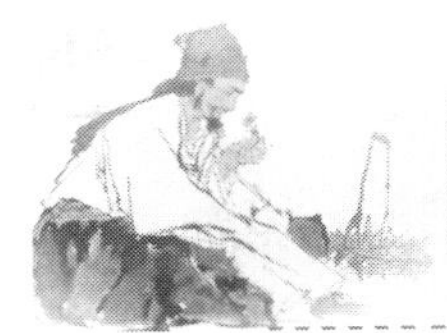

猪牙皂 Zhuyazao

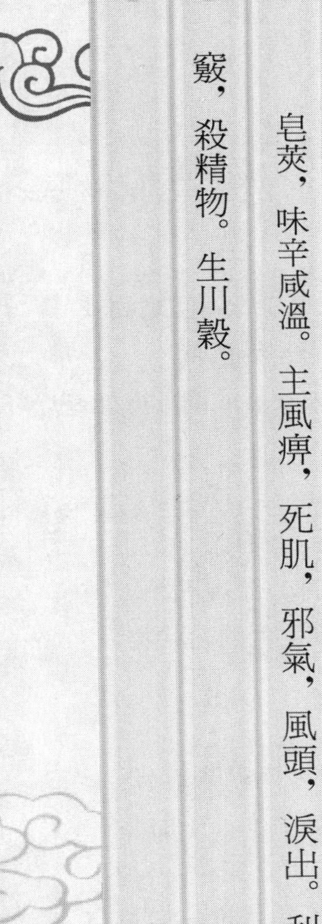

【处方用名】猪牙皂——豆科 Leguminosae.

【经文】皂荚，味辛咸温。主风痹，死肌，邪气，风头，泪出。利九窍，杀精物。生川谷。

本经要义

风痹：弊病之一种。以疼痛、游走不定为特征的弊病。《灵枢》卷二·寿夭刚柔第六："病在阳者命曰风，病在阴者命曰痹，阴阳俱病命曰风痹。"《素问》卷十二·痹论篇第四十三："风寒湿三气杂至，合而为痹也。其风气胜者为行痹，寒气胜者为痛痹，湿气胜者为着痹也。"指风寒湿邪袭击肢节、经络，其中又以风邪为甚的弊病，又名行痹、筋痹、走注。一说风痹即"痛风"，症见肢节疼痛，游走不定。明·张介宾《景岳全书》卷十二·杂证谟·风痹："风痹一证，即今人所谓痛风也。"

死肌：指痹病所致之肌肉感觉运动功能的严重障碍，肌肉麻木，四肢不仁等。古人认为这部分肌肉已失去生命，故曰死肌。

邪气：与人体正气相对而言，泛指各种致病因素及其病理损害。也指风、寒、暑、湿、燥、火六淫和疫气等致病因素。因从外侵入人体，故又称外邪。《素问》卷八·通评虚实论篇第二十八："黄帝问曰：何谓虚实？岐伯曰：邪气盛则实，精气夺则虚。"

风头：即以头面症状为主的风症。历代医药文

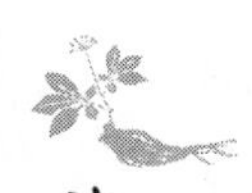

献中之“首风”“头风”“头面风”等，与“风头”症相同，指头部感受风邪之症的总称，包括头痛经久不愈，时作时止；眩晕，口眼㖞斜，头痒多屑等各种证候。《诸病源候论》卷二・风病诸候下・头面风候：“头面风者，是体虚，诸阳经脉，为风所乘也。诸阳经脉，上走于头面，运动劳疫，阳气发泄，腠理开而受风，谓之首风。病状头面多汗恶风，病甚则头痛。又新沐中风，则为首风。”

九窍：头部七窍，眼、耳、口、鼻；前后二阴二窍。

精物：鬼怪，同鬼精物。古人想象中的怪异生物，能够伤害人，而使人生病。泛指导致严重疾病的邪气。“精”，即精魅。

药物解读

《中华人民共和国药典》2015 年版一部收载：猪牙皂，为豆科植物皂荚 *Gleditsia sinensis* Lam. 的干燥不育果实。

【性味归经】性温，味辛、咸；有小毒。归肺、大肠经。

【功能主治】祛痰开窍，散结消肿。用于中风口噤，昏迷不醒，癫痫痰盛，关窍不通，喉痹痰阻，顽痰喘咳，咯痰不爽，大便燥结；外治痈肿。

【注意事项】本品不宜入汤剂，宜入丸散剂，外用研末吹鼻或调敷患处。孕妇及吐血患者禁用。

【鉴别要点】本品呈圆柱形，略扁而弯曲，长 5～12cm，宽 0.5～1.5cm。表面紫棕色或紫褐色，被灰白色蜡质粉霜，擦去后有光泽，并有细小的疣状突起及线状或网状的裂纹。顶端有鸟喙状花柱残基，基部具果梗残痕。质硬而脆，易折断，断面棕黄色，中间疏松，有淡绿色或淡棕黄色的丝状物，偶有发育不全的种子。气微，有刺激性，味先甜而后辣。

【拓展阅读——皂荚之前世今生】

皂荚始载于《神农本草经》，猪牙皂之名则始载于梁・陶弘景《名医别录》：“生雍州山谷及鲁邹县，如猪牙者良，九月七月采荚阴干。”李时珍在《本草纲目》中云：“皂树高大，叶如槐叶，瘦长而尖……结实有三种：一种小如猪牙；一种长而肥厚，多脂而黏；一种长而瘦薄，枯燥不黏。”过去皂角与猪牙皂的基原学名定为两个不同的植物种：皂荚 *Gleditsia sinensis* Lam. 和猪牙皂 *Gleditsia officinalis* Hemsl.

植物分类学者经多年的调查研究发现皂角与猪牙皂为同一基原种，生

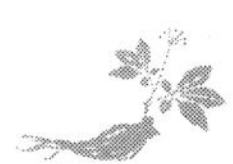

长在同一株树上，皂角为成熟果实，猪牙皂为畸形不育果实（由于皂荚树衰老或外伤等原因所致）。**所以，《神农本草经》所载皂荚即为现今猪牙皂，故猪牙皂入药应首载于《神农本草经》。**

【临床药师、临床医师注意事项】

★ 大皂角（即本草文献所载“皂荚”）与猪牙皂其植物基原完全相同，为豆科 Leguminosaez 植物皂荚 *Gleditsia sinensis* Lam. **成熟果实为皂荚，成熟不育果实为猪牙皂。**在古代同等入药，而且前人认为“多脂者为佳”即指肥皂荚。亦有人认为其功效不及猪牙皂。现在药理学研究，皂荚和猪牙皂含相同化学成分和相同药理作用，其薄层色谱图亦完全相同。

★ 皂角果实呈长扁而宽的条形或鞘状，稍显弯曲，长 10～35cm，宽 2～4cm，厚 0.8～1（1.5）cm。表面红褐色至黑褐色，被灰色腊粉，擦去腊粉后显光泽。两端略尖，种子所在处隆起，有短果柄或果柄断痕，基部渐狭而略弯曲，两侧有明显的纵棱纹。质硬，破开后果皮断面显黄色，纤维性，内含多数扁椭圆形的种子，种子外皮黄棕色而光滑，质特硬。气特异，有强烈刺激性，嗅其粉末则打喷嚏，味辛辣。

医籍选论

皂荚枝有刺而味辛，禀金气也。色紫赤而味兼咸，禀水气也。太阳之气合金气而出于肤表，合水气而下挟膀胱，故味辛咸而气温热。辛咸温热，则有小毒矣。风邪薄于周身，则为风痹死肌之证。风邪上薄（薄，通迫）于头，则为风头泪出之证。皂荚禀金气而制风，故能治也。九窍为水注之气，皂荚禀金气而制风，故能治也。九窍为水注之气，皂荚禀水气，故利九窍。太阳阳热之气，若天与日，天日光明，则杀精物，精物，犹百精老物也。

——清·张志聪《本草崇原》

皂荚，味辛、苦、涩。入手太阴肺经。降逆气而开壅塞，收痰涎而涤垢浊，善止喘咳，最通关窍。

《金匮要略》皂荚丸：皂荚六两。去皮，酥炙，蜜丸梧子大，枣膏和汤服三丸，日夜四服。治咳逆上气，时时唾浊，但坐不得眠。以肺胃逆升，浊气郁塞，涎沫胶黏，下无泄路，故时时上唾。身卧则气道愈阻，弥增壅闷，故但坐不得眠。皂荚开闭塞而洗痰涎，通气道而降冲逆也。

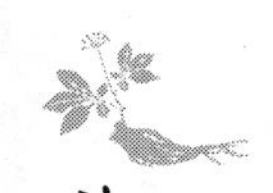

皂荚辛烈开冲，通关透窍，搜罗痰涎，洗荡瘀浊，化其黏联、胶热之性，失其根据，攀附之援，脏腑莫容，自然外去，虽吐败浊，实非涌吐之物也。其诸主治，开口噤，通喉痹，吐老痰，消恶疮，熏久利脱肛，平妇人吹乳，皆其通关行滞之效也。

——清·黄元御《长沙药解》

皂荚，宣通关窍，搜风。辛咸性燥，气浮而散。入肺、大肠经。金胜木，燥胜风，故兼入肝。搜风泄热。吹之导之，则通上下关窍，而涌吐痰涎。搐鼻立作喷嚏，治中风口噤，胸痹喉痹。凡中风不省人事，口噤不能进药，急提头发，手掐人中，用皂角末或半夏末吹入鼻中，有嚏者生，无嚏者为肺气已绝，死。或用稀涎散吐之：皂角末一两，白矾五钱，每用一钱，温水调灌，或加藜芦、麝少许，鹅翎探喉，令微吐稀涎，再用药治。年老气虚人忌用。服之则除湿去垢，最去油腻，刮人肠胃。消痰破坚。取中段，汤泡服，治老人风秘。杀虫下胎。治风湿风癞，痰喘肿满，坚癥囊结。厥阴肝脉络阴器，寒客肝经，则为囊结。涂之则散肿消毒，煎膏贴一切痹痛。合苍术焚之，辟瘟疫湿气。

一种小如猪牙，一种长而枯燥，一种肥厚多脂。

——清·汪昂《本草备要》

皂树高大，叶如槐叶，瘦长而尖，枝间多刺。夏开细黄花，结实有三种：一种小如猪牙；一种长而肥厚，多脂而黏；一种长而瘦薄，枯燥不黏。皂荚属金，入手太阴、阳明经。金胜木，燥胜风，故兼入足厥阴，治风木之病。其味辛而燥，气浮而散。吹之导之，则通上下诸窍；服之则治风湿痰喘肿满；杀虫；涂之则散肿消毒，搜风治疮。

——明·李时珍《本草纲目》